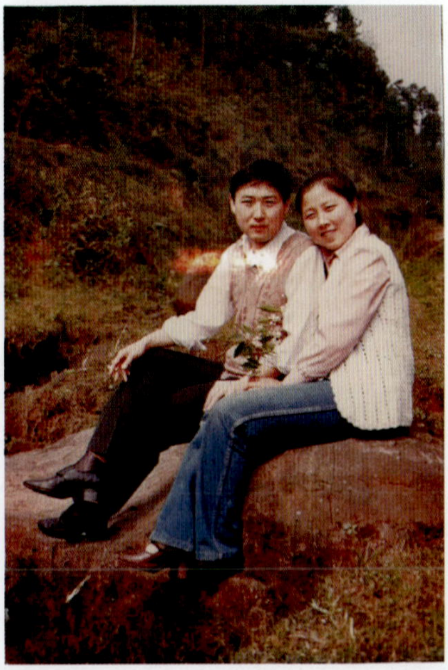

二十世纪七十年代末在位于四川的
核工业部第一研究设计院工作时留影

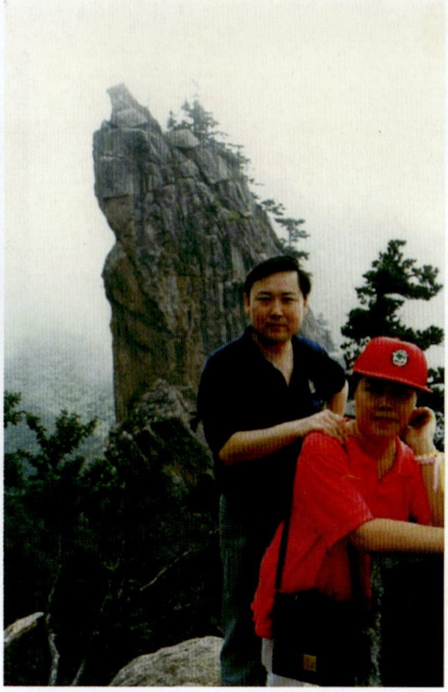

二十世纪八十年代在中共漯河市委工作时留影

人生历程

——丛书主编李建中和夫人

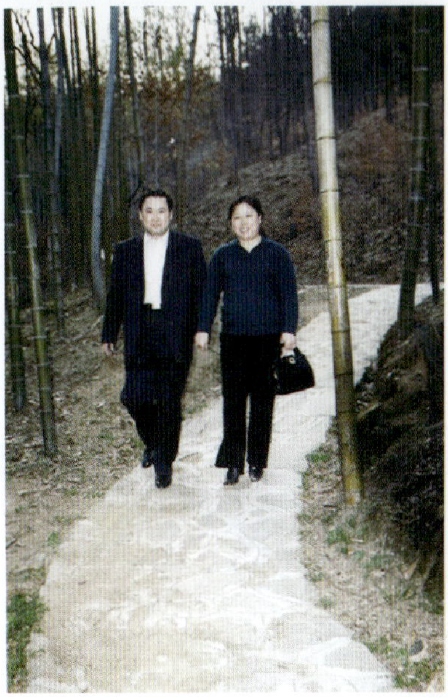

二十世纪九十年代在中共三门峡市委工作时留影

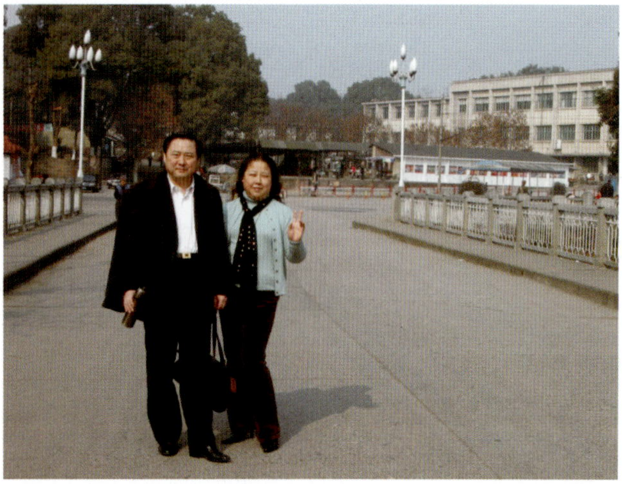

二〇〇六年五月重返核工业部第一研究设计院时留影

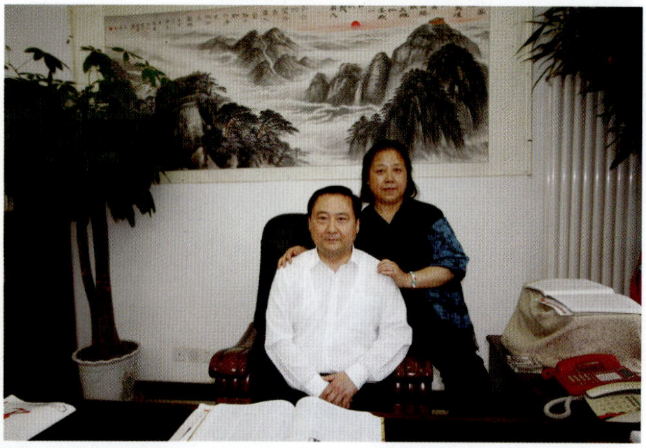

在河南省科协工作时留影

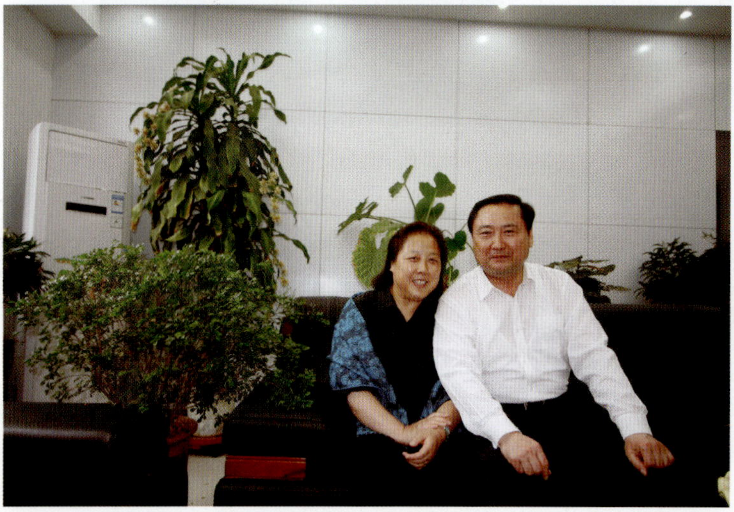

二〇一一年开始连续三年开花亲手养育的巴西木从

21 肿瘤揭秘

科普通鉴

丛书主编 李建中

丛书副主编 谈朗玉 李大东 张令朝

本卷主编 石智勇

KEPU TONGJIAN

ZHONGLIU JIEMI

中国科学技术出版社

河南科学技术出版社

图书在版编目（CIP）数据

肿瘤揭秘/石智勇主编．—郑州：河南科学技术出版社，2013.10
（科普通鉴/李建中主编）
ISBN 978－7－5349－6602－6

Ⅰ.①肿…　Ⅱ.①石…　Ⅲ.①肿瘤－防治－普及读物　Ⅳ.①R73－49

中国版本图书馆 CIP 数据核字（2013）第 227546 号

出版发行：中国科学技术出版社
地址：北京市海淀区中关村南大街 16 号　　邮编：100081
电话：（010）62106522
网址：www.cspbooks.com.cn
河南科学技术出版社
地址：郑州市经五路 66 号　　邮编：450002
电话：（0371）65788613
网址：www.hnstp.cn
策划编辑：李喜婷　冯　英
统筹编辑：尚伟民　蒋云鹏　徐　涛
责任编辑：仝广娜
责任校对：张景琴
封面设计：赵　钧
版式设计：赵玉霞
责任印制：朱　飞
印　　刷：郑州金秋彩色印务有限公司
经　　销：全国新华书店
幅面尺寸：185 mm×260 mm　印张：14.25　字数：229 千字　彩插：4
版　　次：2013 年 10 月第 1 版　2013 年 10 月第 1 次印刷
定　　价：32.00 元

《科普通鉴》丛书

主　编　李建中

副主编　谈朗玉　李大东　张令朝

《科普通鉴·肿瘤揭秘》编委会

序

科技是人类智慧的伟大结晶，创新是文明进步的不竭动力。

回望文明历程，科技之光涤荡了人类旅途之蒙昧阴霾，科技之火点燃了人类心灵之求知火焰，科技之灯照亮了人类发展之光辉前程。科学技术的每一次重大突破，每一项发明创造的诞生，不仅推动人类对客观世界之认知发生质的飞跃，而且促使人类改造世界之能力得到提升。18 世纪中期以来的 200 多年，是科学技术突飞猛进的历史时期。数学、物理、化学、天文学、地学和生物学等各个领域的研究均取得了空前成就，并引发了一次又一次重大科技理论革命，特别是牛顿力学、爱因斯坦相对论和量子力学的创立，深刻改变了人类生存状态和生产、生活方式。在不计其数的科技发明、发现、创造中，蒸汽机、电话、火车、汽车、医用 X 光片、青霉素、DNA 双螺旋结构、火箭、阿波罗 10 号太空舱、计算机等无疑是改变世界的重大发明、发现及创造。

放眼现代社会，科技已经成为推动经济快速发展的主导力量和创造社会财富的主要源泉，成为国家间、区域间竞争的核心和壮大综合国力的决定性力量。为了在竞争中取得优势地位，各国、各地区，特别是发达国家及地区都高度重视科技创新和发展。进入21世纪的短短十余年间，全球科技创新浪潮此起彼伏，科技发展日新月异，创新成果大量涌现。人类基因组序列图完成，细胞重新编程技术，人类最早祖先确定，宇宙存在暗物质猜想，干细胞研究的新进展，纳米技术研究的新突破，欧洲强子对撞机启动，人类探测器创最远纪录，七大数学难题之一——庞加莱猜想被证明，则可能是最具科学价值的重大科技成就。

展望未来，人类前进的道路上依然存在无数难题等待破解，依然存在众多未知世界等待认识。尤其是随着人口数量急剧增加、自然资源逐渐枯竭和生态环境的日益恶化，人类正遭遇着前所未有的生存挑战和危机。毫无疑问，应对挑战、解决危机，只有依靠科技的不断创新与发展。在可以预见的未来，为了拓展生存空间，提高生存质量，必将掀起一场以信息科技革命为先导、新材料科技为基础、生命科技为核心、新能源科技为动力、海洋科技和航天科技为内拓和外延的新的科技创新浪潮。

伴随知识经济向创意经济的转变，科学技术进入了多学科交叉、互为渗透、综合发展的历史时期，形成了学科林立、知识纷繁的新格局。面对浩如烟海的科技世界，经与有关专家学者反复研究论证，从理、工、农、医和高新科技五大领域中确定了26个社会公众关注度较高的选题编著成书。

弘扬科学精神，传播科学思想，倡导科学方法，普及科学知识，促进创新创造，是编著本书的基本思想。考虑到读者对象年龄、职业、身份的多样性和对知识需求的差异性，力求做到重点突出，脉络清晰，融入人文精神，体现人文情怀，以达引人入胜的效果。

此套大型科普丛书，涉及领域广，学科多，在内容和表述上尽可能避免交叉重复或冗长繁杂，在体例和风格上尽可能保持相对统一。但是，由于我们学识水平有限，编著时间仓促，缺乏相应经验，个别章节仍然存在这样那样的问题。这些缺憾，我们将在再版重印时加以修订改进。诚恳希望广大读者对本书的修订改进提出宝贵意见和建议，使本书的质量再版时有一个较大提高。

通览科技文明，鉴取创新精粹。期待有缘阅读本书的各界人士，汲取科技精髓，激发创新思维，为中华民族的伟大复兴贡献聪明才智。

即将退休前夕，主持编著了这套大型科普丛书，期望能对后人创新思维、报效祖国产生一些积极的影响。借此机会，感谢我的妻子曹四梅对编著本书所给予的宝贵意见，特别要感谢她三十多年来对我工作的支持和无私的奉献！我的妻子曹四梅，原籍安徽宿州，1957年出生于河南项城，婚后三十五年，对我生活上的照顾无微不至，才使我有足够的时间和精力投身于国家的事业。回首往昔，岁月峥嵘；弹指一挥间，履职三十六个春秋。极目长天，光阴荏苒；伴随万物生，年轮滚动催生霜鬓。谨用一首《复兴华夏》的藏头诗作为对伟大祖国的美好祝愿。

复礼克己演春秋，

兴业建邦造英雄。

华族鼎立环球日，

夏禹仙界贺奇功。

祖国广袤无垠的辽阔疆域，哺育着伟大的华夏民族繁衍生息。白发的烙印，既留下了少年时代的天真烂漫，又刻画了中青年时代的历史轨迹。我热爱我的祖国，更加由衷真诚地祝愿国家富强昌盛、人民安康幸福！

河南省科学技术协会主席、党组书记　李建中

2013年6月

目　录

引 言

恶性肿瘤亦称癌症，是人类最常见的慢性疾病，据国际癌症研究中心（IARC）2008 年报导：全世界每年约有 700 万人死于癌症，新发癌症患者约 1 200万人。我国是世界人口大国、发展中国家，全国每年新发癌症患者约为 312 万人，平均每天 8 550 人，每分钟约有 6 个新患者被确诊。每年因癌症死亡 270 万人，平均每天 7 397 人。

更为严峻的是，我国癌症的发病率和死亡率仍有逐年上升趋势。据科学估计，到 2020 年全国新发癌症患者将增加到 388 万人，癌症死亡约为 276 万人。癌症已发展为死亡病因的第一位，严重威胁着人民的生命健康、家庭幸福、社会和谐，直接影响到经济社会发展，已引起世界各国政府、社会各界和科学家的高度重视，投入了大量人力、物力和财力，加强恶性肿瘤防治研究。

20 世纪以来，恶性肿瘤防治研究取得重大进展和突破，目前有 1/3 癌症的病因和发病因素研究已经清楚，可通过消除病因和减少危险因素、增加保护因素的方法预防癌症发生，被称为一级预防；还有 1/3 癌症现已有了早期诊断方法，可在高危人群中进行预防性普查或防癌体检，做到早诊、早治，可有效提高治愈率、降低死亡率，并对检查发现的癌前病变进行积极干预治疗，可阻断癌变发生，被称为二级预防；另有 1/3 的中晚期癌症可应用有效的手术治疗、放射治疗、药物治疗、生物免疫治疗和微创治疗等方法，研究制订最佳综合治疗方案和个体化治疗计划，并进行科学的康复指导，达到缓解症状、减轻痛苦、改善生活质量、提高免疫功能、增强抗病能力、延长生命、逐步康复的效果。

国际抗癌联盟（UICC）根据世界癌症防治研究进展和经验，倡导的“癌症三级防控战略”，在欧美一些发达国家已取得提高治愈率、降低死亡率和发病率的效果。国内外大量的医学科学实践证明，癌症是可以治愈的，也是可以预防的。“癌症是不治之症”的时代已经过去。

我国20世纪50年代，在党和政府领导及周恩来总理的指导下，召开了全国肿瘤防治工作会议，制定了全国肿瘤防治研究规划，并在肿瘤高发区建立了肿瘤防治研究基地，认真贯彻以人为本、预防为主、防治研相结合的方针，长期坚持以政府为主导，领导、专家、群众相结合，多学科大协作攻“三关”、抓“三早”、降“两率”的防控对策和措施，取得降低发病率和死亡率的初步成效。改革开放后，随着国家经济社会的快速发展，医疗卫生改革不断深化，社会医保体系逐步完善，现已在全国逐步建立肿瘤防治示范区，推广国际癌症三级防控战略和我国肿瘤防治“三早”经验，进一步提高肿瘤防治水平，逐步降低发病率和死亡率。

但是，我们还要清醒地认识到，当今癌症的病因和发病机制尚未完全阐明，目前尚缺乏特异性早期诊断技术及特效治疗药物和根治方法，防治研究任务还十分艰巨。国际抗癌斗争的实践经验证明，癌症防治的根本目的和任务是研究有效的防治方法，降低人类癌症的发病率和死亡率。治疗仅能降低死亡率，预防才能降低发病率和死亡率。

预期有效降低人类癌症的发病率和死亡率是一项长期而艰巨的社会卫生系统工程，必须以政府为主导，领导、专家和群众相结合，大力开展肿瘤防治科普宣传教育，提高全民肿瘤防治科学知识水平，动员社会各界力量和广大人民群众同癌症做斗争。为此我们组织各学科肿瘤专家在总结国内外肿瘤防治先进经验的基础上，编写了这本肿瘤防治科普读物，为普及肿瘤防治科学知识，提高全国防癌保健科学素质，保障人民身体健康服务。

1 认识癌症——做到降魔心中有数

2010 年 8 月 18 ~21 日，第 21 届世界抗癌大会首次在中国深圳召开，时任卫生部部长陈竺在开幕式发言中明确指出，过去 30 年，中国癌症死亡率增加了 80%，每年因此去世的有 180 万人。癌症已成为中国城市和农村居民的第一位死因。

看了这则消息，肯定会有不少人认为，过去 30 年刚好是中国现代化建设快速发展的时期，癌症死亡率随之猛增，说明癌症是一种“现代文明疾病”。研究也证明癌症的发生确实与环境污染有关，所以我们对“癌症是一种现代文明疾病”之说也基本赞同。不过，准确一点儿应该这么说：癌症是一种古老的疾病，因为这些年环境污染逐渐加重，使其发病率突然间明显增高了。

说癌症是一种古老的疾病是有史为证的。据考古发现，原始人的骨骼上就曾留下肿瘤的痕迹。早在 2 000 多年前，西方医学鼻祖希波克拉底就对癌症有了比较形象的认识。他观察到，癌症通常都有一个坚实的中心，周围还有像蟹足一样的延伸。因此，他开始借用“carcinoma”这个在希腊语中意为“螃蟹”的名词来描述癌症，并一直沿用至今。

在对肿瘤的认识这方面，我国传统医学也不落后。早在商代的甲骨文中已有“瘤”字出现。我国最早的医书《黄帝内经》也有类似肿瘤的描述，比如“积聚”类似于肝癌、胃癌等腹部肿瘤；“噎膈”类似于食管和贲门癌；“乳岩”类似于乳腺癌等。

回顾历史，尽管中西方在不同年代对肿瘤都有一定的描述，但都是建立在大体形象上的或症状性的描述，只能说是粗浅的认识。真正对肿瘤的科学认识是在显微镜应用之后才逐渐形成的，尤其是 1858 年一本《细胞病理学》的问世，才奠定了现代肿瘤学的科学基础。

进入20世纪中叶，随着病理学、生物化学、免疫学、细胞生物学、分子生物学等相关学科的发展，人们对肿瘤的认识也越来越深入，已经从细胞水平、亚细胞水平发展到分子水平、基因水平，并对整个癌症的防控起到了极大的推动作用。

1.1 癌魔的庐山真面目

兵书上说：知己知彼，方能百战不殆。防控癌症就像是打一场抗癌战争，要想取得战争的胜利，就要对癌症这个敌人做一番全面深入的了解，对“什么是癌症”“癌症长什么样子”“癌症有什么恶行”“癌症对人的生命健康有什么威胁”等问题做到心中有数。

1.1.1 什么是癌症

在肿瘤医院里，不时会有患者及其家属产生这样的疑问：人们得了癌症，为什么要来肿瘤医院而不是癌症医院诊治呢？很显然，这些患者和家属对肿瘤和癌症的关系不太清楚。那么，什么是肿瘤，什么又是癌症呢？

肿瘤是机体在各种致瘤因素的作用下，局部某种细胞发生质变并异常增生而形成的新生物，这种新生物常表现为局部肿块（白血病除外）。

这是专业书上给出的概念，乍一看可能有点难懂。但只要稍做分析就不难理解了。

从这个概念中可以看出，瘤细胞是由正常细胞转变而来的。

正常细胞为什么会转变成瘤细胞？

这要归咎于致瘤因素了。

致瘤因素使正常细胞发生了什么改变？

简单地讲，是细胞发生了突变。

可不要小看了这个突变，有时一点点的突变就足以引发连锁反应，改变整个细胞的行为，因为它是发生在控制细胞活动的中枢——脱氧核糖核酸（DNA）分子上。

DNA 是一种遗传物质，其中含有许多遗传信息——基因。“种瓜得瓜，种豆得豆”就是由 DNA 来控制的。亲子鉴定也是通过检查 DNA 来实现的。DNA 是整个细胞活动的指挥中心，细胞需要合成什么物质，合成多少，什么时候合成，是否需要分裂增殖等活动，都取决于它的指令。

我们可以想象一下，这么一个重要的指挥中心要是发生了某种不利的变化，其后果一定会很严重。如果问题发生在生殖细胞或受精卵，要么引起流产，要么导致胎儿发育缺陷。如果问题发生在体细胞，就有可能引发细胞的质变而出现异常增生。

细胞增生是生物有机体的一个普遍现象，没有细胞增生就没有个体的生长发育，没有细胞的增生也就没有伤口的愈合。正常的细胞增生是受神经、内分泌及相邻细胞间的某些机制严格调控的，需要时细胞就增殖，不需要时会自动停止。

一个人不小心弄破了皮肤，出现了伤口，几天后伤口就慢慢愈合了。这种伤口的愈合就是伤口周围正常细胞增殖的结果。但这种细胞增殖是受调控的，待伤口愈合后会自动停止，所以不会形成任何新生物。

然而，正常细胞一旦转变为肿瘤细胞，就脱离了调控，表现出与整个机体不协调及相对无止境的分裂增殖。其结果就是形成局部的新生物或肿块。

根据肿瘤对机体的影响不同，可以把肿瘤分为良性肿瘤和恶性肿瘤两大类。良性肿瘤细胞在结构和生物活性上与正常细胞相比差别较小，因此一般没有那么多的恶行。其生长速度较慢，多为膨胀性生长，肿瘤周围多有包膜，不发生转移，对机体危害小，易于治疗，手术后很少复发，比如脂肪瘤、子宫肌瘤、乳腺纤维腺瘤等。

恶性肿瘤往往一看就是“来者不善”，瘤细胞与正常细胞差异大，生长速度较快，且多为浸润性生长，易转移，对机体危害大，治疗效果不太令人满意，容易复发。通常我们所说的癌症，就是恶性肿瘤的总称，包括各种癌、肉瘤、母细胞瘤以及一些特殊命名的病，如白血病、霍奇金淋巴瘤等。

1.1.2 癌症的罪恶行为

与癌症打过交道的患者及其家属应该都会记得，在检查报告单上经常会出现“Ca”这个字样，当然前面还有一个器官的名称，比如“肺 Ca”“胃 Ca”“肝 Ca”“食管 Ca”等。这个“Ca”就是英文“cancer”（癌症）的前两个字母。按说这种缩写并不正规，但医生们用 Ca 代替癌症肯定是有原因的，就是不想让患者看到那个“癌”字，足见癌症在人们心目中是多么的恐怖，说它是癌魔并没有过分夸张。

癌症之所以被形容为癌魔是由它的本性所决定的。综合起来，癌症有快速生长性、浸润破坏性、转移复发性、体质消耗性和综合致命性的本性。

临床上经常有癌症患者说：我去年体检还没有发现任何问题，今年怎么突然就长出一个这么大的肿瘤。还有患者说：一不留神，我的颈部就长出了这个大肿块。这就是癌症的快速生长特性，也是癌症损害机体的基础特性。癌症可以借这个特性充分施展它那压迫、阻塞、浸润破坏、转移、体质消耗，甚至致命等恶性行为。

（1）压迫和阻塞。当肿瘤生长到一定大小时，就会阻塞所在器官或相邻器官的管腔，或者压迫这些器官引起功能障碍。例如，食管癌阻塞食管可引起吞咽困难；肠道的癌肿可引起肠梗阻；胆道周围的癌肿压迫胆管引起阻塞性黄疸；膀胱癌阻塞输尿管引起肾积水；颅内肿瘤压迫脑组织导致颅内高压等。

（2）破坏正常器官的结构和功能。恶性肿瘤的浸润生长使其很容易破坏所在或邻近正常器官的结构和功能。如宫颈癌可破坏膀胱和直肠的结构和功能；白血病细胞可破坏骨髓组织引起造血障碍；肝癌破坏肝脏结构和功能等。

（3）出血。当肿瘤侵犯到血管时还可以引起出血，如鼻咽癌的鼻出血、肺癌的咯血、胃癌的吐血、大肠癌的便血、宫颈癌的接触性出血等。

（4）疼痛。当肿瘤压迫或侵犯神经时，可引起比较顽固的疼痛。如肝癌时肝包膜紧张引起的肝区痛；肺癌侵及胸壁引起的胸痛；脑肿瘤引起的头痛；腹膜后肿瘤引起的腰背疼痛等。

（5）感染和发热。恶性肿瘤生长较快，长到一定大小，就会因为相对营养不足而出现癌组织坏死，坏死组织很容易滋生细菌而合并感染。另外，晚期癌症引起的免疫功能降低，可导致全身许多器官的感染。坏死物质的吸收和感染都会引起患者发热。

（6）恶病质。大多数晚期癌症患者可出现严重的贫血、消瘦和衰竭等恶病质状态。消化道肿瘤，由于严重影响进食和消化吸收，特别是胰腺癌患者，恶病质出现更早。恶病质也是导致癌症患者死亡的主要原因之一。

（7）转移和复发。恶性肿瘤生长到一定时候，癌细胞可侵入淋巴管、血管和体腔，被带到他处继续生长，形成与原肿瘤同样类型的肿瘤，这就是癌症的转移。癌细胞的这一恶行既给临床治疗带来极大困难，也成为日后复发的根源。

1.2 细胞癌变的“教唆犯”

引起癌症的因素很多，但总体可以分为外界致癌因素和内在致癌因素两大类。外界致癌因素包括化学因素、物理因素和生物因素。内在致癌因素有遗传因素、免疫因素、营养因素、心理因素、激素紊乱等。目前医学专家认为，在人类的癌症病因中，有80%左右是外界环境因素。

1.2.1 外界致癌因素

一个好青年变成了一个问题青年，很可能是有人教唆。一个正常细胞变成了癌细胞，也可能是有“人”教唆。唆使细胞癌变的那些“人”就是各种致癌因素。

近两百年来，人类文明进入了突飞猛进的快速发展时期，我们的物质和精神生活已经达到了空前的丰富，但同时也生产出了很多副产品——致癌因素。这些致癌因素种类之多、分布之广，用“每个人都生活在致癌因素形成的汪洋大海之中”来形容毫不过分。致癌因素污染了我们的空气、水源、食物，充斥着我们的生存空间，其中有不少致癌因素（比如石油化工产品等）是人类进化史上以前没有遇到过的。人类在面对诸多新“客人”时不知道怎么恰当应对，结果就不可避免地会出现乱子——细胞癌变。

（1）化学致癌因素。有关癌症的化学病因，人们早有所察觉。早在1775年英国医生波特就发现扫烟囱工人的阴囊癌与多年接触煤烟有关，并认为致癌物质是煤燃烧后产生的煤焦油。

1895年，德国的理翰报道了染料厂工人由于接触芳香胺类化学物质而出现膀胱癌。

1915年日本的山极和市川用煤焦油涂抹兔子的耳朵，成功地诱发出了兔子局部的皮肤癌，为癌症的化学病因奠定了坚实的基础，同时也引起了科学家对化学致癌物研究的高度重视，并在环境中陆续发现了许多化学致癌物质。到目前为止，已发现的化学致癌物质有1 000多种，它们在外界因素致癌中扮演着主要角色。

常见化学致癌物有以3－甲基胆蒽和3－4苯并（a）芘为代表的芳香烃类，以联苯胺、2－萘胺为代表的芳香胺类，以奶油黄为代表的偶氮染料，以氮芥为代表的烷化剂，还有以亚硝胺类为代表的亚硝基化合物，以砷、镍、镉为代表的金属类，以黄曲霉毒素为代表的霉菌毒素类，以及苯、甲醛等其他各类化合物。

（2）物理致癌因素。1934年7月4日，一代科学巨星、获得过两次诺贝尔奖的科学家居里夫人病逝。居里夫人一生致力于放射性元素的研究，并先后发现了钋和镭，就在她把自己的发现用于医疗时，自己却不幸被射线击中患上了白血病。这是一个典型的放射线致癌的例子。

在物理致癌因素中，电离辐射一直被当做主要研究对象。大量事实证明，长期接触X射线及镭、铀、钴等放射性同位素可引起癌症。受原子弹爆炸后放射性污染的影响，日本长崎和广岛居民的癌症特别是白血病的发病率一直较高。

研究发现，与电离辐射关系密切的恶性肿瘤有白血病、肺癌、甲状腺癌、皮肤癌、骨肿瘤、淋巴瘤、多发性骨髓瘤等。

另外，长期受阳光和紫外线的照射可增加患皮肤癌的风险；长期大量吸入石棉、玻璃纤维、氧化铝等物质可诱发肺癌。

（3）生物致癌因素。有关生物致癌因素的研究主要集中在肿瘤病毒病因上。肿瘤的病毒病因最早在动物身上发现。1908年首次发现，鸡的白血病与病毒有关。此后，又相继发现了鸡肉瘤病毒、兔纤维瘤病毒、蛙肾腺癌病毒、小鼠乳腺肿瘤病毒、小鼠白血病病毒等。

近些年来，对人类癌症的病毒病因也进行了大量深入的研究。目前比较肯定的肿瘤病毒有：能够引起鼻咽癌及伯基特淋巴瘤的EB病毒、引起肝癌的乙肝和丙肝病毒、引起宫颈癌的人乳头状瘤病毒、引起成年人T淋巴细胞白血病的人T淋巴细胞白血病病毒等。

病毒能够诱发癌症与病毒本身的成分有直接关系，病毒的核心成分是核酸（包括脱氧核糖核酸和核糖核酸）。这个病毒核酸与人类细胞核内的核酸是一类分子。病毒感染细胞之后，与细胞核内的DNA发生整合，并在那里"传宗接代"。好好的一个细胞DNA分子，突然贴上一个不速之客，不可避免要发生些结构改变，其中有些改变正是引发细胞癌变的突变。更有甚者，有些病毒本身就携带着癌基因，这就使得诱发细胞癌变变得更加直接和容易了。

除肿瘤的病毒病因外，另一个备受关注的生物因素就是胃幽门螺杆菌（HP）。这是一种寄生于人类胃内的细菌。最初认为幽门螺杆菌是人的胃炎和胃溃疡的罪魁祸首，后来才发现它与胃癌也有着密不可分的关系。目前，国际癌症研究中心已将幽门螺杆菌定为人类胃癌的第一致癌物。

1.2.2 机体内在因素

外界致癌因素无处不在，每一个人都很难避免受其影响。然而，人群中患癌症的人毕竟只是少数。为什么？俗话说：苍蝇不叮无缝的蛋。那些不幸患了癌症的人，自身也一定存在某种缺陷。这说明癌的形成还有机体内在因素参与其中。

与癌症形成有关的内在因素有以下几种：

（1）遗传因素。有些家族中可见到癌症患者辈出，说明癌症存在一定的遗传倾向。需要明确的是，除了视网膜母细胞瘤、神经母细胞瘤、Wilm瘤（一种常见的儿童肾脏肿瘤）、多发性内分泌肿瘤综合征、神经纤维瘤、家族性结肠息肉病等几种单基因遗传性肿瘤具有明显的遗传性外，其他一些常见的具有遗传倾向的肿瘤，如食管癌、肺癌、肝癌、鼻咽癌等，多属于多基因遗传。携带这些基因的人主要表现在遗传易感性上，也就是说在同样的外界环境下这些人易患这些肿瘤。

（2）激素紊乱。有关激素与肿瘤的关系研究较多，比较肯定的是雌激素在乳腺癌、宫颈癌等肿瘤发生中的作用。动物实验表明，雌激素可诱发小鼠的宫颈癌、阴道癌、乳腺癌、卵巢癌等。雌激素可加快人乳腺癌的生长，对乳腺癌患者采取阻断雌激素的方法可起到很好的治疗作用。

（3）免疫因素。在人体的免疫系统中，有一些免疫细胞如自然杀伤细胞等，具有免疫监视功能。这些细胞能够辨认出癌变细胞，在癌细胞还没有来得及大量繁殖之前可将其就地消灭，使机体免遭癌患。然而，一旦这些监视细胞的功能减弱，癌变细胞就得以逃脱，并分裂繁殖形成危害机体的肿瘤。例如，先天性免疫缺陷病或因器官移植等使用免疫抑制剂的患者，恶性肿瘤的发病率比一般人显著增加。

（4）心理因素。早在公元2世纪，西方著名医学家盖伦就观察到性格抑郁的妇女较性格开朗者易患乳腺癌。我国古代中医也把精神因素列为癌症发病的重要因素之一。例如，《黄帝内经》认为噎膈（相当于食管癌和贲门癌）是“暴忧之病”。朱丹溪论乳癌时指出，乳癌是由于“忧怒郁闷、朝夕积累、脾气消阻、肝气横逆”所致。

现代医学研究发现，长期的哀伤、焦虑、沮丧、抑郁、绝望及受压抑的愤怒可作为诱因，促进癌症的发生。

（5）营养因素。调查发现，有大约35%的癌症与饮食不当和营养不合理有关。食物中既含可致癌的营养素及活性物质，如动物脂肪、镉等，也含具有抗癌作用的保护性营养素和活性物质，如维生素A、维生素C、维生素D、维生素E、硒、纤维素、类胡萝卜素、异黄酮、植物多糖等。如果饮食不当，就会造成致癌性物质摄入过多，抗癌性物质摄入过少而促进癌的形成。

1.2.3 癌症是怎样形成的

癌症的发生发展是一个很复杂的过程，其真正的机制目前尚未完全清楚。不过科学家们在以下几个关键点上已经形成共识。第一，癌细胞由正常细胞转变而来，细胞癌变是一个涉及多个步骤的渐进过程；第二，细胞癌变的根本是遗传物质DNA发生了结构的改变，也就是常说的基因突变；第三，基因突变的结果使癌基因被激活和/或抑癌基因失活，正常细胞最终变为癌细胞；第四，癌细胞逃脱免疫监视，分裂、繁殖、增长形成影响机体的恶性肿瘤。

简单地讲，癌症形成过程就是：致癌因素作用于正常细胞 DNA，使其发生连续突变，激活癌基因，抑制抑癌基因，使细胞变为具有异常增生能力的癌细胞，恰遇机体免疫监视功能减弱，癌细胞得以逃脱免疫监视而快速繁殖生长，最终形成恶性肿瘤。

1.3 癌症迷恋的生活方式

前已述及，我们生活的环境中有很多致癌因素。然而，致癌因素再多也必须通过一定的方式和途径才有机会作用于我们的体细胞。给致癌因素创造机会的正是我们人类自己，具体来讲就是我们那种种不健康的生活行为方式。

（1）烟酒不节制。据科学估计：大约 30% 的癌症与吸烟有关。烟草中含有 3－4 苯并（a）芘、亚硝胺、砷和放射性物质等 40 多种致癌物质。吸烟可诱发肺癌、喉癌、鼻咽癌、食管癌、胃癌、膀胱癌等。据推算，每日吸烟支数大于 20 支者，死于肺癌的危险性为不吸烟者的 15～25 倍，发生喉癌的危险性也高出 8 倍，发生食管癌的危险性也高出 6 倍，发生膀胱癌的危险性高出 4 倍。吸烟的年龄越早，量越大，时间越长，越易引起癌症。

酒精虽然不是直接致癌物，但它可以促进其他致癌因素的致癌作用。它可以作为致癌物质的溶剂帮助致癌物进入人体，它引起的食管和胃黏膜的损伤有助于致癌物质发挥致癌作用。有专家指出，假如饮酒与吸烟并存，会使发生口腔癌、食管癌、胃癌、肝癌的危险性大大增加。

（2）饮食不恰当。研究发现，有大约 35% 的癌症死亡与饮食不当和营养不合理有关。这里所说的饮食不当包括营养缺乏、营养过剩、摄入过多的食物添加剂，以及不适当的食品加工或储藏造成的食品中致癌物质增多等。

已知食物中的 β－胡萝卜素、维生素 C、维生素 E、微量元素硒、膳食纤维等具有抗癌防癌作用，如果因为偏食等原因造成这些营养素摄入不足，机体就容易受致癌因素的攻击而患癌症。相反，高热量特别是高脂肪的摄入引起的营养过剩，则与结肠癌、乳腺癌、胰腺癌等发生有关。

酸菜或剩菜中含有较多的亚硝胺类致癌物；霉变的花生、大豆、小麦等粮食作物，含有致癌的霉菌毒素，如黄曲霉毒素等；带染料的食品中含有偶氮类致癌物；烤制和熏制的肉类食物中含有强致癌物3-4苯并（a）芘；许多高温炸制的食品中含有致癌物丙烯酰胺。

（3）经常不运动。缺少运动可使人的免疫功能低下，有损于对癌细胞的免疫监视和杀伤。另外，缺少运动还容易使人患与肥胖有关的癌症。

（4）职业不防护。长期在化工厂及矿山作业的工人、接触放射线的工作人员等，如果不注意职业防护，就容易吸入过多的化学致癌物、接受过量的电离辐射而患上与职业有关的癌症。

（5）生活不卫生。自我保健意识较差的人容易在日常生活中受到肝炎病毒、EB病毒、艾滋病病毒、人乳头状瘤病毒、幽门螺杆菌等病原微生物的感染，从而引发相关的癌症。

（6）心理不平衡。一些心理承受能力差的人，在遇到生活事件时容易出现应对障碍，造成严重而持久的不良情绪反应，从而诱发癌症的形成和发展。

（7）环境不保护。人们在环境保护意识上的薄弱是造成空气、水、粮食和生活空间污染的根源。人们生活在这样的环境下，癌症的发病率自然就会增加。

回顾人类对癌症的认识历史，无论从流行病学、病因及发病学上，还是从癌细胞的行为特征上都取得了很大的进展。特别是随着基因技术的引进和诸多癌基因的发现，人们对肿瘤的认识也更加深入。

然而就整体而言，这些离完全了解癌症的目标还相差甚远。面对癌症发病率及死亡率居高不下，甚至在一些地区越来越高的态势，我们有理由更加努力工作，争取尽快弄清癌症发生发展的真正秘密，为彻底征服癌魔打下坚实基础。

2 预防癌症——御癌于妖魔化之前

古人云：上医治未病，中医治欲病，下医治已病。简单十几个字就把预防在疾病控制和健康维护上的重要作用诠释得淋漓尽致。

在对待疾病的策略上，一代伟人毛泽东曾向全国人民发出过“预防为主”的号召。在20世纪五六十年代，人们遵照“预防为主”的战略方针，使多种传染病得到了有效控制。如今威胁人们生命健康的疾病谱发生了改变，癌症、心脑血管疾病、糖尿病等生活方式疾病成了威胁人们生命健康的主要杀手。这些年来，癌症更是成为我国城乡居民死亡的第一因素。

形势严峻，防控癌症已是刻不容缓。

面对癌症，我们要做的工作可分为三大块。一块是预防，其主要目的是通过祛除病因让人不得癌症，以及通过早发现、早诊断、早治疗减少癌症死亡；第二块是临床治疗，其目的是通过各种治疗手段清除体内癌灶，争取治愈癌症；第三块是康复治疗，其目的是提高和维持临床治疗效果，延长患者的生存期，改善患者的生活质量。

几十年来的癌症防控经验告诉我们，单靠临床治疗来降低癌症死亡率，收效甚微。原因是接受临床治疗的大都是中晚期患者，而现今对中晚期癌症的治疗尚未取得突破性进展。

相比之下，肿瘤预防倒是非常有效的。世界卫生组织早在20世纪80年代就已明确指出：1/3的癌症是可以预防的，1/3的癌症如能早期发现是可以治愈的，1/3的中晚期癌症也可通过合理的治疗达到延长生存时间、改善生活质量的目的。

发达国家的经验也已经证明，采取控制环境污染，改变不健康的生活方式，早发现、早诊断、早治疗等措施，可大大降低癌症的死亡率。

遗憾的是，就整体而言，这种可喜的成就还没有在我们国家看到。庆幸的是，癌症的预防工作已经受到国家有关部门的重视。2004 年卫生部已经制定了《中国癌症预防与控制规划纲要（2004—2010）》，提出把癌症医学研究的重点从治疗转向预防。

有关癌症预防，早在 20 世纪 80 年代初，世界卫生组织就明确提出了癌症三级预防的概念：

肿瘤一级预防即初级预防，目的是防止发生肿瘤，措施是搞清病因，提高机体防癌能力，防患于未然。肿瘤二级预防为临床前预防，目标是通过早发现、早诊断、早治疗，提高治愈率，降低病死率。肿瘤三级预防即对患者采取及时有效的治疗措施，预防并发症和伤残。

2.1 远离致癌因素

目前，虽然对癌症的发生发展机制尚未完全弄清，但经过几十年的研究，已经找到了不少导致癌症的罪魁祸首（致癌因素）。在这些因素中，有外界因素（物理、化学和生物等因素），也有内在因素（遗传、营养等）；有环境因素（环境污染等），也有个人行为因素（抽烟、酗酒等）。毫无疑问，远离这些致癌因素，就能有效降低癌症的发病率。

那么，怎样才能避免或减少致癌因素对人的影响呢？俗话说：解铃还须系铃人。许多致癌因素之所以能够引发机体患癌，都与人们不健康的生活方式有关系。如果说各种致癌因素是患癌的直接罪犯，那么不健康的生活方式就是引狼入室的介绍人。因此，预防癌症就从纠正不健康的生活方式做起。

2.1.1 合理膳食

饮食营养因素与癌症发生的关系表现在两个方面：一方面是饮食不当、营养失调可诱发癌症；另一方面是合理的饮食营养可以阻止癌症的发生。如能在生活中把握好这两个环节，就能起到很好的预防癌症作用。

有关怎样通过改变饮食习惯达到预防癌症的目的，世界癌症研究基金会提出了饮食预防癌症 14 法。

（1）合理安排饮食。选择以植物性食物为主的膳食，包括各种蔬菜、水果、豆类以及粗加工的主食。植物性食品应占所有饭菜的 2/3 以上。

（2）控制体重。保持热量摄入和体力活动的平衡，避免体重过轻或过重。

（3）坚持体育锻炼。如果工作时很少活动或仅有轻度活动，每天应进行约 1 小时的快走或类似的运动量。每星期至少还要进行 1 小时的出汗运动。

（4）多吃蔬菜、水果。一年四季，坚持每天吃 400 ~ 800 克的各种蔬菜和水果。

（5）淀粉类食物。每天吃 600 ~ 800 克的各种谷物、豆类、植物类根茎，加工越少的食物越好。要限制精制糖的摄入量。

（6）不提倡饮酒。

（7）肉类食物的选择。每天吃红肉（猪肉、牛肉、羊肉）应少于 90 克。最好的选择是吃鱼和家禽。

（8）脂肪的摄入。限制高脂食物，特别是动物性脂肪的摄入。选择恰当的植物性油脂并节制用量。

（9）少吃盐。限制腌制食物的摄入并控制烹调盐和调料盐的食用。每人每天 6 克盐较为合适。

（10）不要食用在常温下存放时间过长、可能受真菌毒素污染的食物。

（11）用冷藏或其他适宜的方法保存易腐烂的食物。

（12）当食物中的添加剂、污染物和残留物的水平低于国家所规定的标准时，它们在食品或饮料中的存在是无害的。但是乱用或使用不当可能影响健康。

（13）注意食物烹制。不吃烧焦的食物，直接在火上烧烤的肉类或腌肉、熏肉只能偶尔食用。

（14）不必普遍使用营养补充剂。如能遵循前述建议，一般不必食用营养补充剂。

在饮食防癌抗癌方面，除了避免摄入含潜在致癌物和被致癌物污染的食品，减少致癌物的产生，合理营养，平衡膳食以外，有意识地摄入一些含有抗癌活性成分的食物也是比较明智的。目前比较公认的防癌抗癌食物有甘薯、大豆、薏米、大蒜、萝卜、无花果、香菇、木耳、芦笋、西红柿、山楂等。

2.1.2 戒烟限酒

就癌症的一级预防而言，戒烟是控制癌症发生的最有效措施。有人估计，假如全世界的人都不吸烟，男性癌症患者数量要减少2/5，女性癌症患者数量也会减少 1/3。戒烟 5 年者，肺癌死亡率可下降 50%，口腔癌的危险性下降近 50%。戒烟 10 年者，肺癌死亡率与不吸烟者相同，癌前病变细胞恢复正常，患口腔癌、食管癌、膀胱癌、肾癌及前列腺癌的危险性将明显减少。

人体对酒精无任何生理需要，它只是一种成瘾性饮品。鉴于酒精对口腔癌、食管癌、胃癌、肝癌等癌症的发生具有帮凶作用，人们平时还是少饮酒为好。

2.1.3 预防相关感染性疾病

注意个人卫生，增强保健意识，预防 EB 病毒感染，可减少鼻咽癌及伯基特淋巴瘤的发生；预防乙肝和丙肝病毒感染，可减少肝癌的发生；预防人乳头状瘤病毒感染，可减少宫颈癌的发生；预防和治疗幽门螺杆菌感染，可减少胃癌的发生。

另外，加强环保意识，减少致癌因素对生存环境的污染，以及做好劳动保护，减少与致癌因素的接触等，都能起到有效预防癌症的作用。

2.2 培养正气，遏制癌邪

中医认为：正气存内，邪不可干。这里所说的邪气是指各种致病因素，正气是指人的抗病能力。这句话的意思是说：只要机体的抗病能力足够强，即使有致病因素存在也不至于得病。具体到癌症上就是说：只要机体的抗癌能力足够强大，即使有致癌因素干扰也不会患癌。

随着工业文明的不断发展，我们生存的环境里平添了太多的致癌因素。可以毫不夸张地说，每个人每天都生活在被致癌因素所包围的汪洋大海之中。事实上，因为诸多致癌因素的攻击，在每一个人的一生中不时都会有细胞顶不住“唆使”而变为癌细胞。照此说来，理论上应该人人都患癌症才是。然而实际上只有少数人患癌症，大多数人并不患癌。

为什么？原来，在人类进化过程中，机体专门形成了一种叫做免疫监视的功能。所谓免疫监视，就是机体的免疫系统能够识别并通过细胞免疫机制破坏带有非自身标记的癌细胞。机体借免疫监视功能，可使新出现的癌细胞在尚未形成肿瘤前即被清除。这正是在同样环境中生活的大多数人们不患癌症的主要原因之一。

至于少数人为什么会得癌症，就不难理解了。肯定是免疫监视功能出了问题，才使得癌细胞逃脱免疫监控，进而生长和繁殖，发展成为影响人体健康的癌症。

由此看来，只要保持正常的免疫功能状态，牢固筑起免疫监视这道最后防线，就可以御癌于妖魔化之前。那么，生活中怎样才能维护好自身的免疫功能呢？保健医学告诉我们，合理营养、适当运动、心理平衡、充足睡眠、劳逸结合和生活规律等健康的生活方式，就是提高机体免疫功能的“良药”。

2.3 阻断癌变链条——治疗癌前病变和癌前疾病

癌前疾病是指有可能转变为癌症但不一定转变为癌症的疾病。而癌前病变是指某些具有癌变潜在可能性的良性病变，如病因继续存在，久治不愈，一部分可转变为癌症。常见的癌前疾病和病变有：

（1）黏膜白斑病。常发生在食管、口腔、宫颈和外阴等处黏膜，是一种上皮过度增生和角化的表现，久之可转变为鳞癌。

（2）宫颈糜烂。宫颈糜烂是妇女常见的疾病，是宫颈慢性炎症的一种表现。少数病例可经重度不典型增生而转变为宫颈癌。

（3）乳腺的癌前病变。乳腺不典型增生、乳头状瘤病、纤维腺瘤等病变长期得不到有效治疗，部分可转变为恶性病变。

（4）大肠癌前病变。包括慢性溃疡性结肠炎、大肠绒毛状腺瘤、家族性大肠腺瘤病等。慢性溃疡性结肠炎，起病于 15 岁以前者约 40% 将患大肠癌，起病于 35 岁以上者也有 30% 可能癌变。家族性大肠腺瘤病有明显的遗传倾向，有此病史的子女 50% 都将发病，而且几乎都会恶变。因此一旦发现应尽早切除。

（5）慢性萎缩性胃炎和胃溃疡。慢性萎缩性胃炎时，胃黏膜腺体可有肠上皮化生，后者易发生癌变。有观察表明 10 年内其癌变率可达 10%。久治不愈的胃溃疡边缘的黏膜长时间受到刺激会出现不断增生，少数可发展成胃癌。另外，胃大部切除术后的残胃也有一定的癌变倾向。

（6）皮肤慢性溃疡。经久不愈的皮肤慢性溃疡和瘘管，特别是小腿的慢性溃疡，由于长期的慢性刺激，表皮鳞状上皮增生，有的可发生癌变。

（7）其他。食管黏膜上皮增生、胃息肉、膀胱黏膜上皮增生及化生、鼻咽部柱状上皮不典型增生、慢性乙型和丙型肝炎所致的结节性肝硬化、发生在易受摩擦和易受刺激部位的黑痣、胆囊炎伴有的胆囊上皮不典型增生、华支睾吸虫所致的小胆管上皮增生伴异型、子宫内膜不典型增生、阴茎乳头状瘤等都可视为癌前病变。

针对上述疾病和病变及时给予适当的治疗，是预防癌症的有效措施。应当指出，上述疾病和病变并非癌性病变，但如果长期不予治疗有可能转变为癌。另外，癌前疾病和病变并不一定都转变为癌。这一方面说明早期发现和及时治疗癌前疾病和病变，对癌症的预防具有重要的意义；另一方面也告诉我们，发现癌前疾病和病变也不必惊慌失措。

2.4 实施“三早”——将癌症消灭在摇篮里

癌症的一级预防属于病因学预防，目的是去除致癌和促癌因素，使人不得癌症。这无疑是控制癌症最根本的措施。从现在掌握的理论讲，如果一级预防做得好，可减少大约 50% 的癌症患者。然而，理论和现实总会有所差异，起码在我国这种理论还没有成为现实。

第一道防线没有守住，那就交给第二道防线吧。这第二道防线就是癌症的二级预防。癌症的发展有一个规律，就是早期生长比较缓慢，越到晚期发展越快。

早期一般不对机体造成什么损害，治疗后很少复发；但晚期癌症就不一样了，它会对机体产生各种严重甚至是致命的伤害，并且治疗效果明显较差。临床实践也证明，癌症如能在早期被清除，多可收到治愈效果。例如，早期食管癌单凭手术治疗就可以得到90%的5年治愈率，而晚期食管癌的5年治愈率只有30%左右。再比如，宫颈原位癌的5年治愈率几乎达到100%，而晚期宫颈癌的5年治愈率仅有50%。

可见，对癌症如能做到“早发现、早诊断、早治疗”，可大大提高治愈率，降低死亡率。那么，如何进行二级预防呢？

这需要政府和个人共同参与。政府可以组织相关技术人员，对某些癌症（如食管癌、胃癌、肝癌、肺癌等）高发区人群或者某些癌症（如妇女的宫颈癌、乳腺癌等）高发年龄人群定期进行普查。这样不仅可以发现早期癌症，而且还可以发现癌前病变和癌前疾病。值得庆幸的是，这些年国家有关机构和部门如中国抗癌协会、中国癌症基金会、妇联等已相继启动了妇女乳腺癌和宫颈癌等多种癌症的普查防控项目，发现并治愈了不少早期癌症，维护了她们的健康。

对个人而言，可定期到医院或专门的体检机构进行体检。体检的年龄和间隔时间可根据具体情况而定，鉴于癌症患者发病年龄有年轻化趋势，做体检和接受普查的年龄可适当提前到30～35岁。时间间隔可选择一年、两年或三年一次。一般来讲，对于年龄较大、存在危险因素（如吸烟、有病毒性肝炎、有癌症家族史）的人群等，可适当缩短体检间期。不接触危险因素、也无癌症家族史的年轻人群，可适当延长体检间隔时间。

体检的内容包括常规体格检查和辅助检查。辅助检查可选择胸部X线、CT，腹部及盆腔B型超声检查，血、尿、粪三大常规检查以及肿瘤标志物如甲胎蛋白（AFP）、癌胚抗原（CEA）检查等。针对高度怀疑的对象可做一些气管镜、胃镜、肠镜、消化道造影、宫颈刮片、阴道镜等特殊检查。

2.5 增强防癌意识

生活中的每一个人都要学习一些肿瘤防治方面的常识，了解肿瘤的危害性和可治疗性，以及早发现、早诊断和早治疗的重要意义，从而提高防癌意识和警惕性。恶性肿瘤的早期多不易被患者察觉，等到出现症状时，病情往往到了中晚期。尽管如此，如果人人都有敏锐的防癌警觉性，能够及时察觉到一些早期信号，还是可以做到相对“早期”诊断的。恶性肿瘤发现越早，治疗效果就会越好。常见的癌症“早期”信号有：

（1）异常肿块。乳腺、颈部、皮肤和舌等身体表浅部位出现经久不消或逐渐增大的肿块，可考虑相应部位的肿瘤。

（2）疣痣增大。体表黑痣和疣在短期内色泽加深或变浅、迅速增大、脱毛、瘙痒、溃烂等，特别是在足底、足趾等经常摩擦的部位，可怀疑疣痣恶变。

（3）进食时胸骨后不适。吞咽食物时的哽噎感、胸骨后闷胀不适、疼痛、食管内异物感，可考虑发生食管癌的可能。

（4）溃疡不愈。皮肤和黏膜经久不愈的溃疡，有鳞屑、脓苔覆盖，出血和结痂等，可考虑溃疡恶变。

（5）持续性消化不良和食欲减退。食后上腹部闷胀，并逐渐出现消瘦和贫血等，可认为有发生胃癌的可能。

（6）大便习惯改变。便秘和腹泻交替出现，大便变形、变细、带血或黏液，可怀疑发生了结直肠癌。

（7）持续性声音嘶哑、干咳，痰中带血，要警惕发生了喉癌、肺癌或纵隔肿瘤。

（8）耳鸣、听力减退、鼻衄、鼻咽部分泌物带血和头痛，要怀疑有无鼻咽癌发生。

（9）月经期外或绝经后阴道不规则出血，特别是接触性出血，要做妇科检查以排除子宫癌。

（10）无痛性血尿和排尿不畅，应怀疑肾及膀胱肿瘤。

（11）不明原因的进行性消瘦，要做全身检查以排除各种恶性肿瘤。

（12）发热。恶性淋巴瘤、白血病、肝癌、肾癌和肺癌合并感染，都可以引起发热，排除其他疾病后可提出怀疑诊断。

（13）出血。出血可表现为皮下出血、经血过多、鼻出血、咯血、上下消化道出血、尿血等。发现有出血症状应考虑可能发生了相应部位的癌症，如白血病、鼻咽癌、肺癌、食管癌、胃癌、大肠癌、肾癌、膀胱癌或子宫癌等。

（14）无痛性进行性黄疸。应注意可能发生了胰腺癌或胆总管受癌肿的压迫。

（15）反复在同一个部位发生肺炎，应进一步排查是否患了支气管肺癌。

（16）其他。婴幼儿瞳孔呈现黄光即所谓“猫眼”，是视网膜母细胞瘤的特征。中老年人出现杵状指应警惕肺癌的可能。肝硬化患者频发严重的低血糖症状，可能提示有肝癌发生。老年人突发肠梗阻，大肠癌的可能性大。

需要指出的是，以上所谓的癌症早期信号并非癌症所特有，一旦出现应及时到医院做进一步的检查，以便与其他疾病进行鉴别。如排除了癌症，切不可草木皆兵，影响自己的正常身心健康。

预防癌症，人人有责。希望生活中人们都要负起责任，从自身做起，规范自己的行为，减少环境污染，养成良好的生活习惯，共同为维护人类的健康做出应有贡献。

3　诊断癌症——给癌魔定位定罪

恶性肿瘤是一类渐进发展性疾病。到了中晚期，肿瘤的生长更是明显加快。临床实践证明，恶性肿瘤治疗越早，其治疗效果就越好。因此，肿瘤的及时正确诊断对于提高治愈率、延长生存期具有重要意义。目前，肿瘤的诊断主要依靠临床综合诊断。医生首先根据病史、症状及体格检查结果，对肿瘤做出可疑诊断，然后根据线索选择必要的辅助检查。常用的检查有 X 线、CT、磁共振、超声等影像学检查，以及内镜、病理和肿瘤标志物检查等。影像学检查主要对肿瘤进行定位诊断，兼具参考定性作用。内镜检查可直视支气管、食管、胃、大肠、膀胱等深部空腔脏器肿瘤，同时可以方便获取活检组织。标志物检查不仅能为诊断某种肿瘤提供重要的参考依据，而且可作为观察肿瘤发展和疗效的重要指标。病理检查更是决定肿瘤良恶性质及病理类型的金标准。

3.1　影像学检查——祭出各种照妖镜

医学影像学在医学诊断领域是一门新兴的学科，在临床的应用非常广泛，为疾病的诊断提供了科学和直观的依据，对最终准确诊断病情起到不可替代的作用。同时在治疗方面也有很多的应用。现代的影像先进设备已在较大的医疗单位应用，医疗单位也积累了较为丰富的影像诊断、治疗经验。随着医学影像学的迅速发展，在肿瘤的诊断和治疗方面，先进的医学影像学更将起着越来越重要的作用。

医学影像学作为一种常用的医疗辅助手段，广泛应用于肿瘤的临床诊断。临床常用的诊断方面主要包括 X 线检查（包括透视及 X 线平片）、CT、磁共振成像、超声、PET-CT等。这些先进诊断技术就像“照妖镜”一样，能够使深藏体内的癌魔暴露在光天化日之下。

3.1.1 X线检查

X线获得的图像是由白到黑的不同灰度的影像，属于灰度成像。因此，我们可以把X线图片理解为黑白照片。这种灰度成像是通过密度及其变化来反映人体组织结构的解剖和病理状态。

众所周知，颜色越深在黑白照片上显示越黑；相反，颜色越浅照片上显示越白。而X线图像上则恰恰相反，密度越大，X线图像上颜色越白，密度越小图像颜色越黑。

人体的组织结构密度与X线图像上的密度是两个不同的概念。前者是指人体组织单位体积物质的质量，而后者则指X线图像上所显示影像的黑白程度。但两者之间有一定的关系，即物质的密度高，相对密度大，吸收的X线量多，在图像上呈白影。反之，物质的密度低，相对密度小，吸收的X线量少，在图像上呈黑影。在日常工作中，描述图像上组织结构黑、白程度时，通常以低密度、中等密度和高密度来表示，它们分别为黑影、灰影和白影。图像上所示影像密度的高、低与组织结构类型有关，但亦与其厚度有一定的关系。组织和器官发生病变时，X线图像上可显示原有的密度发生改变，再根据其黑、白变化形式，称之为密度降低或密度增高。

X线检查用于临床疾病的诊断已有百余年历史。尽管现代成像技术如超声、CT和磁共振成像对疾病诊断显示出很大的优越性，但是并不能完全取代X线检查。

一些部位如胃肠道仍主要使用X线检查；而骨骼和胸部也多首选X线检查。随着X线技术的飞速发展，X线的临床应用也从最初只限于诊断骨折与异物的定位，以后逐步应用于全身各系统各器官的检查。当今，X线平片仍是肺部及骨骼疾病筛查和诊断的首选。

3.1.2 计算机体层摄影成像（CT）

人体各种组织（包括正常和异常组织）对 X 线的吸收程度不同。CT 正是利用这一特性，以 X 线束对人体某部一定厚度的层面进行横断扫描，探测器接受该层面 X 线的衰减信号，经光电转换器转变为电信号，输入计算机进行处理，在显示器上重建出 CT 图像。因此 CT 图像是数字化图像，是重建图像，是由一定数目从黑到白不同灰度的像素按固有矩阵排列而成。

CT 检查对中枢神经系统疾病的诊断价值较高，应用普遍。对颅内肿瘤、脓肿与肉芽肿、寄生虫病、外伤性血肿与脑损伤、脑梗死与脑出血以及椎管内肿瘤与椎间盘突出等病诊断效果好，诊断较为可靠。螺旋 CT 扫描，更可以获得比较精细和清晰的血管重建图像，而且可以做到三维实时显示。

CT 对头颈部疾病的诊断也很有价值。例如，对眼眶内占位病变、鼻窦早期癌、中耳小胆脂瘤、听骨破坏与脱位、内耳骨迷路的轻微破坏、耳先天发育异常的诊断以及鼻咽癌的早期发现等比较灵敏。

随着高分辨力 CT 的应用，CT 对胸部疾病的诊断日益显示出它的优越性。通常采用造影增强扫描以明确纵隔和肺门有无肿块或淋巴结增大、支气管有无狭窄或阻塞，对原发和转移性纵隔肿瘤、淋巴结结核、中心型肺癌等的诊断，均有很大帮助。肺内间质、实质性病变也可以得到较好的显示。CT 对胸膜、膈、胸壁病变，也可清楚地显示。

CT 检查对腹部及盆部疾病的诊断日益广泛，临床主要用于肝、胆、胰、脾、腹膜腔及腹膜后间隙以及泌尿和生殖系统的疾病诊断，尤其是占位性病变、炎症和外伤性病变等。CT 检查对胃肠道病变向腔外侵犯和远处转移等也有很大价值。

3.1.3 磁共振成像（MRI）

众所周知，诺贝尔奖代表着科学界的最高荣誉，其获得难度可想而知。从核磁的发现到磁共振成像的临床医学应用，前后竟然有六次近十位科学家获得诺贝尔奖，其中包括 1943 年、1944 年、1952 年的物理学奖，1991 年和 2002 年的化学奖以及 2003 年的医学奖。

MRI与CT都是断层成像，但是成像原理完全不同。MRI是利用磁共振现象从人体中获得电磁信号，然后经过计算机处理重建出人体信息。

如同CT图像一样，MRI图像也是数字化图像，是重建的灰阶图像。不同序列产生不同的信号强度，在图像上表现为不同的灰度。MRI检查就是根据这些灰度变化进行疾病诊断的。

MRI检查以其多参数、多序列、多方位成像和软组织分辨力高等特点以及能够进行磁共振水成像、磁共振血管造影、磁共振功能成像和磁共振波谱成像等独特的优势，目前已广泛用于人体各个系统检查和疾病诊断，特别是在神经、骨骼、肌肉等系统方面有着极大的优势。

总体而言，与其他成像技术比较，MRI检查具有能够早期发现病变、确切显示病变大小和范围、定性诊断准确率高、无辐射等优点，可用于各个部位先天性发育异常、炎性疾病、血管性疾病、良恶性肿瘤、外伤及退行性病变和变性疾病等的发现和诊断。

3.1.4　超声检查

超声检查是根据声像图特征对疾病做出诊断。超声波与雷达相似，呈直线传播，有反射、散射、衰减及多普勒效应等物理特性，通过各种类型的超声诊断仪，将超声反射到人体内，在人体内传播的超声波遇到不同组织或器官的界面时，将发生反射或散射形成回声，这些携带信息的回声信号经过接受、放大和处理后，以不同形式的图像显示于荧光屏上，这些图像统称为声像图。观察分析声像图并结合临床表现可对疾病做出诊断。

超声检查具有无创伤、无射线辐射、简单易行且价格相对低廉等优势，在肿瘤临床诊断和肿瘤筛查中都具有重要地位。

另外，应用多种腔内探头、术中探头进行超声检查，有利于病变的早期发现和早期诊断，并且能够准确显示病变范围，判定周围淋巴结有无转移，从而为肿瘤的合理分期及治疗方案的制订提供可靠依据。应用超声引导下的穿刺技术，还可以实施介入性超声诊断和治疗，明显提高疾病的诊断和治疗水平。

3.1.5 PET－CT

PET－CT的出现是医学影像学的又一次革命，受到了医学界的公认和广泛关注。

PET－CT是由CT（计算机体层摄影成像）提供病灶的精确解剖定位，由PET（正电子发射体层成像）提供病灶详尽的功能与代谢等分子信息，既能显示形态学变化，又能反映功能性改变，在肿瘤诊断上具有灵敏、准确、特异及定位精确等特点。一次显像可获得全身各方位的断层图像，可一目了然地了解全身整体状况，达到早期发现病灶和诊断疾病的目的。

PET－CT能对肿瘤进行早期诊断和鉴别诊断，鉴别肿瘤有无复发，对肿瘤进行分期和再分期，寻找肿瘤原发和转移灶，指导和确定肿瘤的治疗方案、疗效评价。在肿瘤患者中，经PET－CT检查，有相当数量的患者因明确诊断而改变了治疗方案。PET－CT还能准确评价疗效，为及时调整治疗方案提供重要依据，避免无效治疗，总体上节省了医疗费用，争取了宝贵的治疗时间。

3.1.6 照妖镜的未来

随着生命科学如分子生物学、生物和基因工程等的发展，医学影像学在设备及技术上都取得了长足的进步，诊断水平日趋成熟。

随着医学生物工程和计算机、微电子技术的发展，新一代影像和介入设备的开发及功能改进，各种影像设备的图像采集及显示新技术（如三维仿真成像、磁共振频谱以及各种图像的融合）和精确度的提高等，影像诊断将不断拓展新领域，向纵深发展。

目前，影像学诊断将由以大体形态学为主的阶段，向生理、功能、代谢和基因成像过渡。同时，对疾病及其发生机制的认识，将从器官、细胞水平向分子、基因水平深入，由此，从个体到群体的卫生保健、疾病防治将具有新的含义。这些将改变医学影像学的诊治研究和实践方式，使医学影像学在未来的医疗研究和服务体系中占有更大的比例和更重要的地位。

3.2 内镜检查——捉癌魔于机体深处

3.2.1 神秘的内镜发展简史

内镜检查是把一个长长的管子（新一代的内镜前端带有摄像头）插到食管、胃、大肠、膀胱及支气管等腔内，用肉眼通过内镜直接观察管腔内的病变，就像孙悟空钻进铁扇公主的肚子里，不过前者是为了“看病”，后者是为了“捣乱”。

目前，内镜检查已成为诊断消化道和呼吸道疾病的最重要方法之一。

最早的内镜是一根钢管，称为硬式内镜，这类硬直的内镜插到食管和胃内相当困难，患者像吞宝剑一样十分痛苦，且容易造成损伤。1957 年美国人 Hirschowitz 首次应用光导纤维胃镜，使医用内镜产生了一次重大的革新。20 世纪 60 年代后，日本和美国科学家对初期的纤维胃镜进行了多方面的改进，使镜身直径变小，弯曲角度扩大，视野增大，提高了成像的清晰度和分辨率，达到了超广角、大画面、图像高清的目标。看到病灶后能在直视下钳取多块活检组织进行病理检查。

特别是新一代的电子内镜，利用 CCD 图像传感器将光能转变为电能，再经视频处理器将图像显示在电视监视器上进行观察，分辨率更佳，颜色更真实，所得图像清晰逼真，可自动照相，直接录像。应用内镜超声检查可判断肿瘤侵犯的深度，能有效地估计外科手术的可能性。

目前，临床常用的内镜检查有胃镜、肠镜、支气管镜、腹腔镜和膀胱镜等。下面就消化道和呼吸道的内镜检查重点加以描述。

3.2.2 发现早期胃肠道癌症的神奇“照妖镜”

（1）胃镜用于食管癌的早期诊断。在食管癌高发区农村多年流传着“噎食病吃秋不吃麦”的传说，这是对未接受有效治疗的中晚期食管癌患者生存时间较短（大约为 8 个月）的一种形象描述。现代医学资料表明，有噎食（吞咽困难）的患者已为中晚期食管癌，这类患者手术治疗的 5 年生存率仅 20% ~25%。相反，食管癌如果发现在早期，其外科手术治疗效果是十分满意的。

已故的知名胸外科专家邵令方教授报道一组204例早期食管癌手术切除治疗的远期结果。随访10~26年，术后5年、10年、15年、20年和25年以上生存率分别为92.6%、71.6%、62.7%、50.9%和48%，是当今国际上外科治疗食管癌的最佳结果。但目前的问题是，到医院就诊的绝大多数还是中晚期患者，早期食管癌病例仍只在5%左右。由此可见，提高食管癌治疗效果的关键是早发现、早诊断和早治疗（“三早”）。

医学界多年的研究结果表明，内镜检查辅以黏膜染色及活检是诊断早期食管癌的最佳方法。在高危人群中进行普查是实现食管癌“三早”的前提和基础。近年来，电子内镜和碘液染色及指示性活检方法的推广和应用，使得早期食管癌和癌前病变的诊断水平有了更进一步的提高。

在对河南省食管癌高发区43 137例人群普查中，应用内镜检查辅以碘染色和活检诊断食管癌347例，其中，早期癌265例，占76.4%。中国医学科学院肿瘤医院王国清教授等，也报道碘染色在食管癌高发区直接内镜普查中的应用和效果，在一组3 022例高危人群中普查的结果表明，食管癌的检出率达4.33%，其中食管早期癌占检出食管癌的84.73%；癌前病变（中度和重度异型增生）的检出率达21.81%。

目前，内镜检查辅以黏膜染色及活检诊断早期食管癌的方法，已在我国食管癌高发区推广应用。

（2）胃镜用于胃癌的早期诊断。胃癌是我国常见的恶性肿瘤之一。据统计，我国每年新发胃癌患者达40万人，死亡人数达30万人。胃癌的发生发展有一个漫长的自然病程，在早期一般无症状或没有特异性症状，绝大多数患者发现时已进入中晚期，此时已经发生了浸润和转移。目前我国多数患者是出现明显症状时才就诊，早期胃癌诊断率十分低。日本自20世纪70年代已开展了胃癌筛查和早诊早治工作，但是，我国对胃癌高危人群的筛查实施范围仍然有限。

目前，我国综合性医院早期癌只占胃癌总检出率的5%左右，专科重点医院也仅为10%多一点，而日本门诊早期胃癌检出率水平已达30%以上。早期胃癌能获得极好的治疗效果，手术治疗后5年生存率为90%，而晚期癌仅为14%。对高危人群进行筛查是实现胃癌早发现、早诊断和早治疗的有效途径。胃镜检查结合活检是最终的确诊方法。

（3）肠镜用于大肠癌的早期诊断。随着国民经济的快速发展，居民生活水平不断提高，饮食结构发生了明显改变，大肠癌的发病率也在逐年增高，已跃居恶性肿瘤的前5位，成为我国常见的恶性肿瘤之一。

早发现、早诊断和早治疗是提高大肠癌患者生存率的关键。早期大肠癌往往无症状或症状不典型，易与其他肠道疾患相混淆，往往被患者及医生所忽视而延误。大多数大肠癌在临床诊断时已属中、晚期。2006年卫生部疾病控制司委托中国癌症研究基金会在浙江省嘉善县和海宁市建立了大肠癌早诊早治示范基地，采用数量化风险评估问卷调查加粪便隐血试验（FOBT）对40~74岁人群进行初筛，确定高危人群后进行电子肠镜全结直肠检查。2011年在全国12个省（市）建立了14个大肠癌早诊早治项目点，年筛查总人数达到19 000人。在接受筛查的人群中早期大肠癌和癌前病变（大肠腺瘤）的检出率明显提高。

3.2.3 歼灭早期胃肠道癌症的神奇“探测器”

胃镜和肠镜除了可以早期发现胃肠道癌症，还可以用于食管、胃和大肠的早期癌症及癌前病变的治疗。

随着内镜诊治技术的提高和新型内镜设备的不断开发，内镜已从以诊断为主发展到诊断与治疗并重。许多病变通过内镜治疗可以获得与外科手术相当的疗效。食管黏膜内癌的病变不超过黏膜肌层，无淋巴结转移，通过内镜治疗可以治愈。因而，近年来早期食管癌治疗策略已经发生了一些变化。食管癌前病变（原位癌、重度异型增生）和黏膜内癌可以不开刀，采用内镜治疗即可治愈，不仅减少了患者的医疗费用，同时大大提高了患者的生活质量。

内镜治疗方法包括内镜黏膜切除术（EMR）、内镜黏膜剥离术（ESD）、多环黏膜套扎切除术（MBM）、氩离子束凝固术（APC）和光动力学治疗（PDT）等。

内镜治疗的适应证为重度异型增生、原位癌和黏膜内癌。治疗前应了解病变累及深度。除根据内镜所见和活检诊断做出粗略评估外，超声内镜检查可帮助确定病变累及深度。

与早期食管癌的内镜治疗相似，通过内镜治疗早期胃癌和早期大肠癌已得到愈来愈广泛的重视。由于内镜黏膜切除术及内镜黏膜下层剥离术具有创伤小、完全切除率高、并发症发生率低、恢复快、复发率低、患者生活质量高、费用低等优点，目前已经成为早期胃癌和早期大肠癌的首选治疗方法。

3.2.4 照出肺部疾病的“纤支镜”

纤维支气管镜简称纤支镜，它就像神奇的葫芦娃，葫芦娃能够钻进蛇精的身体里将其制服，而纤维支气管镜钻进患者的肺里，查看着患者的肺部情况，必要的时候就用“小手”钳取肺组织做进一步的检查，来确定病变的位置和性质，有时在纤支镜的帮助下甚至可以直接对患者进行治疗。

人的气管和支气管整体看起来就像是一棵落光了叶子的树倒立在人胸部，纤维支气管镜凭借其娇小的身材可进入“树干树枝”，四处查看有无病变。

在肿瘤诊治中，纤支镜是目前国内外诊断肺癌最常用的方法。南京医学院第一附属医院呼吸科曾对604例肺癌患者进行统计分析，得出纤支镜检查对肺癌的诊断率为70.2%。还有研究表明首次纤支镜检查未能给予确诊的疑似肺癌患者，重复接受纤支镜检查并获得肺癌病理学诊断的重检阳性率为74.2%。肺癌就像是“树干”或“树枝”里长了病灶，纤支镜进入“树枝”中，就能够查出各种病变。

当痰中发现癌细胞或可疑癌细胞时，纤支镜是明确诊断的重要方法之一。痰就像是“树枝”里分泌出来的汁液，若这汁液里带有癌细胞或可疑癌细胞，将纤支镜下到“树枝”里检查，观察“树枝”内的微小异常征象，结合活检和刷检技术，能使患者早期确诊，早期治疗。当患者长时间咯血或痰中带血，此时需考虑是不是“树干树枝”出血了。有了纤支镜的帮助，就可以直接查看微小“树枝”内部的情况。必要时还可以进行纤支镜下止血治疗。

3.2.5 内镜微创诊治时代

近年来，一些内镜诊断新技术如内镜窄带成像术（NBI）、放大内镜、共聚焦显微内镜、荧光内镜和治疗新技术如射频消融治疗等已在一些大医院开展，但在高危人群中推广应用还需要做进一步评价。相信随着内镜技术的进步，更多的患者会从中受益。

纤支镜在我国各大中型医院出现已有40余年的历史了，随着纤支镜的发展，一门新兴学科“介入性肺脏病学”逐步进入了大家的视野。以内镜作为介入工具，在人体器官内进行较传统内镜操作更深入的诊断和治疗技术称为介入性肺脏病学技术。这是近10余年间才明确定义的。

像目前开展的经皮介入对肺部肿瘤进行射频消融、放射性粒子置入、氩氦刀冷冻治疗以及经支气管镜肺减容治疗重度肺气肿等，都是这项技术的成果。随着纤支镜的发展，介入性肺脏病学必然会越来越多地在临床医学中应用，这符合医学发展的客观规律。相信在广大医务人员的共同努力下支气管镜微创技术必将迈上新的台阶。

2011年卫生部把高发区农村消化道癌早诊早治项目列为国家医改重大专项。“食管（贲门）癌早诊早治项目”已扩展到全国26个省（市）78个项目点，年筛查人数为157 000人。“胃癌早诊早治项目”目前有3个项目点，年筛查人数为4 500人。“大肠癌早诊早治项目”已扩展到全国12个省（市）14个项目点，年筛查人数为19 000人。对发现患有食管（贲门）、胃和大肠早期癌和癌前病变的患者进行EMR、ESD或MBM治疗，对黏膜下癌和进展期癌患者进行手术切除治疗。这是一项利国利民的民生工程，相信通过该项目的实施，接受筛查的高发人群中食管癌、胃癌和大肠癌死亡率将会下降。通过对癌前病变的内镜治疗，食管癌、胃癌和大肠癌的发病率也会有一定程度的下降。

3.3 病理检查——识别癌症的金标准

肿瘤是多种多样的，有的人得的是这个瘤，有的人得的是那个癌，这是怎么判断出来的呢？医务工作者都知道，肿瘤诊断的金标准是“病理诊断”。

什么是病理诊断？一般来讲，每个县级及县级以上医院都有一个科室叫“病理科”。病理科医生的工作就是病理诊断。

3.3.1 医院病理科的职责

病理科干的工作就是把诊断病理学的理论用于实践中，简单来说，就是进行病理诊断。什么是病理诊断呢？举个例子，假如一个人身上长了个疙瘩，这个疙瘩到底是什么？是不是肿瘤？若是肿瘤的话，是良性的还是恶性的？如果是恶性的，恶性程度怎样？是从什么细胞长出来的？要解答这些问题，需要把这个疙瘩切一块下来，送到病理科，制成蜡块，然后进行切片、染色，放在显微镜下观察，最终由病理医生判断是什么疾病。这个过程，就是病理诊断。

对某一个患者，可能临床医生、超声科医生、影像科医生都有自己的判断，但病理诊断要超越上述所有诊断，成为最终的诊断。其根本的原因在于病理诊断是通过对病变组织器官及其细胞的直接观察做出的。所以病理诊断又称为“最后的审判”，病理医生又被称为“医生的医生”。

肿瘤的种类繁多，现已知的类型超过300种，加上各种亚型则数量更多。由于不同类型的肿瘤，甚至同一类型不同亚型的肿瘤，对人体造成危害的程度往往也不相同，所以，对这些肿瘤的治疗方法也不完全相同。由此可以知道对不同肿瘤准确识别的极端重要性。因此，如果我们把肿瘤视为“妖魔”，病理诊断就是能够明察秋毫的火眼金睛。

3.3.2 活检、穿刺的作用

在医院里，经常听到的一个词就是“活检”。活检的全称是活体组织检查，就是从人的活体上取下组织后进行病理检查和诊断。这是病理诊断最常用的方法。从人体取得组织，采取的方法有很多，包括局部切取、钳取、穿刺及全部切取等方法。如果肿瘤组织较小，且位置表浅，就可以采取切除或摘除的方法来取得组织；如果病变组织位于体腔或较深部位，获取困难，则可以采取穿刺的方法来取得。现在临床有适用于不同目的、部位的穿刺针，在超声或CT的引导下，可以成功地看到并得到目标组织。这种方法对机体的损害较小。随着影像学引导技术的提高，现在体内穿刺活检已经成为病理诊断的一种重要手段，与过去的剖腹、开胸探查等活检技术相比，准确性基本相当，而对患者的伤害则大幅减小；

对于位于胃肠道、呼吸道、泌尿道等内部的病变组织来说，内镜钳取是非常理想的活检方法。内镜就是我们经常听说的胃镜、肠镜、支气管镜、膀胱镜等的总称，现在几乎所有的胃癌、结直肠癌、膀胱癌及部分肺癌都是通过内镜活检确诊的。

3.3.3 “免疫组化”的意义

经常有患者拿着病理报告单来问：“免疫组化是什么意思，为什么要做免疫组化?”免疫组化的全称是“免疫组织化学检查”。它是利用抗原抗体的特异性结合反应来检测和定位组织或细胞中的某种化学物质的一种技术方法。

这么说起来是挺悬乎的，但简单地说，就是利用特殊的方法让在普通显微镜下看不到的蛋白成分“现身”，因为蛋白是比细胞小得多的分子，普通显微镜看不到，但不同细胞表达的蛋白是有差异的，这对一些疾病的诊断和鉴别诊断很重要。举个例子，在患者胃壁内发现一些可疑小细胞，常规方法难以判断这些细胞到底是炎症细胞还是癌细胞。在过去遇到这种情况就没办法了，只有重取活检。但现在免疫组化技术的应用就可以解决这个问题，因为这两种细胞表达的蛋白是不一样的，可以进行两种指标的免疫组化检查，一种检查白细胞共同抗原（LCA），另一种检查细胞角蛋白（CK），看哪种检查呈阳性反应，以供病理医师判断。

现在人们已经发现了数百个可以帮助诊断的免疫组化指标。针对不同的病例，病理医生会选择其中的部分指标进行检测，根据对免疫组化结果的分析，结合常规病理，最终得到一个准确清晰的诊断。

免疫组化技术的出现及广泛应用，极大地推进了病理诊断的进步，已经成为病理诊断中不可缺少的手段。

既然免疫组化这么厉害，那么，什么时候需要进行免疫组化检查呢？主要有以下几种情况：

（1）在常规病理活检中，通常有5%～10%的疑难病例不能明确诊断，此时借助免疫组化检查就可能明确诊断了。

（2）帮助判断细胞类型。不同肿瘤都是从不同细胞发展起来的，但不同的肿瘤细胞有时形态很相近，常规病理显微镜下看不出到底是什么细胞，比如淋巴细胞在普通染色中大小形态都差不多，但实际上包括 T 淋巴细胞、B 淋巴细胞、NK 细胞等，每一种细胞又有多个发育阶段。当你遇到一个淋巴瘤（淋巴细胞发生的肿瘤）的患者时，应该知道到底是哪种细胞在哪个阶段发生了肿瘤，因为不同类型的淋巴瘤治疗方案及预期后果是显著不同的。这时免疫组化就可以发挥作用了，因为不同发育阶段的淋巴细胞表达的蛋白质是不一样的，而这些蛋白质多数都可以用免疫组化的方法显示出来。因此在淋巴瘤的诊断中免疫组化检查是必需的。

（3）判断转移灶起源。一些转移性肿瘤常常缺乏特有的形态学表现，因而无法确定其原发病灶。比如肝脏是癌经常会转移的地方，如果在肝里发现一个腺癌，它到底是肝原发的，还是别的地方转移过来的？如果是转移癌，又是从哪里转移过来的？由于不同器官的细胞可以表达不同的蛋白，可以用免疫组化的方法来检测，因此现在很多时候免疫组化可以在判断肿瘤的原发部位方面大显身手。

（4）帮助制订治疗方案。在一些肿瘤中，某些特定指标与治疗方式有密切关系。比如，对乳腺癌组织应用免疫组化的方法来检测雌激素受体（ER）及孕激素受体（PR），如果是阳性就可以用内分泌治疗。同样可以用免疫组化方法检测乳腺癌 HER2 蛋白，若为强阳性，再进一步采用荧光原位杂交（FISH）检测其是否扩增，如扩增就可以用一种特效药物赫赛汀来治疗。

免疫组化还可以用于其他许多方面，如发现微小转移、判断预后、确定病原等，就不在此一一列举了。因此要是病理医生要求你做免疫组化检查时，要及时配合。

3.3.4 冰冻检查

“冰冻？要把什么冻起来？你开什么玩笑？”在术前医生与患者谈话说到需要做快速冰冻检查时，患者往往会这样反问。

其实病理医生常说的“冰冻检查”的正式名称是“手术中快速活体组织检查”。从名称就可以看出，这个检查是在手术中进行的，所以强调要快，多数要在 30 分钟内完成，而常规的病理检查则需要 2 天左右。在快速活检中需要把组织冰冻起来以便切片，所以又称“冰冻检查”，因为要把组织切成4~6微米的薄片才能在显微镜下看，而组织又很软，所以要冻“硬”了才好切，而常规活检时是把组织先进行次序脱水然后浸入热石蜡当中，由石蜡支撑再进行切片，仅这几步就需要一天时间。

那什么时候需要进行“手术中快速活体组织检查”呢？一般有以下几种情况：

（1）确定病变性质。术前不知道肿瘤是良性还是恶性，等冰冻检查确定良恶性后再决定手术方式及范围。

（2）确定恶性肿瘤的扩散情况。术前已知是恶性肿瘤，但不知肿瘤是否已经侵犯周围组织，淋巴结有无转移。此时进行冰冻检查，就可以解决上述问题。

（3）确定手术切缘有无肿瘤残留。肿瘤的边界用肉眼是看不清的，只有显微镜下观察才准确。通过冰冻检查，可以帮助临床医生判断切除的范围是否足够。比如说近年来很多乳腺癌患者要求仅切除肿块而保留乳房，此时冰冻检查就发挥了巨大的作用。

既然冰冻检查这么好，为什么不把每例标本都进行冰冻检查呢？其中有很多原因，最重要的原因是冰冻检查有一些局限性。由于冰冻制片速度较快，与常规切片相比，其质量较差，从而使冰冻检查有误诊的可能性。加上时间紧张、病史了解欠佳、取材数量有限等原因，使误诊的概率更大。因此冰冻检查的准确率为88.9%~98.9%，平均为95%。也就是说误诊率为5%左右。因此在能够进行常规活检时，就不要进行快速冰冻活检。

3.3.5 癌症分型

上面这句话，是患者经常质问病理医生的话。事实上，在诊断患者患有癌症后，还是要分型的。因为不同类型的癌症治疗方法是不一样的。打个比方，就像孙悟空取经途中遇到的虽然都是妖怪，但消灭黄袍怪的方法与消灭白骨精的方法就不一样。要知道，癌症是所有恶性肿瘤的总称，主要包括癌、肉瘤、淋巴瘤等。这几大类肿瘤又可以细分成几百种，每种治疗方法都不同，预后也千差万别。就拿癌来说吧，不同部位的癌还可以细分为几十种。比如，一个人得了肺癌，如果是小细胞癌，预后是很差的，很容易转移，死亡率很高。治疗上以放、化疗为主，一般不选择手术治疗；如果是细支气管肺泡癌，预后就比较好，转移较少，死亡率低，治疗上以手术治疗为主。大家看一看，不细分类型能行吗？

3.3.6 结束语

诊断是治疗的前提，诊断不清楚，怎么去治疗呢？病理诊断作为诊断的金标准，实在是太重要了。随着医学科学的发展，各种新的理论、技术相继出现，病理诊断的水平也越来越高了。除了刚才给大家介绍的免疫组化技术，当前在病理诊断中还经常应用荧光原位杂交（FISH）、基因测序、流式细胞技术、染色体分析、图像分析技术等。通过有效地应用这些技术，许多过去不能诊断的疾病现在都可以诊断了，而且人们又发现了很多新的疾病。可以说有了病理诊断这个火眼金睛，癌症这个恶魔越来越无处遁形了。

3.4 标志物检查——抓住癌细胞活动的蛛丝马迹

1846 年，Bence－Jones 首先从人的尿中发现一种物质，它可以随温度变化改变凝溶状态，这就是最早报道的肿瘤标志物，后经证实是骨髓瘤患者浆细胞产生的蛋白质，被命名为 B－J 蛋白。B－J 蛋白的发现为肿瘤学开创了肿瘤标志物这一新的领域。

近些年来，随着科学技术的不断发展，一些新工具，如分子探针、单克隆抗体、基因定位、癌基因和抑癌基因测定等的出现，使越来越多的肿瘤标志物被检测并应用于临床。

那么，究竟什么是肿瘤标志物？通俗地讲它就像一个人面部的胎记或其他特征性的标记，通过此特征可以识别张三或李四。科学地讲，肿瘤标志物是指在肿瘤发生和增殖过程中，由肿瘤细胞合成、释放或是人体对癌细胞产生反应而出现的一类物质。这类物质可在细胞、组织或体液中出现，能用化学、免疫和分子生物学等技术进行定性或定量的检测。

不同的肿瘤细胞可以产生不同的标志物，我们可以根据标志物的有无或不同，来大致判断有没有肿瘤、是什么样的肿瘤、肿瘤细胞是从哪里来的，从而帮助我们早期发现肿瘤，鉴别诊断肿瘤。

肿瘤标志物有很多种，大致分为癌胚抗原类、酶类、激素类、糖蛋白类、癌基因类和细胞表面肿瘤抗原类等 6 大类。前 4 类称为血清肿瘤标志物，可以从人外周血清中检测到，后两类称细胞肿瘤标志物，可以从肿瘤细胞中检测到。

临床检测的肿瘤标志物比较多，主要有以下几种：

（1）甲胎蛋白（AFP）。AFP 是胚胎期的功能蛋白，由卵黄囊、胚胎肝产生，人出生后 1 年内降至 20 μg/L 下，约 70% 以上原发性肝细胞癌患者 AFP 逐渐升高，它是原发性肝癌最灵敏、最特异的肿瘤标志物。血清 AFP 测定结果大于 500 μg/L 以上，或含量有不断增高者，应高度警惕。AFP 多用于肝细胞癌和生殖细胞肿瘤的辅助检查，肿瘤患者手术切除后，血清 AFP 会降低，如果发现 AFP 又升高，则考虑肿瘤复发。

（2）癌胚抗原（CEA）。CEA 是胚胎期由小肠、肝脏、胰腺合成的一种酸性糖蛋白，成人血清含量极低。当 CEA 高于 20 μg/L 时，则意味着可能有消化道肿瘤发生。CEA 是广谱的肿瘤标志物，大肠癌、胃癌、胰腺癌、肺癌、乳腺癌、甲状腺髓样癌等患者都可升高。

需要说明的是，糖尿病、非特异性结肠炎等患者及孕妇、吸烟者血清 CEA 也会升高，临床上应注意鉴别。

（3）CA125。CA125 是一种广泛存在于间皮细胞中的糖蛋白，是重要的卵巢癌相关抗原，在非黏液性卵巢癌和上皮细胞性卵巢癌细胞株上表达。它也是一种广谱的肿瘤标志物。在卵巢癌、胰腺癌、肺癌、乳腺癌、肝癌、胃肠道恶性肿瘤、子宫内膜癌等可有不同程度的升高。临床上常用 CA125 对这些肿瘤进行辅助诊断。

另外，CA125 是观察临床疗效的良好指标。CA125 阳性患者在手术、化疗及免疫治疗有效时，其浓度可在 1 周后逐渐降至正常水平。若不能恢复，则提示治疗无效或有残存肿瘤存在。

值得注意的是，女性盆腔炎、子宫内膜异位症、子宫腺肌症、子宫内膜炎、卵巢囊肿、子宫肌瘤、慢性肝炎、肝硬化腹水、胰腺炎、胆囊炎、腹膜炎、肺炎、结核等良性疾病 CA125 浓度也会升高。

（4）CK19。细胞角蛋白（CK）根据相对分子质量和等电点不同可分为 20 种不同类型，其中 CK19 在肺癌诊断中有很大价值，肺鳞癌的敏感性较腺癌高。CK19 与 CEA 联合应用，诊断非小细胞肺癌符合率可达到 78%。CK19 升高主要见于肺鳞癌、食管癌、宫颈癌。在膀胱癌、胃肠道癌、鼻咽癌、卵巢癌也会升高。而肝炎、胰腺炎、肺炎、前列腺增生等良性疾病也可有一定程度的升高。

（5）前列腺特异性抗原（PSA）。PSA 是由前列腺上皮细胞产生的一种大分子糖蛋白，它具有极高的组织器官特异性。正常人血清 PSA <4 μg/L，随年龄增长有增高趋势。异常升高预示有患前列腺癌的可能。以 >4 μg/L 为临界值，早期前列腺癌 63% ~70% 为阳性，总阳性率可达 69% ~92.5%。PSA 是目前诊断前列腺癌最敏感的指标，可用于前列腺癌的诊断、疗效监测及预测复发。

（6）神经原特异性烯醇化酶（NSE）。血清 NSE 是神经内分泌肿瘤的特异性标志，如神经母细胞瘤、甲状腺髓样癌和小细胞肺癌会升高。目前，NSE 已作为小细胞肺癌重要标志物之一。但肺腺癌、大细胞肺癌、神经系统肿瘤患者血清中 NSE 也会升高。

（7）绒毛膜促性腺激素（HCG）。HCG 是胎盘中的糖蛋白激素，怀孕时血、尿中水平升高，正常人血液中只含微量 HCG。绒毛膜上皮癌患者 HCG 显著升高，60% 的睾丸肿瘤患者血液中含量明显升高，在卵巢癌、宫颈癌、子宫内膜癌、乳腺癌、肝癌、肺癌、恶性葡萄胎等患者尿液中 HCG 均可升高。一些良性疾病如子宫内膜异位症、卵巢囊肿、葡萄胎、消化性溃疡、肠炎、肝硬化、肺炎、前列腺增生等患者血液中 HCG 也可升高。

（8）铁蛋白。铁蛋白是一种铁结合蛋白，存在于各种正常组织，但在一些疾病状态下，患者血液铁蛋白浓度增加。在多种癌症患者血液中铁蛋白均有不同程度的增高，肝癌患者的阳性率在 70% 以上，所以可辅助肝癌诊断。但它不是特异的肿瘤标志，在发热、肝炎、肝硬化、阻塞性黄疸、再生障碍性贫血及一些溶血性疾病等时都可能升高。

（9）CA15 -3。由乳腺、胃肠道、子宫、肺等组织中的分泌性上皮细胞产生，正常人排泄物中也可检出。该标志物也是广谱的，没有器官和肿瘤特异性，在乳腺癌、前列腺癌、肝癌、肺癌、卵巢癌和胃肠道癌中指标均有升高，可作为监测乳腺癌患者术后复发的最佳指标。但在乳腺疾病和部分孕妇中 CA15－3 也有升高。

（10）CA19－9。CA19－9 是一种类黏蛋白的糖蛋白成分，正常人血清内 < 37 u/mL，是较可靠的胰腺癌标志，79% 的胰腺癌患者血清中浓度升高。手术切除肿瘤后，CA19－9 浓度会下降，如再上升，则表示有复发可能。异常升高也见于其他肿瘤，如胆管癌、胆囊癌、胃癌、结直肠癌、肝癌、肺癌、乳腺癌等。同时检测 CEA 和 AFP 可进一步提高阳性检测率。少部分良性病变及正常人 CA19－9 浓度也可轻度升高。

（11）鳞状细胞相关抗原（SCC）。SCC 是宫颈癌较好的肿瘤标志物。正常人血清水平 <2 μg/L。异常升高可见于宫颈鳞癌，宫颈腺癌也有升高。肺鳞癌有较高的阳性率，食管鳞癌、口腔鳞癌都会升高。部分肝炎、肝硬化、肺炎、结核病患者血清中 SCC 值有所升高。

近年来，虽然肿瘤标志物在临床上已得到较广泛的应用，但许多肿瘤标志物还不理想，所以寻找理想的肿瘤标志物是肿瘤工作者努力的方向。理想肿瘤标志物的特点：

1）敏感性高，能早期测出所有肿瘤患者。

2）特异性好，能准确鉴别肿瘤/非肿瘤患者。

3）有器官特异性，能对肿瘤定位。

4）血清中浓度与瘤体大小、临床分期相关，可判断预后。

5）半衰期短，能反映肿瘤的动态变化，监测治疗效果、复发和转移。

6）测定方法精密度、准确性高，操作简便，试剂盒价廉。

尽管目前的标志物检测或多或少存在一些不足，但是随着检测技术的发展，方法学的改进，特别是标志物项目的增加，结合各种项目检测的微量变化，经综合评价，必将为人群的肿瘤筛选、临床诊断、预后观察以及肿瘤复发、转移评价带来较有力的证据。

随着相关物理学、病理学、分子生物学、分子遗传学、免疫学、分析化学、生物化学等学科技术的发展，癌症的诊断措施也越来越多，诊断技术越来越深入，诊断水平越来越高。X线检查（包括透视及X线平片）、CT、磁共振、超声、PET－CT等各种影像学检查，就像“照妖镜”一样，能够使深藏体内的癌魔暴露在光天化日之下。胃镜、肠镜、支气管镜、腹腔镜和膀胱镜等内窥镜检查就像洞穴探测器一样，能够深入人体使癌魔无处藏身。标志物检查就像化学感受器，通过“感受”血液中某些肿瘤相关分子的变化，能够发现癌细胞活动的蛛丝马迹。传统的病理检查借助显微放大技术，更能够发现癌细胞的真实面目。免疫组织化学技术的应用不仅使癌症诊断更加准确，而且能够对癌症做进一步分型，帮助制订更有针对性的个体化治疗方案。

4 治疗癌症——驱除或降服癌魔

随着医学科学的不断发展和对肿瘤认识的不断深入，治疗癌症的措施也相应得到改进和增加。目前，传统的手术、放疗及化疗仍为治疗肿瘤的主要手段，其他如生物免疫治疗、中医中药治疗、介入治疗、靶向治疗、姑息治疗等措施也在不断发展和完善，并在治疗中发挥着各自应有的作用。对大多数较早期的局限性肿瘤，手术治疗是首选的也是最有效的治疗方法。手术切除肿瘤不受生物学特性的限制，无潜在的致癌危险，对大部分尚未播散的肿瘤常可达到治愈，同时术后亦可了解肿瘤的正确部位，正确进行分期。

放疗既可以作为根治疗法治疗皮肤癌、鼻咽癌、头颈部肿瘤、乳腺癌、宫颈癌、前列腺癌、视网膜母细胞瘤、精原细胞瘤、霍奇金淋巴瘤等，也可以作为姑息治疗以解除症状、改善病人的生存质量，还可以作为综合治疗的一部分，提高整体治疗效果。

化疗是一种全身性治疗，对已经扩散的肿瘤具有明显优势。化疗可以作为绒毛膜上皮癌、睾丸癌、霍奇金淋巴瘤、急性淋巴细胞性白血病、肾母细胞瘤、神经母细胞瘤、胚胎性横纹肌肉瘤、小细胞型肺癌、卵巢癌、急性粒细胞性白血病等敏感肿瘤的主要治疗手段，也可以作为辅助治疗明显提高手术和放疗的效果。

综合治疗大大提高了临床治愈率。因此，可以说人们在癌症面前已不再束手无策，癌症是可以治愈的。

4.1 外科治疗——大刀向癌魔砍去

人体内长了瘤子，人们首先想到的肯定是“开刀”把它拿下来。手术治疗恶性肿瘤，既历史悠久又青春不老，人类对恶性肿瘤的不少认识得益于外科，许多知识也是随着外科的发展而积累起来的。

大概在3 600多年前，相当于我国夏、商时代，古埃及就开始用手术的办法治疗肿瘤了。东汉神医华佗是我国手术治疗肿瘤的第一人。《三国志·华佗传》中“若病结积在内，针药所不能及，当须刳割者，使饮其麻沸散，需臾便于醉死，无所知，因破取，病若在肠中，使断肠湔洗，缝腹膏摩……”就是对手术治疗肿瘤的描述。

现代肿瘤外科治疗以1809年Mcdowell切除10.2千克的卵巢肿瘤为标志，术后患者生存了30年。

1890年美国医生Halsted创立了乳腺癌的根治手术，提出癌瘤整块切除——将原发肿瘤与所属淋巴结一同切除，使肿瘤的外科治疗迈上了一个新台阶。在此之前，肿瘤手术仅仅是将原发灶或其所在器官切除。Halsted的肿瘤治疗原则目前仍在应用。

近20年来，肿瘤外科进一步发展，除了根治性切除外，更有器官移植、重建和康复手术得到应用。

如今手术仍是实体肿瘤首选的、疗效最可靠的治疗方法，60%以上的癌症患者需外科手术治疗。

4.1.1 肿瘤外科手术的优缺点

现如今，手术、化疗、放疗、生物治疗可谓肿瘤治疗的“四大金刚”，相比之下手术治疗有什么优点呢？首先，恶性肿瘤对手术切除不像对放疗或化疗那样有生物抵抗力，部分早期肿瘤可以通过手术治愈。其次，手术治疗可迅速消除或减少肿瘤，解除肿瘤导致的梗阻、痉挛、出血等，改善患者的一般状况，为其他治疗创造条件。然后，我们还可以对手术切除的组织进一步检查，详细判断肿瘤的类型和发展情况，为综合治疗提供依据。最后，手术治疗对人体不像放疗或化疗那样有潜在的致癌作用。

那么，手术治疗肿瘤有缺点和局限性吗？答案是肯定的，外科手术是治疗恶性肿瘤的重要方法，也是一把双刃剑。切除肿瘤的同时要切除一些正常组织，术后有发生后遗症及功能障碍的可能性，所以手术是具有一定风险性的治疗措施；肿瘤如果超越局部及区域性淋巴结时就难以单靠手术治愈；手术应避免损伤重要生命器官的结构，也使根治性切除受限；不适当的手术也会使死亡率升高。

4.1.2 肿瘤外科预防性手术

外科手术不仅是重要的治癌手段，也是防癌的利器。有些疾病不是癌症，但发展到一定程度，可以引起恶变，应加以预防性切除。比如先天性多发性结肠息肉病，40 岁以后有 50% 的患者发生恶变，70 岁以后几乎全部患者发生恶变，因此，一旦确诊应手术切除，以防止其恶性变。白斑病和位于易受摩擦部位的黑痣均易发生恶变，应采取积极的预防性手术切除；先天性睾丸未降者，常有发展成睾丸癌的可能，一旦确诊应尽早行睾丸复位术。

4.1.3 肿瘤外科手术的原则

肿瘤外科手术不同于一般的外科手术，有一些特殊的原则需要遵守。

第一，术前认真准备和评估的原则。首先，对肿瘤进行手术治疗之前，要进行正确的分期，选择恰当的手术治疗方法，根治性手术只适合早期的患者，对于晚期病例，除非减轻症状的需要，一般不应采取外科治疗。其次，术前还应该考虑到患者的一般情况，如年龄、重要脏器的功能等，患者年龄越大，对手术的耐受性也越低，重要器官的功能不全常使患者难以耐受手术等。最后，仔细评估手术对正常生理功能的扰乱程度、手术的复杂性和死亡率。

第二，“两个最大限度”的原则。手术中应最大限度地切除肿瘤和最大限度地保护正常组织。

第三，无瘤技术和无瘤原则。医源性肿瘤扩散和转移是造成手术失败的一个重要环节，如术前皮肤准备时的摩擦、手术时的挤压、触摸肿瘤等，均可以使肿瘤细胞转移或污染手术创面。因此手术中要注重无瘤原则和无瘤技术，以防止肿瘤细胞扩散和肿瘤细胞的局部种植。

4.1.4 肿瘤外科手术的分类

对肿瘤患者实施外科手术，其目的有两个：一是为了明确诊断，二是为了治疗。从治疗效果来看，又可分为根治性手术、姑息性手术、局部复发的手术及远处转移的手术等。

（1）根治性手术。所谓根治性手术，是指期望对肿瘤彻底切除而言的，并不是经过此种手术之后，肿瘤就“除根”了，再也没有转移和复发的可能了。为了达到治愈肿瘤的目的，要求根治性手术能彻底地切除所有肿瘤细胞以及被浸润的组织。而且，手术进行得越早越好。根治性手术主要适用于早期患者。

（2）姑息性手术。姑息性手术的治疗目的主要是减轻症状，或者改善机体的功能。如减轻疼痛，切除溃疡性癌瘤以减少出血和感染，减轻咳嗽和气喘以改善睡眠，解除窒息和梗阻等。姑息性手术的基本出发点是不增加患者的更多负担和痛苦，延长患者的生命，改善患者的生存质量。这种方式主要适用于肿瘤晚期、范围较大、浸润范围广的患者。临床上常用的姑息性手术有胃或膀胱造瘘术、器官的部分切除术、肠管及胃吻合改道术、神经阻滞术、血管结扎术等。

（3）局部复发的手术。肿瘤术后复发是指手术治疗后肿瘤消失，经过一段时间后，原切除部位和附近再有肿瘤出现。对患者肿瘤复发的治疗还应持积极态度，不要把复发看做是肿瘤恶化的表现而放弃治疗。

（4）淋巴结清除术。肿瘤最常见的转移部位是区域淋巴结，区域性淋巴结的处理，是外科治疗的重要组成部分。为了根治肿瘤，控制和治疗转移，临床上在原发肿瘤切除后或切除的同时，常再加区域性淋巴结清除术。目前，淋巴结清除术分为两类，一是预防性淋巴结清除术（又称选择性淋巴结清除术），二是治疗性淋巴结清除术。预防性淋巴结清除术，是指临床上未能触及区域淋巴结时所做的淋巴结清除术。淋巴结参与肿瘤的免疫作用，肿瘤局部引流区淋巴结中的免疫细胞，对肿瘤细胞的细胞毒作用比其他因素激发产生的免疫细胞大很多。因此认为，当原发灶的早期肿瘤引流区的淋巴结尚未受到侵犯时，切除淋巴结可能反而促进远处转移。预防性区域淋巴结清除术只适用于那些病程已发展到中晚期，确认区域性淋巴结内已经有肿瘤生长，淋巴结对肿瘤已失去免疫作用者。因此，预防性淋巴结清除术，临床上已很少应用。而治疗性淋巴结清除术，在临床上作为常规应用，但并非一定具有阻止转移和免疫作用。

（5）转移性肿瘤的手术治疗。对有些原发灶已控制的单一转移病灶，手术切除可以取得良好的治疗效果。

（6）局部切除术。对一些高龄、早期癌症患者采取癌组织局部切除术，既切除了肿瘤，又不致因手术过大对患者造成危险。近年来局部切除术在老年肿瘤外科治疗中得到了一定程度的应用。

（7）激素依赖性肿瘤的内分泌腺切除术。对某些激素依赖性肿瘤，可以通过相应内分泌腺体的切除起到减少激素分泌，从而抑制肿瘤生长的作用。例如，晚期前列腺癌的双侧睾丸切除术，乳腺癌的卵巢切除术等。

手术后应设法为患者进行重建或康复治疗，使患者外形及功能有改善，生活愉快。例如，乳腺癌根治术后的乳房再造手术，喉癌根治术后的喉重建，全舌切除术后舌再造，上颌窦癌切除术后的面部整形，腹壁和胸壁巨大肿瘤切除术后的修补等。有些由于以往手术或放疗后所致的功能丧失，特别是肢体，可以通过骨或肌肉的移位使功能得以改善。

4.1.5 肿瘤外科发展趋势

将手术作为单一治疗方法的时代已经过去，大多数情况下，外科治疗仅是肿瘤综合治疗中的一个环节，目前肿瘤外科治疗已迈进细胞分子水平，治疗中要兼顾根治与保护器官功能，注重提高生活质量。以快速康复为目标，以损伤控制和微创外科为重要手段是包括肿瘤外科在内的外科治疗的发展趋势。

4.2 毒死癌细胞的化疗

化疗，就是利用有直接杀伤肿瘤细胞作用的药物来治疗肿瘤。化疗药物主要是指细胞毒性药物。药物治疗肿瘤已有悠久历史，但使用化疗药物治疗肿瘤，则始于20世纪40年代。1942年，美国耶鲁大学的学者首先使用氮芥治疗淋巴瘤，从此揭开了现代肿瘤化疗的序幕。

化疗对很多癌症患者来说，是一个既爱又恨、爱恨交加的词语。“爱”是因为化疗确实可以毒死癌细胞，挽救癌症患者宝贵的生命；而“恨”则是因为化疗存在诸多毒副作用，如头晕、恶心、呕吐、脱发、免疫力下降等，往往将患者折磨得生不如死，甚至有些患者因承受不了化疗毒副作用，最终无奈地选择放弃治疗。

那么，化疗到底是救万千癌症患者于水火的“救世主”，还是加速患者病情恶化的“催命符”？且让我们追本溯源，一一道来。

4.2.1 化疗是肿瘤治疗的必杀技

人们一提到肿瘤治疗，马上就会联想到化疗，足见化疗在肿瘤治疗中所发挥的巨大作用。那么，大家一定都很好奇，化疗作为治疗肿瘤的一员猛将，它本身有什么过人的本领？又如何应用于临床呢？

简单地讲，化疗药物主要通过影响细胞的遗传基础，即核酸和 DNA 的结构和/或功能而起作用，使细胞的生长和繁殖受到抑制。如果把肿瘤细胞与人体大部分正常细胞进行比较，肿瘤细胞的增生往往更快，这就是利用化疗能重创肿瘤细胞的基本原理之一。当然，人体内的正常组织和细胞，凡是繁殖旺盛、生长迅速的，它们的核酸代谢也就越活跃，在接触化疗药物时所受到的打击也就越严重。

化疗药物能作用在细胞生长繁殖的不同环节上，抑制或杀灭肿瘤细胞，并且化疗药物进入人体后，随血液循环基本可达到身体的每一个部位（个别器官除外），不论是原发的肿瘤部位还是潜在的转移部位都会有效。因此，化疗是一种全身性治疗手段，这是其他大部分治疗手段所不具备的。

4.2.2 肿瘤化疗效用多多

随着化疗药物种类的逐渐增多，用药方法的不断改进，临床经验的不断积累，其疗效也日益提高，化疗已从以前的姑息性治疗向根治性治疗阶段过渡。

目前，按照化疗在临床中的应用情况，常将化疗分为以下四种：

(1) 敏感肿瘤的最佳选择——根治性化疗。这种治疗针对某些细胞增殖快、对化疗敏感的肿瘤，如某些高度恶性淋巴瘤、小细胞肺癌、睾丸精原细胞瘤、绒毛膜癌等。这些肿瘤的共同特点是：生长迅速、增殖旺盛，因此对化疗药物也敏感，更容易被化疗药物“彻底摧毁”。对这部分肿瘤来说，化疗是其主要治疗手段，开始治疗就要“除恶务尽、斩草除根”，若中途停止，则极有可能使肿瘤卷土重来，前功尽弃，往往会诱发肿瘤耐药，再难彻底控制。因此，治疗原则应是“不治则已，治则必足”。在体质条件允许的情况下，一定要给予足够的巩固化疗，争取痊愈。这里，跟大家分享一个故事。曾经的环法自行车赛“七冠王”阿姆斯特朗就是一名睾丸癌患者，确诊时癌细胞已经扩散到全身，包括脑部和肺部，他接受了系统的全身化疗，最终他不仅活了下来，还重返赛场，创造了一个又一个奇迹。

（2）综合治疗的重要组成部分——辅助化疗和新辅助化疗。顾名思义，所谓辅助化疗，就是在肿瘤治疗中起辅助作用的化疗，是指在有效的局部治疗（手术或放疗）后，针对可能存在的微小转移灶，进行辅助性的化疗，目的是防止复发或转移。例如，骨肉瘤术后辅助化疗能明显改善疗效，有助于部分患者避免截肢。在高危的乳腺癌患者，术后辅助化疗能改善生存率，延长无疾病进展时间。

新辅助化疗，并不是“新的”辅助化疗方案，而是相对于传统的局部治疗后的辅助化疗而言，在局部治疗（手术或放疗）前使用的辅助化疗。新辅助化疗的目的是，希望通过化疗使局部肿瘤体积缩小、肿瘤期别降低，减小手术范围及清除或抑制可能存在的微小转移灶。现已证实，新辅助化疗不但可在乳腺癌、喉癌、骨肉瘤和软组织肉瘤的治疗中发挥作用，减少手术范围及其造成的伤残，而且有大量研究提示，在非小细胞肺癌、食管癌、鼻咽癌及其他头颈肿瘤中，新辅助化疗也有很大的应用潜力。

（3）姑息性化疗。对于晚期或播散性癌症患者，通常缺乏有效的治疗方法，往往一开始就采用全身化疗，但化疗对这类患者的作用是有限的，近期的目标是取得缓解。如一开始采用的一线化疗方案失败，需换用其他的二线、三线化疗方案，常称为补救化疗。在此类情况下，往往要根据患者的体质、肿瘤性质，采取个体化治疗，要“因人而异，因瘤施治”，尽可能带瘤生存，使肿瘤与人体形成一种平衡稳定状态，达到长期生存的目的。

（4）局部化疗。局部化疗包括：

1）胸腔内、心包腔内及腹腔内化疗治疗癌性渗液。

2）通过腰椎穿刺鞘内给药，常用于治疗脑膜白血病或淋巴瘤。

3）动脉插管化疗。如肝动脉插管化疗用于不能手术切除的原发性肝癌及肝转移癌的治疗。颈外动脉分支插管可用于治疗头颈癌及颅内肿瘤。

4）肿瘤内注射。这些局部化疗方式的逐渐兴起，不仅老药新用，提高了肿瘤病灶局部化疗药物浓度，提高了疗效，还减小了肿瘤患者全身用药的剂量，减少了不良反应的发生，是肿瘤化疗一个有前途的发展方向。

4.2.3 正确对待化疗的毒副作用

人体内存在一部分增长迅速的正常细胞，如造血细胞（骨髓）、消化道黏膜（口腔及胃肠黏膜上皮）、毛囊、生殖细胞等。因而，在使用化疗药物控制肿瘤的同时，也会导致这些正常组织和细胞受到化疗药物的细胞毒损害，这样势必会在杀伤肿瘤细胞的同时，在一定程度上对自身的正常细胞造成损伤，导致“敌我不分”“杀敌一万，自损三千”，使肿瘤患者出现白细胞减少、抵抗力下降、恶心、呕吐、脱发，甚至导致不孕、“第二肿瘤”的发生。

为什么化疗会产生各种毒副作用呢？究其原因，无外乎下面两个：

一是化疗药物本身的缺陷。化疗药物尚不具备“精准定位、高效杀敌”的特性，在杀死增生活跃的癌细胞同时，也必定会伤害同样增生活跃的造血细胞（骨髓）、消化道黏膜（口腔及胃肠黏膜上皮）、毛囊、生殖细胞等。

二是追求化疗效果、增加化疗药物剂量的结果。对药物敏感的肿瘤，与化疗效果直接相关的因素就是化疗药物剂量及强度，化疗剂量强度愈大，疗效也愈高，随之而来的就是毒副作用的增加。因此化疗毒副作用就成为限制化疗效果的瓶颈。

在临床实践中，确实存在少数盲目追求化疗效果导致毒副作用增大的过度治疗现象。正是这些不够规范的过度治疗，让许多肿瘤患者谈“化疗”而色变，宁可放弃治疗等死，也不愿遭罪，甚至在坊间还流传着“肿瘤患者都是让化疗治死的”等偏激言论。

那么，真实情况又是如何呢？如何正确对待并防治化疗的毒副作用呢？

大量的临床实践表明，化疗药物的毒副作用既不是每种药物都有，也不是每个患者必定都会发生。根据患者肿瘤性质、病期及体质不同，确定不同的化疗目标，选择适合的化疗方案，这种“量体裁衣”式的治疗方案，将药物剂量限定于适当范围之内，结合化疗辅助药物如止吐、保肝、解毒、抗过敏、升高白细胞等药物的应用，大多安全无虞。并且在治疗过程中，医生还会根据患者的化疗反应及效果，个体化地再做调整，使以后的治疗能更顺利、更有效地进行。特别是近十余年来，肿瘤临床治疗上增添了不少新的辅助药物，可有效地减轻甚至消除某些肿瘤化疗的毒副作用，并且为进一步提高肿瘤化疗的疗效创造了条件，肿瘤患者可以在更好的生活质量情况下接受化疗。

化疗是一柄双刃剑，如果掌握不好，会给患者带来危险。因此，一定要规范地进行化疗，要由专科医生制订合理的化疗方案并在有资质的医疗机构实施。在合理实施化疗的情况下，化疗的毒副损伤大多是暂时的，且随着化疗的结束，过一段时间绝大部分患者能够很好地恢复，头发掉了会再长出来，体质虚弱会再强壮起来，如同散文家朱自清所写的“燕子去了，有再来的时候，杨柳枯了，有再青的时候，桃花谢了，有再开的时候”，呈现在你面前的只是短暂的表面现象，“风物长宜放眼量”，暂时的体质下降是为了更长的生存期，更高水平的生活质量。

那么，是不是“生命不息、化疗不止”呢？也并非如此。尤其是随着抗瘤效应独特、毒副作用较轻的基因靶向治疗、抗血管生成剂等新药的出现，肝癌、肺癌、胃肠道癌等肿瘤的疗效大大改善，现代治疗也越来越倾向于“以化疗压制肿瘤快速生长、用新药维持长期稳定”的模式，“快药快用、慢药慢用”，优势互补、相得益彰，以获得最大的抗瘤效果、最小的毒副作用和最好的生活质量。化疗也不是无限制地做下去，都有一定的期限和方案，比如患者开始治疗的时候用什么样的药物，之后如果复发，再用什么样的药物，临床上叫做一线治疗、二线治疗。每次使用什么药物都有严格的规范，所以治疗要选择合适的患者，严格掌握化疗适应证。

4.2.4 化疗是一门艺术

在民间一直流行着各种关于癌症化疗的错误“传说”，临床实践中也经常发现癌症患者及其家属对化疗的认识存在一些误解，在此有必要予以澄清。

误解一：“手术万能，癌症病灶一切了之，无需化疗”说。持该观点者认为切除癌肿即病愈，不需要做化疗。很多患者及其家属不了解癌症具有转移性和侵袭性的特点，认为手术切除癌症就算治好了，盲目无知的乐观往往会贻误患者的最佳治疗时机。其实，癌症治疗要讲究“标本兼治”，即手术切除后要给予适当化疗、内分泌治疗、免疫治疗及中医治疗等。

误解二：“化疗万恶，不能化疗”说。持该观点者认为“得了癌症不能化疗，化疗会使人垮得更早、更快”，认为化疗毒副作用太大、花费太高，会导致“头发掉光、钱花光、人死光”的可怕结局。总之认为化疗不能做，不愿接受治疗而任由癌症发展。

其实，早在20世纪80年代，医学界就进行了数千例的临床研究，讨论一个很关键的问题：究竟是化疗还是最佳营养支持治疗能为癌症患者带来更多益处。研究最终得出结论：有效化疗+营养支持治疗比单纯营养支持治疗效果更好，患者生存期更长，患者的生活质量也更高。这些研究告诉我们，治疗癌症单靠“扶正”是绝对不行的，必须同时施行“祛邪”治疗。当然，大多数化疗药物是“双刃剑”，杀伤癌细胞的同时也会伤害正常细胞。如使用不当，确实会使人“垮得早，死得快”。可喜的是，针对化疗的各种毒副作用，目前已有很多药物能够预防和缓解，而且绝大多数肿瘤内科医生均已熟练掌握了预防和处理化疗毒副作用的技术。总之，化疗既是一门医术，更是一门艺术，一门需要医患携手、讲究战略与战术、注重宏观与微观的艺术。癌症患者及其家属知道的相关知识越多，心中就越有底，对治疗的配合就会越主动，效果往往越好。

总之，就现状而言，尽管有生物免疫治疗、分子靶向治疗等新的肿瘤治疗手段不断涌现，尽管化疗也确实存在诸多毒副作用、对部分肿瘤疗效不佳且疗效好者也容易耐药等状况，但不可否认的事实是，化疗目前仍是大部分肿瘤治疗的中坚力量和基本手段，是遏制肿瘤进展的中流砥柱。

随着科技的发展，目前已逐渐形成“治愈肿瘤—延长生存—带瘤生存—慢性疾病”的肿瘤治疗模式，此模式倡导正确有序地运用现有的治疗手段实施个体化治疗，规范化治疗，以提高常见肿瘤治愈率。近年来，作为肿瘤主要治疗手段的化疗，其疗效已进入平台期，而肿瘤分子生物学研究越来越深入，其多靶点多环节信号通路的逐渐阐明，使得分子靶向治疗药物如雨后春笋般涌现，且取得了极其良好的治疗效果，化疗联合分子靶向治疗已成为肿瘤多学科治疗的新趋势。

未来，研发抗癌新药，克服耐药基因，增大剂量强度，加强辅助治疗，检测标志物预测化疗反应，筛选最适合的化疗人群，多学科联合实施“量体裁衣”式的个体化、规范化治疗，有望使肿瘤化疗进入一个全新的时代！

4.3 抗击癌魔的无形之剑——放疗

1945 年的夏天，日本法西斯已经成为强弩之末，8 月 6 日，日本广岛上空突然出现一道强光，紧接着就是猛烈的爆炸，蘑菇云腾空而起，遮天蔽日。爆炸的高温和冲击波瞬间将广岛夷为平地，人员死伤无数。这一切正是第三次工业革命的产物——原子弹造成的。相比爆炸引起的伤亡，随后出现的核辐射、核沾染导致的人员死伤数量远远超过前者。普通人第一次见识了放射线的巨大毁灭效果。

然而放射线是无辜的，它所发挥的作用根据掌握的人不同而有天壤之别。其实放射线在被用于战争之前，早已被医生用来治疗疾病了。所以说放射线是一把无形的双刃剑，既能杀人，也能救人。那么，我们来看看人类如何利用放射线治疗肿瘤，造福人类。

放射线是不稳定元素衰变时，从原子核中放射出来的具有一定穿透性的粒子束，包括 α 射线、β 射线、γ 射线、X 射线及质子束、中子束等。从宇宙诞生之日起，宇宙中很多星体都在不停地向外喷吐着放射线，我们周围的环境中蕴含的各种放射性同位素也在不停地衰变，同时辐射出各种放射线。虽然放射线无处不在，但它们都不是肉眼可见的物质，受科学技术条件的限制，人们真正发现放射线的踪迹则是近代的事情。

4.3.1 初试锋芒——放疗在临床的初步应用

放疗是放射治疗的简称，就是采用各种不同能量的射线照射肿瘤，以抑制和杀灭癌细胞的一种治疗方法。放疗可单独使用，也可与手术、化疗等配合，作为综合治疗的一部分，可以提高癌症的治愈率。继伦琴发现了 X 射线之后，人们是如何认识到放射线能够治疗肿瘤呢？

19 世纪末，人类发现 X 射线后，紧接着对放射线进行了深入的研究。人们发现了放射线的一些特殊本领，即穿透性、感光性、电离性等。它首先被用于临床诊断，如拍摄骨骼、肺部的照片等。1899 年，居里夫妇从沥青矿中首次提炼出天然放射性元素镭。由于当时对放射损伤及防护一无所知，一名研究人员超量接触放射线而发生了手部皮肤放射性癌。几年后该例患者因癌症转移致死，成为首例放射线致死性损伤病例。

自此发现放射线具有致癌作用，也就是说放射线能够使正常的生物细胞发生癌变。我们现在知道，肿瘤是生物体正常细胞在致癌因素作用下，基因发生突变，使细胞永生化并无限制地增殖产生的。放射线是重要的物理性致癌因素，它损伤了细胞中的 DNA，使正常细胞基因突变，因而诞生了我们机体细胞中的“变种异形”。虽然基因发生了突变，但肿瘤细胞也是有 DNA 链的生命细胞。放射线既然可以破坏正常细胞的 DNA，那么同理也应该能够杀伤肿瘤细胞。20 世纪初，人类开始探索放射线用于肿瘤的临床治疗，并在以后的时期使得这一技术不断得到改进和发展。

随着科技的进步，放射线的发生方式、治疗方式越来越多样化，在临床的应用范围也在逐步扩大。继 X 射线之后，越来越多的放射线种类（如钴 -60γ 射线、质子束、中子束等）先后加入放疗医生的“兵器谱”中，不同的射线在治疗肿瘤的过程中各有优缺点，如何扬长避短地选择“兵器”也是放疗医生需要谨慎对待的重要问题。但毫无疑问，放疗方式的多样化使肿瘤治疗的选择空间越来越大了。

4.3.2 宝剑锋从磨砺出——放疗的快速发展时期

20世纪后半叶至今，第四次科技浪潮席卷全球。信息、微电子、计算机技术、医学影像学技术的发展日新月异，同时人们对放射生物学、放射物理学的认识也愈加深入，种种新理论、新技术也被迅速应用于肿瘤放疗，放疗技术突飞猛进。近半个世纪以来，肿瘤治疗方式传统的“三剑客”（手术、放疗、化疗）中，放疗已经成为技术含量最高、涉及理论最广的一项专门学科。

随着新理论和新技术的不断引入，放疗技术经历了从平面到立体、由粗放到精细的发展历程。初期的放疗技术均在二维平面上实施，类似于“地毯式轰炸”，射线所过之处，不分良恶，通路上的肿瘤组织和正常组织均受到了无差别的照射。在杀灭肿瘤细胞的同时，正常组织也遭到连带损伤。所以二维放疗的毒副反应较重，并且肿瘤区的放疗剂量无法得到进一步提高。

1951年，瑞典神经外科医生提出了立体定向放射外科的概念。根据这一理论，1968年世界首台颅脑γ刀研制成功。1996年，瑞典研制成功世界首台颅脑X刀。立体定向放射外科的技术逐步引入了放疗的概念，创建了立体定向放疗技术。目前这一技术使肿瘤的定位和治疗达到了相当精确的水平，已被广泛应用于恶性肿瘤的治疗，尤其在颅内肿瘤领域更发挥了不可替代的治疗作用。

20世纪50年代初期，日本出现了适形放疗的概念，并在1965年提出用多叶准直器的方法实现适形放疗，即当时所谓的“原体照射”。20世纪70年代，瑞典学者进一步提出了适形调强放疗。

γ刀、X刀、适形调强放疗也称精确放疗，其采用精确的固定、精确的定位、精确的治疗计划、精确的照射方法，在三维水平上进行三维适形或适形调强放疗，可使高剂量区的剂量分布形状在三维水平上与肿瘤靶区形状一致，靶区内剂量强度可调，目的是在减少或不增加正常组织损伤的前提下增加肿瘤的照射剂量，从而提高局部疗效并减少毒副反应。

想象一下我们小时候都玩过的凸透镜，它聚焦太阳光后的温度足以引燃纸屑，而稍稍偏离焦点的位置温度却不高。我们也可以把精确放疗的过程理解为“多角度的射线聚焦照射”过程，它可在肿瘤区内部给予高剂量照射的同时，使肿瘤区域以外受到的照射却很少。当然真正的精确放疗过程相当复杂，需要完善的设备支持，更需要放疗医生、技师的密切配合才能完成治疗任务。相比二维放疗的“地毯式轰炸”，三维精确放疗则更类似于“精确制导武器”，能够定点清除肿瘤病灶，同时最大限度地保护了周围正常组织。正因为精确放疗具有如此巨大的优势，目前已经成为临床上主流的放疗方式。

4.3.3 放疗在恶性肿瘤治疗中的地位

1999年，世界卫生组织的一份报告表明，有45%的恶性肿瘤可以治愈，其中手术治愈占22%，放疗治愈占18%，化疗治愈占5%。2008年研究结果提示有55%的恶性肿瘤可以治愈，其中手术治愈是25%（增加2%），放疗治愈是23%（增加5%），化疗治愈是7%（增加2%）。结果显示在肿瘤的三大治疗手段中放疗治愈恶性肿瘤的重要性成长最快，这一结果显然出乎很多人的意料。

《三国演义》里有一则精彩的故事：刘、关、张三人在虎牢关前战吕布，三人单打独斗皆非吕布的对手，唯有三人协作车轮大战才与其战个平手。在肿瘤治疗中，也有着非常相似的情形，传统三大治疗手段（手术、放疗、化疗）恰似虎牢关前的关羽、张飞、刘备，吕布自然可被视作肿瘤。单一治疗手段的疗效不尽如人意，大多数时候需要三者联合使用才能收到最佳的治疗效果。如果把手术治疗比作关羽，而放疗正是其中的猛张飞，放射线就是他手中的无影丈八蛇矛。放疗对于治疗肿瘤的贡献率已经可以比肩手术治疗，所以在很多肿瘤专科医院，放疗科已经成为最大的专业科室之一。

据统计，目前在美国每年约有60%的癌症患者在治疗的全过程或某一阶段接受过放疗，包括根治性放疗、姑息性放疗或与化疗、手术联合的综合治疗。放疗的适应证也几乎包含了全身上下各处可能出现的肿瘤。

适合单纯放疗的肿瘤有早中期鼻咽癌、早中期颌窦癌、早期舌癌、早期喉癌、颈段和中段食管癌、早期宫颈癌、早期霍奇金病和早期前列腺癌等。

适合放疗联合手术的肿瘤有早中期颅内肿瘤、中晚期头颈部肿瘤、早期甲状腺癌、食管下段癌、早中期胃癌、早中期肺癌、恶性胸腺瘤、中期宫颈癌、早中期直肠癌、早中期肛管癌、精原细胞瘤和一些软组织肿瘤等。

适合放疗联合化疗的肿瘤有各期的小细胞肺癌、中晚期霍奇金病、各期恶性淋巴瘤和大部分晚期的恶性肿瘤。

有些腺癌、恶性混合瘤如乳腺癌、甲状腺癌、胃癌、结肠癌、直肠癌、肝癌及腮腺混合瘤等，虽不能首选放疗，多以手术治疗为主，但有时在术前或术后也须配合放疗。

虽然放疗已经走过了一百多年的历程，在肿瘤治疗中发挥着不可替代的作用，但大多数人对放疗仍然比较陌生，而经历或见识过放疗的患者朋友都会对放疗有一个全新的认识，对于放疗设备之复杂精密、相关人员分工之细、放疗流程之繁复细致，无不叹为观止！在任何一家医院里，放疗设备也往往是最为昂贵、最为娇气的“法宝”。在肿瘤患者的眼中，放疗学科似乎更像一个浑身塞满了高科技零件的“变形金刚”或“钢铁侠”。然而，科学技术的进步终归要以人为本，我们反对唯技术论，放疗技术的任何进步都应以“提高治疗效果、减轻患者痛苦”为宗旨。我们坚信，放疗一定能够帮助越来越多的肿瘤患者恢复健康！

4.4 肿瘤绿色疗法——生物免疫治疗

4.4.1 诺贝尔医学奖与生物免疫治疗的故事

2011 年 10 月 3 日，诺贝尔医学奖揭晓，来自加拿大的科学家斯坦曼因在免疫学领域的杰出成就，与另外两名科学家共同分享这一医学界最高殊荣。斯坦曼在其中所做的贡献就是发现了免疫系统中一种非常重要的免疫细胞“树突状细胞（DC）”，并在系统研究了这种细胞在免疫反应中的作用基础上，成功研发出了治疗肿瘤的新方法“生物免疫疗法”。

斯坦曼是美国洛克菲勒大学免疫学教授，2007 年不幸身患晚期胰腺癌，为了与这一号称“癌王”的疾病做斗争，他应用自己研发制备的以 DC 为基础的生物免疫疗法，为自己治疗胰腺癌，顽强地与癌症抗争了 4 年。诺贝尔医学奖的颁发，既是对斯坦曼工作的肯定，也是对免疫治疗临床疗效的肯定。

看了这则消息，有很多人会问：什么是生物免疫治疗？它怎么会有如此神奇的功效呢？

4.4.2 生物免疫治疗

在阐明这个问题之前，我们首先来了解一下有关免疫的知识。免疫系统是人体的防御体系，通俗来讲，就是免疫系统能够识别哪些东西是自己的，哪些东西不是自己的，是自己的东西加以保留，外来的东西是要破坏掉的。完整的免疫系统，是由免疫器官、免疫细胞和免疫活性物质共同组成的。

那么，免疫系统究竟有何功能呢？大量的医学研究证明，免疫系统有三大功能。

（1）免疫防御。就是人体抵御病原体及其毒性产物侵犯，使人免患感染性疾病。

（2）免疫自稳。人体组织细胞时刻不停地新陈代谢，随时有大量新生细胞代替衰老和受损伤的细胞。免疫系统能及时地把衰老和死亡的细胞识别出来，并把它从体内清除出去，从而保持人体的稳定。

（3）免疫监视。免疫系统具有识别、杀伤并及时清除体内突变细胞，防止肿瘤发生的功能。

人体对自身细胞一般不产生排异，对体内的癌细胞也会耐受。癌细胞会在体内搞许多“小动作”，导致体内免疫细胞功能降低，失去抗癌功能。准确识别肿瘤、有效杀死肿瘤是治疗肿瘤的关键，生物免疫治疗就是针对肿瘤细胞的特有成分设计的一种相对特异性的治疗方法。

广义上来讲，靶向治疗、基因治疗、疫苗治疗、免疫细胞治疗均属于生物免疫治疗范畴。狭义上讲，生物免疫治疗指的是单纯免疫细胞治疗，其中以细胞因子诱导的杀伤细胞（CIK）、树突状细胞（DC）及 DC－CIK 结合应用最为广泛。它提取患者体内不成熟的免疫细胞，在实验室中进行培养后，再回输到患者体内。这些经过培养后的免疫细胞数量增多、识别肿瘤细胞的能力增强，从而获得了更强的杀伤肿瘤细胞的能力。医学家们将这些经过培养后的免疫细胞形象地描述为“细胞导弹”，表明免疫细胞治疗具有特异的靶向性。

近年来，生物免疫治疗策略在如火如荼地发展，主要包括细胞免疫治疗和非细胞免疫治疗。

4.4.3 细胞免疫治疗

细胞免疫治疗是生物免疫治疗的主力军，目前已广泛应用于临床。常见的细胞免疫治疗主要有下面几种。

（1）LAK 细胞免疫治疗。LAK 细胞即淋巴因子激活的杀伤细胞。将外周血淋巴细胞在体外培养，经淋巴因子白介素 - 2（IL - 2）激活 3 ~ 5 天即扩增为具有广谱抗瘤作用的杀伤细胞。LAK 细胞有广谱抗瘤作用。1984 年首次应用 IL - 2 与 LAK 细胞协同治疗 25 例肾细胞癌、黑色素瘤、肺癌、结肠癌等肿瘤患者。其中 11 例肿瘤缩小超过 50%，1 例黑色素瘤完全消退。1988 年该研究组总结了 IL - 2 与 LAK 细胞协同治疗 222 例肿瘤患者的情况，其中 16 例患者肿瘤转移灶完全消退，26 例患者肿瘤消退 50% 以上，该疗法对转移性肾细胞癌、黑色素瘤、结肠癌和非霍奇金淋巴瘤患者的疗效较显著。有报道，乳腺癌、膀胱癌局部应用 IL - 2 进行治疗也获得明显疗效。

但是，LAK 细胞必须和大剂量 IL - 2 同时应用才能发挥好的效果，而大剂量 IL - 2 在治疗过程中可出现毛细血管渗漏综合征这一严重毒副作用，引起胸腹腔积液、肺间质水肿和充血性心力衰竭等危险，因此限制了其在临床上的大规模应用。

（2）TIL 细胞免疫治疗。TIL 细胞即肿瘤浸润淋巴细胞的简称。TIL 细胞免疫治疗是从手术切下的肿瘤组织、肿瘤引流淋巴结、癌性胸腹水中获得淋巴细胞，经加 IL - 2 培养后再回输给患者的一种疗法。该疗法具有高效、特异、毒副作用小等优点。TIL 细胞的抗肿瘤效果是 LAK 细胞的 50 ~ 100 倍。回输的 TIL 细胞在血液及肿瘤中可以存留达 2 个月之久，因此它有着巨大的潜在治疗价值。

曾有报道，应用 TIL 细胞免疫治疗 14 例转移性肺癌等晚期肿瘤患者，其中 4 例肿瘤缩小 50% 以上，毒副作用明显低于 LAK 细胞免疫治疗。

但是，在实际临床工作中，由于 TIL 细胞较难获得扩增，目前没能在临床获得广泛应用。

（3）NK 细胞免疫治疗。NK 细胞也称自然杀伤细胞。它是一种具有直接杀伤靶细胞效应的特殊的淋巴细胞系，具有抗肿瘤、抗感染、免疫调节功能，且表现为速发效应，被称为是“人体抵抗癌细胞和病毒感染的第一道防线”。

（4）CIK细胞免疫治疗。CIK细胞即细胞因子诱导的杀伤细胞。CIK细胞增殖能力强，杀瘤谱广，是目前应用最为广泛的免疫细胞。CIK细胞能借助于其细胞表面特异性受体去捕捉肿瘤细胞，而不会对正常细胞产生反应。也就是说该细胞对肿瘤细胞的识别能力很强，如同“细胞导弹”，能精确“点射”肿瘤细胞，不会伤及“无辜”的正常细胞。CIK细胞免疫治疗对手术后或放化疗后患者效果显著，能消除残留的微小转移病灶，防止癌细胞扩散和复发，提高机体免疫力。CIK细胞联合化疗、放疗、靶向治疗药物或者单抗能进一步增强抗肿瘤效果。因此CIK细胞免疫治疗被认为是新一代细胞免疫治疗的首选方案。

（5）DC细胞免疫治疗。树突状细胞（DC）是体内捕捉肿瘤细胞的“侦察兵”，其主要功能就是把肿瘤信息传递给T淋巴细胞，激活T淋巴细胞，启动强大的特异性抗肿瘤细胞免疫。

（6）DC－CIK细胞免疫治疗。对DC－CIK细胞免疫治疗，有人形象地比喻为“雷达”＋“导弹”。其中DC细胞就像“雷达”，能识别抗原，激活免疫应答；CIK细胞就像“导弹”，能通过发挥自身细胞毒性，分泌细胞因子，精确杀伤肿瘤细胞。“雷达”＋“导弹”产生了一个高效和谐的免疫体系，经专项实验室诱导、增殖、活化后，再回输到患者体内，可以显著抵制肿瘤细胞的生长、增殖，帮助机体恢复同肿瘤细胞做斗争的能力，最大限度地调动人体免疫功能，全方位防止复发和转移，明显改善患者的生活质量，有效延长生存期。

4.4.4 非细胞免疫治疗

目前，临床常用的非细胞免疫制剂有干扰素、白细胞介素－2、集落刺激因子、卡介苗、胸腺肽等。

（1）干扰素。干扰素能够抑制肿瘤病毒的繁殖，从而收到防治肿瘤的效果；干扰素可抑制肿瘤细胞的分裂，增强NK细胞对肿瘤细胞的杀伤，促进巨噬细胞的杀瘤作用。临床实践证明，干扰素对血液系统、泌尿系统、脑部肿瘤有较好的疗效，特别是对毛细胞白血病，缓解率达80%～90%。

（2）白细胞介素－2。白细胞介素－2可强有力地促进T淋巴细胞的生长和转化，诱导和促进多种细胞毒细胞的活性，如 NK 细胞、细胞毒淋巴细胞、LAK 细胞等，活化巨噬细胞，增强其杀伤活性。目前，白细胞介素 -2 已广泛用于临床。

（3）集落刺激因子。集落刺激因子是一种能刺激和促进粒细胞-单核细胞增殖的糖蛋白。在肿瘤治疗中集落刺激因子主要起支持作用。它可减轻放疗和化疗引起的骨髓抑制，刺激和增强抗癌效应细胞的产生和功能。

（4）卡介苗。卡介苗可增强细胞免疫和体液免疫的功能，增强巨噬细胞的吞噬能力，促进白细胞介素 -1 的产生，诱导干扰素、肿瘤坏死因子、淋巴毒素的产生，还可激活补体参与抗癌过程。临床上已试用于恶性黑色素瘤、白血病、头颈部癌、消化系统癌、呼吸系统癌、泌尿系统癌、乳腺癌等的治疗。

（5）胸腺肽。具有促进 T 淋巴细胞成熟，诱导不同的 T 淋巴细胞亚群等免疫调节作用。临床试验表明，胸腺肽可提高患者的细胞免疫功能，延长某些癌症患者的生存期。

4.4.5 生物免疫治疗的优势和特点

优势一，绿色安全，有效延长患者生命。生物免疫治疗采用的是患者自身的细胞，在体外培养后输入患者自己体内，故不会造成免疫排斥，并无任何毒副作用；可直接杀死癌细胞，控制肿瘤的发展及转移，延长患者生命，提高患者生存质量。

优势二，减轻放化疗毒副作用，巩固疗效。放疗时运用生物免疫治疗，可提高放疗效果，减少放疗毒副作用，减轻身体相关症状，提升患者的生活质量，促进机体的免疫功能重建；化疗中同时使用生物免疫治疗能增强机体对化疗药物的敏感性，提高化疗的效果，明显减轻化疗药物的毒副作用，有效提升患者的免疫功能。

优势三，可实现带瘤生存。由于生物免疫治疗的指导思想是提高患者本身的抗癌能力，故从根本上节制了肿瘤的生长，可使肿瘤与机体维持一个平衡的对抗状态，大大延长了患者的生存期。

传统的手术、放疗和化疗，经过几十年的发展到达一定的高度后，未再显现出新的优势，特别是在单一细胞水平上均没有抗肿瘤特异性。因此，利用它们来达到根治肿瘤的目的，或者说根除患者体内的每一个肿瘤细胞，无论从理论上还是技术上来说都是难以实现的，而残余的每一个肿瘤细胞通常是肿瘤复发的根源。并且，经过传统方法治疗之后的肿瘤残留灶常会对再次放化疗产生抗性。

在使用正确的免疫治疗后，通过对免疫系统的修复甚至重建，可以清除传统方法无法彻底清除的残存肿瘤细胞，能够在单一细胞水平上发挥杀瘤效应。同时，它具有很高的特异性，能够特异性杀伤肿瘤细胞，而对正常细胞不造成伤害，因此具有毒副作用小这一显著优点。这也是现有的唯一在理论上成立、在技术上可行的彻底根治肿瘤的方法。

4.4.6 生物免疫治疗的现状评价及前瞻

治疗肿瘤和解除病痛，对于患者来说，其实后者更重要。因此，在肿瘤治疗中，应该从患者的角度考虑，坚持以人为本的临床治疗原则，做到“痛苦最小化，效果最大化”，这就是绿色治疗的核心意义。生物治疗可以修复和增强患者自身的免疫系统，使患者体质越来越好，这是控制清除肿瘤，提高患者生活质量的基础。

目前手术、放疗和化疗仍然是肿瘤治疗的主要方式，这些治疗主要是通过外因的作用达到治疗目的，而作为肿瘤第四种治疗模式的生物治疗则是通过充分调动内因起作用。理想的治疗方法应该是合理利用外因，充分利用内因。传统治疗和细胞免疫治疗可以收到互补效果。

从理论上讲，生物免疫治疗可以说是非常理想的疗法。然而从实际应用来看，这种疗法还存在很大局限性。比如说，除在少数病例可见到肿瘤缩小以外，大多数患者的治疗效果较难评定。另外，生物免疫疗法的费用相对较高，这在一定程度上也限制了它的应用。

不过，随着相关医学科学技术的不断发展，我们有理由相信，生物免疫治疗必将愈来愈完善，并在肿瘤治疗中发挥巨大作用。

4.5 癌魔的介入治疗

现代影像学技术的发展，使得临床医生的“视野”得到了更远、更细微的延伸。影像检查已经成为当代医生日常诊疗工作中必不可少的第三只“眼睛”。

介入治疗就是在现代先进的影像学设备（X 线、CT、DSA、磁共振成像、超声）引导下，利用微创技术，对疾病进行诊断和治疗的一个手段。这项新技术以现代影像技术为基础，融合外科技术和内科疗法形成了微创性诊疗技术，并与内外科共同构成了临床医学三大诊疗体系。

我国介入放射学的创始人林贵教授最早对肝癌肝动脉化疗栓塞术进行了报道。之后的 30 余年，介入放射学在中国遍地开花，争芳斗艳，成为一门融医学影像学和临床治疗学于一体的新兴边缘学科，涉及人体消化、呼吸、骨科、泌尿、神经、血管等多个系统疾病的诊断和治疗。

介入治疗按照技术方法分为经血管途径介入治疗和经非血管途径介入治疗两大类，其中肿瘤介入诊断与治疗是研究最多、开展最早、内容最丰富、发展最快的一部分，介入微创治疗正在成为 21 世纪肿瘤治疗的主流技术之一。

血管途径介入疗法主要是针对肿瘤的供血动脉，或将抗癌药物注射到肿瘤区，直接杀癌，或栓塞肿瘤供血动脉，阻断肿瘤的营养供应，使肿瘤体积缩小，或施行双介入，将抗癌药物和栓塞剂有机结合在一起注入靶动脉，既阻断供血，同时药物停留于肿瘤区，起到局部化疗、杀死肿瘤组织的作用。

恶性肿瘤非血管途径介入治疗是在医学影像设备如 X 线、CT、B 超、磁共振成像的引导下，利用各种器械，对肿瘤进行诊断和治疗。主要包括管腔扩张和内支架成形术、经皮穿刺瘤内注药术、经皮多电极射频/微波消融术、氩氦冷冻消融术、放射性粒子植入术等。

那么，相对于传统的外科手术，介入治疗有哪些优点呢？

第一，介入治疗无需开刀，一般只需要局部麻醉而非全身麻醉，从而降低了危险性。

第二，损伤小、恢复快、效果好，对身体的干扰不大，在最大程度上保护正常器官。

第三，对于目前尚无根治方法的恶性肿瘤，介入治疗能够尽量把药物局限在病变部位，从而减少对身体和其他器官的毒副作用。

正由于以上诸多优点，许多介入治疗方法成为某些疾病（例如肝癌、肺癌、腰椎间盘突出症、动脉瘤、血管畸形、子宫肌瘤等）最主要的治疗方法之一。

4.5.1 介入治疗在肿瘤治疗方面的应用

（1）肿瘤血管靶向灌注化疗栓塞。我们知道，大多数抗癌化学药物都是浓度依赖性药物，即肿瘤局部化学药物浓度越高其疗效也越好，浓度越低，不管作用时间多长都将无效。临床上一些对化疗不敏感的肿瘤，实际上因为是肿瘤的局部化疗药物浓度没有达到，或无法以常规方法（口服、静脉输液）达到有效浓度。

若将导管插入肿瘤局部的供养动脉，直接向肿瘤区灌注化疗药物，可使得局部化疗药物的浓度提高近百倍。就像打仗一样，局部投入超过正常几百倍的兵力进行作战，势必形成优势兵力，成功的概率会更大。这里需提到一个常识：化疗药物的疗效与浓度呈指数倍增的正比关系，即局部药物浓度提高 2 倍，其疗效将提高 $2\times2=4$ 倍，而局部药物浓度提高 20 倍，其疗效将提高 $20\times20=400$ 倍。超选择性动脉插管局部灌注化疗药物，可显著提高肿瘤治疗效果，使得原来不敏感的肿瘤变得敏感。

“兵马未动，粮草先行”，可见后勤供应在战争中的地位。在与肿瘤的抗争中，又何尝不是这样呢？在经动脉灌注高浓度化疗药物的第一波攻击后，如果进一步经导管注入栓塞微粒，阻断肿瘤滋养血管，切断肿瘤的“粮草”，那么肿瘤将因缺血遭受第二轮打击，肿瘤细胞必将大量坏死。

另外，介入治疗不仅应用于恶性肿瘤，对于良性肿瘤行肿瘤滋养栓塞可以完全达到与外科手术相媲美的效果，比如子宫肌瘤栓塞治疗可以完全消灭肌瘤，保全子宫、保留生育功能，可以避免外科子宫全切术给女性患者所带来的不良后果。

（2）肿瘤非血管途径介入治疗。近 10 余年来，肿瘤非血管途径介入治疗蓬勃发展，正在逐渐成为肿瘤根治性治疗方法之一。它配合血管内介入治疗能够发挥 1 + 1 > 2 的效果。

射频和微波消融属于热消融术，利用局部产生的高温将肿瘤“烧死”；氩氦刀属于冷消融范畴，利用局部针尖产生的极端低下的温度（ −140 ℃）将肿瘤细胞“冻死”；酒精消融属于物理性消融术，利用酒精在组织内弥散使得局部肿瘤蛋白凝固性坏死；放射性粒子植入术利用放射性粒子持续产生的 γ 射线和 X 射线直接摧毁肿瘤细胞的 DNA 结构，导致组织细胞死亡。

无论是射频消融、微波消融、酒精消融，还是氩氦刀冷冻消融，抑或放射性粒子植入术，都是直接穿刺的靶向治疗范畴。它们就像“导弹”一样，在影像学精确导航下直抵肿瘤中心，对肿瘤进行物理性、化学性或生物性的毁损，直接将肿瘤摧毁，破坏肿瘤复发或残留的温床。

另外，介入治疗在处理肿瘤并发症方面也发挥着无可替代的作用。比如肺癌出现上腔静脉压迫综合征，可行上腔静脉支架置入术；针对纵隔内肿瘤压迫气管导致的患者呼吸困难，可行气管支架置入术；针对食管恶性肿瘤致患者吞咽困难，可行食管支架置入术；对胆道癌、胰腺癌或肝门肿瘤压迫胆管，可以行胆管内支架置入术等。

4.5.2　介入治疗的地位

介入治疗在现代肿瘤的综合治疗中发挥着极其重要的作用。当患者因化疗药物毒性过大而无法耐受化疗时，当反复放、化疗后病灶仍进展时，当患者对常规静脉化疗不敏感，化疗后肿瘤仍进展时，当患者无法进行根治性外科手术治疗时，均可考虑肿瘤滋养动脉内局部灌注高浓度药物，它在杀死癌细胞的同时能降低肿瘤分期，有利于进一步选择外科根治性手术。所有影像学上能看得见的病灶，都可以考虑局部介入治疗联合全身性治疗，以取得更好的治疗效果。

实质上，肿瘤介入治疗是常规肿瘤放化疗的有益补充，甚至在某些方面超越了常规治疗。

4.5.3　介入治疗的未来

肿瘤介入治疗的发展历史才 30 余年，但它的出现使得肿瘤微创治疗焕发了青春，正在逐渐成为肿瘤治疗的主流技术。全国各地也在不停举办介入治疗的学习班，其目的就是推广介入知识，让越来越多的医生和患者能够了解、认可、应用介入治疗。

介入治疗是个高科技依赖性交叉学科，伴随着现代医学的不断发展，介入治疗的器械正发生着日新月异的变化，新的技术层出不穷，这必将为介入的未来提供更丰富和更全面的技术支持。21世纪是微创的世纪，而以“靶向性、可重复、疗效高、见效快、并发症低、多宗技术联合应用、简单易行”为特点的介入治疗，必将发展成为肿瘤微创治疗的主流技术之一。

4.6 积极有益的姑息治疗

众所周知，早期癌症通过根治性疗法是可以治愈的。然而遗憾的是，临床上诊治的绝大多数癌症均属中晚期，其中有不少癌症一开始就失去了根治的机会。针对这些晚期和临终患者，医生只有通过姑息治疗来缓解患者的痛苦。

姑息治疗的理念是：尊重生命，对生命受到严重威胁的癌症患者进行积极全面的医疗照顾；承认生命是一个过程，死亡是生命的终点；主张既不加速死亡，也不延缓死亡；既反对放弃治疗，也反对过度治疗。

20世纪80年代，世界卫生组织将肿瘤防控工作中“肿瘤预防、早期诊断、早期治疗”的三项任务，改为“肿瘤预防、早期诊断、综合治疗、姑息治疗”的四项任务。世界卫生组织特别将姑息治疗列入解决癌症问题的四个重点工作之一，足见姑息治疗在癌症治疗中的重要作用。

4.6.1 姑息治疗在困难和曲折中前进

近代姑息治疗的理念始于西方，1940年英国医生开始尝试用止痛药治疗患者，给予人道主义的医疗照护，取得了较好的医疗效果和社会效应。1964年，英国建立了世界上第一个临终关怀医院，将传统医学与现代医疗相结合来治疗晚期患者（主要是晚期癌症患者），此后世界各国纷纷效仿。1982年开始，世界卫生组织开始在全世界推广癌症三阶梯止痛原则，推动各国对癌症综合治疗中提高患者生活质量的认识。2005年10月8日，在“临终关怀之声”与世界各地的临终关怀和姑息治疗学会的联合倡导下，国际上设立了第一个世界临终关怀及姑息治疗日，呼唤社会各界对癌症患者的姑息治疗和临终关怀给予理解和支持。

相对而言，我国癌症姑息治疗事业起步较晚，已逝的著名肿瘤学家、安徽省肿瘤医院李同度教授，1985年在国内首次提出“晚期癌症患者收治是个社会问题”，并于1987年自筹资金，筹建了安徽肿瘤康复医院，重点收治晚期癌症患者，推广癌症姑息治疗理念。随后，上海、北京、广州、天津等地也纷纷响应，成立了终末期癌症患者关怀治疗机构。在肿瘤学家李同度教授、孙燕教授、管忠震教授等的帮助和努力下，1994年8月，中国抗癌协会癌症康复与姑息治疗专业委员会正式成立。随后，辽宁、海南、安徽、湖北、广东、北京、上海、重庆、山西、河南等地，也相继成立了癌症康复姑息治疗专业委员会及癌症止痛委员会。从此，我国姑息医学事业有了蓬勃的发展。香港李嘉诚先生自1998年开始，在中国内地陆续建立32个宁养院，使家庭困难的癌痛患者在家就能得到免费的止痛治疗，开辟了家居服务的新途径，树立了人文关怀和慈善事业的样板。

4.6.2　实施积极有益的姑息治疗

实施姑息治疗要坚持整体观念、全程管理、科学决策、人文服务的原则。简单来讲，就是不要仅治疗“肿瘤”这个病，而是要治疗患上肿瘤的“人”。

首先，要有整体观念。进行姑息治疗，要有与其他肿瘤治疗手段相结合的整体观念。手术、化疗、放疗等“以病为本”，主要针对肿瘤本身，不可避免会带来并发症或副作用。对于临床上的晚期肿瘤患者，这些“以病为本”的治疗手段并不能使之达到治愈，也不一定能延长生存期。此时医患双方应权衡利弊，坚持“以人为本”的整体观念，以改善生活质量为首要目的来决定治疗策略。

在整体观念方面，有中国特色的中西医结合肿瘤姑息治疗值得肯定。它以个体化的综合治疗模式为指导，科学融入祖国医学整体观念及辨证论治理念，整合中西医方法控制疼痛及其他症状。中医扶正，西医祛邪，整体调节，维持身体的阴阳平衡和脏器功能。如化疗中可能会出现严重的恶心、呕吐及腹泻，中医药可以减轻这些不良反应，使化疗能够顺利进行。还有一些患者有严重的内科疾病，他们对化疗毒性的承受能力比较低，在这样的情况下，一些中药的辅助治疗能够起到帮助作用。

在整体观念方面，还有一个需要特别强调的重点对象，就是老年肿瘤患者。如果肿瘤患者是老年人，并且有严重的糖尿病、高血压、冠心病或者中风后遗症等较严重的合并症，他们的治疗与单纯患有肿瘤的患者相比，在总的治疗原则上有很大不同。对老年患者治疗方案的选择应充分考虑风险和受益，并对患者伴随疾病给予恰当、必要的治疗，这就需要多学科合作，需要肿瘤科、心内科、神经内科、内分泌科、呼吸科等方面的专科医师，进行多学科合作的团队综合治疗。

其次，要坚持全程管理。姑息治疗应尽早地用于癌症治疗的早期，并贯穿肿瘤治疗的全过程。在肿瘤治疗的第一阶段：患者的一般情况较好，刚刚开始治疗，抗癌治疗应与姑息治疗相结合。在肿瘤治疗的第二阶段：抗癌治疗可能不再获益，应以姑息治疗为主。在肿瘤治疗的第三阶段：癌症患者预期生存时间仅有几周甚至几天，处于癌症终末期，应为其提供临终关怀及善终服务。

医患双方应共同努力，保障姑息治疗贯穿于癌症治疗全过程，癌症患者及其家属尽早建立姑息治疗概念，可使抗癌治疗合理、受益。例如，缓解疼痛和其他令人痛苦的症状，应越早越好，最好与肿瘤治疗同步进行。癌症患者面临的痛苦很多，主要有疼痛、恶心、呕吐、呼吸困难、食欲不振、伤口溃疡、腹胀、水肿、便秘、失眠等。这些痛苦有的与疾病有关，有的与治疗相关。临床实践证明，治疗开始就对这些痛苦症状及时控制，患者获益更大，医患双方应共同关注。“得了肿瘤就会痛”的观点要不得，通过科学规范用药，75%～80%的癌痛患者可以缓解疼痛。口服药物无法止痛的患者，医生还可以根据疼痛部位、疼痛性质、疼痛程度、肿瘤病情而设计个体化治疗方案，如配合化疗、放疗、手术、椎管内和脑室内注药技术、神经阻滞技术、患者自控镇痛技术、皮下埋藏植入泵技术等。

第三，要坚持科学决策。所谓科学决策，就是决策一定要规范化。让我们以癌痛的规范化治疗为例，来解释什么是科学决策。疼痛是一种令人不快的感觉和情绪上的感受，急性疼痛是一种症状，慢性疼痛是一种疾病。疼痛致使患者吃不下、睡不好，情绪低落，进而可能导致肿瘤复发。疼痛是恶性循环，癌痛引发的孤独、焦虑、忧郁、恐惧和绝望，会使有些晚期癌症患者想自杀或者安乐死。疼痛应记入癌症患者的生命体征记录单，医生应当充分利用自己的医学知识，尽快为癌痛患者解除疼痛。但部分患者对吗啡持有恐惧心态，怕上瘾，其实不必这样恐惧吗啡。初期的疼痛若不及时治疗，将会在相应的中枢神经系统形成一个永久性的反馈，即使引起疼痛的肿瘤已经切除，还是会提示患者患病部位还在疼痛。

患者及其家属应该明白，止痛治疗是不会加重病情的，止痛治疗是癌痛患者的首选治疗。我们不能想象，一个痛不欲生的癌痛患者怎么能够平静地接受放化疗和其他治疗。只有疼痛控制了，感觉舒适了，患者才有条件得到充分的抗癌治疗。医生都有这样的经验：一个得到充分止痛的癌症患者，病情发展往往较慢。世界卫生组织所提倡的疼痛“三阶梯”治疗，是根据癌痛的轻、中、重三种程度，把治疗分成三个阶段，对其分别采取不同的用药方案进行治疗。目前，国际公认的癌症止痛首选药物是阿片类制剂。但是由于种种原因，我国是世界上对麻醉药品使用管理最严格的国家之一；也是100多个有统计的国家中，麻醉药品人均使用量最低，用药结构最不合理的几个国家之一；有些医生在患者需要用强效阿片类药物时也不敢开处方，怕负责任，因而无作为，少作为。但近年来，在社会各界的共同努力下，我国医用吗啡消耗量从1984年的4千克已增加到2010年的971千克。

第四，要坚持人文服务。所谓人文服务，就是决策一定要个体化、人性化。罹患癌症可以说是人一生中所遇到的最重大的创伤性经历之一，患者往往认为这个世界对自己太不公正了。但经过最初的震惊和质疑后，他们就会接受现实，并希望有人能帮他们寻找生命中的意义。晚期癌症患者更是如此，躯体和精神的双重折磨使得他们在心理、社会、人际关系等方面产生不同程度的变化。要关注癌症患者及其家属的心理社会问题。很多家属在患者住院期间，面对亲人死亡的巨大阴影，难以逾越心理的障碍，不停地在治疗和不治疗之间摇摆。香港中文大学对乳腺癌和肺癌患者进行有关情绪困扰的研究，发现分别有近40%及30.6%受访患者有抑郁及焦虑的倾向。

不管世界各国的社会发展、宗教背景、医院体制及对死亡的看法有何差异，都有一个不容否认的事实，就是全人类都一致希望能够在无痛苦、安详的气氛下结束自己的生命，能够在与病痛斗争的岁月中过得更充实、更有尊严。死亡是每个人迟早要面对的必经历程，有生必有死。随着社会的发展和人们对生存质量的关注，越来越多的人愿意接受临终关怀这种完整照顾的特殊服务。人们提倡优生，重视优活，却忽视优死。死亡教育可使人们客观地面对死亡，有意识地提高人生之旅最后阶段的生命质量，以坦然无憾的心情告别人生。

晚期癌症患者的姑息治疗中，首先要有效控制疼痛等症状，让患者的身体舒适；来自亲人、朋友及社会的关心可使患者感觉生活有价值、有信心与勇气，进而协助患者发现自己的责任、使命与价值，找到生命的意义，从而有力量面对一切苦难甚至死亡，积极乐观地生活。这种躯体、心灵的全面照顾，让患者达到身心平安，能明显提高患者的生活质量。

癌症不仅摧残患者的身心，也扰乱了家庭的正常生活，尤其在临终阶段，日夜护理患者的家属，每天目睹患者忍受病痛折磨，患者的不良情绪常常也发泄在家属身上，家属常出现抑郁、焦虑、躯体症状和睡眠障碍。可设立心理咨询室对患者及其家属开展心理辅导，使家属从容面对各种压力；也可让他们了解一些心理学的知识，更好地为患者提供心理帮助和安抚。美国的一位临终关怀专家认为“人在临死前精神上的痛苦远远大于肉体”。因此，在患者临终时，最重要的是给予其心灵上的关怀，让他们感受到人间真情，平静安详地度过生命最后的旅程。

4.6.3 实施姑息治疗的表现和态度

现代癌症姑息治疗起源于肿瘤学。过去，公众及学者针对肿瘤领域的兴趣主要集中在根治性治疗，而对于终末期肿瘤患者，大多采取忽视的态度，更有甚者干脆放弃这部分患者。对于晚期癌症患者，医患双方似乎都希望治愈所有患者，然而事与愿违，大部分患者的治疗以失败告终。发起于20世纪40年代的姑息治疗，以关注病情复杂的晚期、终末期癌症患者为出发点，逐步发展成为肿瘤综合治疗的重要内容之一。

尽管医学已经取得了明显的进展，带瘤生存率有所增加，但是成人肿瘤的治愈率并未显著提高，最多也就是50%，这就意味着有一半以上的肿瘤患者需要姑息治疗。肿瘤患者的姑息治疗是肿瘤治疗的重要部分，尤其对于晚期患者来说可能是唯一的治疗措施。对于进展性和晚期患者，姑息治疗虽不能治愈疾病，但能有效地缓解痛苦，维持和改善生理功能，提高生活质量。姑息治疗的目的必须是缓解痛苦，提高生活质量，而不是拯救患者死亡。医生有责任尽可能地减少危险性，但不可能完全消除危险。我们应当认识到最终的悲剧不是死亡，而是丧失尊严和个性。

我们希望，肿瘤患者应遵循这样的治疗过程：第一步，在多学科综合性肿瘤治疗中心，进行全面评估、正确诊断；第二步，进行多学科联合、规范化、个体化的综合治疗；第三步，患者疾病稳定，制订好后续治疗计划，在基层医院进行定期随访检查、注射某些毒性不太强的化疗药物或处理某些基本症状。对于肿瘤患者，尤其是终末期癌症患者，更应注重在医疗中加入人文关怀。只有解决了患者的躯体痛苦和精神痛苦，才能提高患者生存质量。以往，患者及其家属常认为使用止痛药易上瘾，故不愿使用此类药物，但大量的循证医学研究发现医用成瘾率为0.03%，加上慢性癌痛主要用缓释制剂及临床监控，发生率会更低。作为医护人员，应教育患者及其家属，纠正陈旧的观念和错误认识。减轻患者症状，解决患者困难，抚平患者的精神痛苦，是每个医护人员的责任，也是全社会的共同责任。

4.7 顾全大局的中医中药治疗

中医对肿瘤认识已久，对肿瘤的发生发展有独到的见解，临床治疗实践中也收到了一定的效果。在近代，借助于先进的科学技术，以及随着与西医结合的深入，中医对肿瘤的认识不断加深，中医中药治疗肿瘤的地位也逐渐被肯定。多年的临床实践证明，中医治疗肿瘤有以下优点：①整体观念强，能增强机体全身的内在抗癌机制；②作用温和，毒副作用小；③能弥补其他治疗方法的不足，减少放、化疗毒副作用；④无痛苦或痛苦较小，患者易接受。

4.7.1 中医治疗肿瘤的法则

在广大群众中，早就有“急病看西医，慢病找郎中”的传统认识。治“有形”之瘤，固非中医中药之所长，但对预防尚未“成形”之瘤的发生，以及瘤切除后的复发，中医中药则可跃居主角之位，有其广阔的用武之地。

在与恶性肿瘤做斗争的漫长岁月中，中医学形成了较为系统的肿瘤病因、病机、施治法则等方面的理论，历代医家治疗肿瘤不外乎“坚者消之，留者攻之，结者散之，损者益之”四法。

中医学对肿瘤病因的认识主要分为内因和外因两个方面，外因为六淫邪气，内因为七情刺激和正气不足。在致病因素的作用下，机体阴阳失调，脏腑功能障碍，经络阻塞，气血运行不畅，气滞血瘀、湿聚、痰凝、邪毒等因素，互相交结而导致肿瘤的发生。中医治疗肿瘤讲究辨证施治，根据不同的病证，采取不同的治疗法则。

经过几代人的努力，当今中医对恶性肿瘤的治疗有了新的发展与创新，在古人的基础上，在临床实践中不断总结、归纳，结合现代中医的理论，建立了大家公认的治疗恶性肿瘤十大法则。

（1）健脾理气法。健脾理气法在恶性肿瘤治疗中有重要地位。中医认为“脾胃为后天之本，气血生化之源”，人体五脏六腑的营养和生命活动的持续全依赖于脾胃的运化。脾虚水谷不运可生痰湿，脾虚失摄血液外溢可成瘀，脾气升举无力可致气机升降失调，气滞痰凝血瘀，日久形成肿块，恶化为肿瘤。正如《诸病源候论》所说：“凡脾胃不足，虚弱失调之人，多有积聚之病。”

（2）益气养阴法。“邪之所凑，其气必虚”。正气是人体内重要的抗病物质，祖国医学认为正气虚损是恶性肿瘤发病的内在因素。尤其是中晚期肿瘤患者，正气阴液日渐亏耗，虚实夹杂，且大部分患者经历过手术或放、化疗等攻伐，表现为神疲乏力，纳差，午后低热，口干咽燥，自汗盗汗，舌红苔薄脉细，一派气阴两虚之象。因此，益气养阴法是中医治疗恶性肿瘤的过程中比较常用的治疗方法。

（3）养血补虚法。明代申斗垣《外科启玄》明确指出：“癌发，四十岁以上，血亏气衰。”表明肿瘤的发生与体内气血的亏虚有关。气血的亏虚不仅使机体的抗病能力下降，邪毒容易侵袭机体；而且也可导致体内一些病理产物生成，痰浊血瘀内生，日久蕴毒形成癌瘤。当肿瘤形成发展以后，耗气伤血，则又进一步加重了患者气血亏虚的状态。因此养血补虚的治疗方法在肿瘤的治疗中得到广泛应用。它可以改善机体内环境的平衡，增强患者免疫功能，已成为中医抗肿瘤的一大特色。

（4）补肾培本法。中医认为“肾为先天之本”，“肾藏精，主生长发育”。恶性肿瘤的发生与机体的正气虚弱，正不胜邪密切相关。特别是肾气亏虚，肾精不足，使机体抗病能力下降，导致大量病理产物在体内聚集进而形成肿瘤。补肾培本法可以增强人体正气，使正胜邪退，从而抑制了肿瘤的进一步发展。本法在肿瘤治疗中应用较为广泛，而且收效颇佳。

（5）清热解毒法。中医认为热毒是恶性肿瘤的主要病因病理之一。清热解毒法作为治疗肿瘤的一种方法在临床上已被广泛采用。本法具有泻火解毒、清热散结的作用，可以清除邪热、消散癌毒，治疗各种肿瘤热毒壅盛的表现。现代医学研究表明清热解毒法具抗炎、杀菌、退热、排毒及增强机体免疫等作用。

（6）软坚散结法。肿瘤多为有形之肿块，表现为坚硬如石，固定不移，痛有定处，疼痛拒按，中医称肿块为“癥积”“岩”。软坚散结，顾名思义即软其坚硬、消散其结。软坚散结药物可使肿块先软化，然后逐渐消散，其抗肿瘤作用主要在于直接杀伤癌细胞等。

（7）活血化瘀法。活血化瘀法是中医治疗肿瘤的基本法则之一。有临床研究表明，活血化瘀方法作为直接祛邪的手段，可直接或间接杀灭肿瘤细胞，改善肿瘤患者血液高凝状态和微循环障碍，提高免疫功能，对放化疗具有增效减毒、逆转多药耐药等作用。但也有研究发现其有促进肿瘤复发、转移的不利影响。因此，活血化瘀法在肿瘤治疗中的应用存在着争议。临床应用必须严格掌握指征，有血瘀方能奏效。

（8）化痰祛湿法。痰湿是人体内病理产物，其形成后又会反过来阻滞气机，妨碍水液正常运行。许多肿瘤是因痰凝湿聚引起的，运用化痰祛湿法清除痰湿，不仅可减轻症状，而且能使一些肿瘤得到控制。

（9）通腑攻下法。“腑以通为用”，通腑攻下法是针对恶性肿瘤的腑实之证所采用的治法，为中医治疗恶性肿瘤开辟了一个新的途径。但应用此法时必须具有使用攻下的适应证。凡中医辨证属邪实而正气不虚者，或邪实而正气虚尚可承受攻下者方可运用该法治疗。

（10）以毒攻毒法。以毒攻毒法是指用某些有毒性的药物治疗肿瘤。但有毒中药的有效剂量和中毒剂量很接近，“玉石俱焚”的做法并不可取，临床应用要慎之又慎，以防中毒。本法通常是在患者体质尚好、尚可耐受攻伐的情况下选择较安全的剂量运用。

以上十大法则，可以归结为扶正培本与攻邪抑瘤两大类，已成为目前中医治疗恶性肿瘤的主要法则。

4.7.2 中医药在治疗恶性肿瘤中的作用

近些年来，中医药防治肿瘤的临床和研究工作不断取得突破性进展，得到了国内外广泛的重视。中医药在治疗恶性肿瘤方面有较好的效果，可以明显提高疗效和延长患者生存时间。主要表现在以下几个方面：

（1）防止和减少肿瘤的发生。中医药防止和减少肿瘤的发生主要体现在“治未病”方面。中医认为恶性肿瘤的发生是一种人体与环境、人体内部五脏六腑之间失衡的状态，脏腑功能失调，经络气血运行不畅，正气受阻，邪气滋生，久之则癌毒内生。因此，在肿瘤尚未发生之前，针对可能导致肿瘤的各种内外因素加以防范，可使得脏腑阴阳协调，从而降低肿瘤的发生率。主要体现在调节生活方式方面，包括调整饮食起居、调畅情志、补养正气、防邪侵袭等方面。

（2）减轻放化疗的毒副作用。放化疗的毒副作用表现为消化道反应、骨髓抑制、肝肾毒性、心脏毒性、皮肤损伤等。临床应用健脾理气、降逆和胃之法可有效地减轻化疗所致恶心、呕吐、腹胀等消化道副作用；应用补气养血之法可有效治疗放化疗所致骨髓抑制；应用滋阴疏肝理气、利尿通淋之法可有效治疗化疗所致肝肾毒性；应用养心复脉之法可有效减轻化疗所致心脏毒性；应用生肌玉红膏可治疗放疗所致皮肤损伤，应用二黄煎可治疗化疗药外渗。近年来的一些临床和实验研究也证实了以上观点。

（3）提高放化疗的疗效。中医药配合全身化疗或者介入化疗及放疗，可以提高恶性肿瘤的缓解率，这些可能与中医药增加了机体对以上治疗手段的敏感性有关，具体机制还有待进一步研究。

（4）减少肿瘤术后复发和转移。近年来，关于肿瘤术后复发转移的主要机制的研究主要集中在表皮生长因子受体及其信号转导通路方面，而通过研究中药活性成分与表皮生长因子受体及其信号转导通路的关系，发现很多中药如山慈姑、露蜂房等能抑制表皮生长因子受体活性，干预及阻断其信号转导。此外，有些中药还可能与诱导白介素-2的产生并促进其活性、诱导肿瘤细胞凋亡、促进抑癌基因和癌转移抑制基因的水平等密切相关。

4.7.3 中医药治疗恶性肿瘤的优势

（1）中医药治疗肿瘤有“多靶”作用。西药治疗肿瘤，单药多，作用单一，每一种药物都有其具体的作用。如化疗药只能杀伤癌细胞，增强免疫力的药物只能提高免疫功能。而中药则具有多种功效。如研究发现有些能够增强免疫功能的药物同时也能够杀伤癌细胞，尤其是中药复方或复方制剂更能体现这一优势。同一个治则、药方往往具有多个作用点和多种治疗效应。

（2）中医药能够诱导细胞分化。诱导肿瘤细胞向正常细胞分化作为一种潜在治疗措施逐渐受到重视，研究证实一些中药具有诱导肿瘤细胞分化的作用。如中药巴豆具有较显著的诱导白血病细胞向正常分化的作用，砷制剂已成功应用于早幼粒细胞白血病的治疗。

中医药能够促进细胞凋亡。细胞凋亡又称细胞程序性死亡，它不仅在细胞的发育、分化、生长、成熟、死亡中起着重要作用，而且在肿瘤的发生、生长、成熟、细胞损伤反应、信息传递、抗肿瘤药物治疗等方面具有重要的意义。研究发现，中医药能够诱导肿瘤细胞凋亡，这可能与中药中的某些有效成分能阻滞肿瘤细胞增殖周期、影响癌基因和抑癌基因的表达、抑制端粒酶活性、影响细胞凋亡信号传导有关。

（3）中药毒副作用小。众所周知，放、化疗有众多毒副作用，甚至有时候不得不因此中断治疗，大大降低了患者的生存质量和疗效，而且往往给患者带来巨大的经济负担。而中医药治疗采用辨证论治处方用药，作用温和，一般没有或有较小副作用，相对经济实惠，可长期应用。

综上所述，中医药在治疗恶性肿瘤方面发挥着举足轻重的作用，我们应该认真学习中医药知识，真正领悟其“整体观念”和“辨证论治”精神，继续将其发扬光大，为广大肿瘤患者带来更大的福音。同时，我们也应该清楚地认识到中医药在治疗肿瘤方面的不足，充分利用现代医学及实验科学的发展，取长补短，中西医优势互补，使中医药治疗恶性肿瘤迈上一个新的台阶。

4.8 有的放矢的肿瘤分子靶向治疗

有一位北京患者患了肺癌，经过知名专家的手术切除、术后规范放疗和进口药物的联合化疗后，不到2年还是复发转移了，并且再次化疗宣告无效。在无助绝望的情况下，这位患者通过朋友得到一条消息，一种国外进口的、专门治疗肺癌的口服药物正在国内几家大医院做临床试验，这种药物只需要每天口服一片，就有可能很好地控制住肺癌的发展。抱着试试看的态度，这位患者参加了这个临床试验，服药仅仅一个月后，肿瘤竟然奇迹般地消退了，三个月后，这位患者甚至可以正常工作了。

这位肺癌患者用的究竟是何种药物？为什么这种药物可以让一个绝望的人重新获得新生？为什么这种药物竟然可以让一个晚期癌症患者像正常人一样工作、生活？给这位肺癌患者带来希望的就是分子靶向治疗药物“吉非替尼”。这位患者接受的这种治疗，正是接下来我们要讨论的肿瘤分子靶向治疗。

进入21世纪来，科技的进步为广大肿瘤患者带来了新的希望。相比20年前，现如今的肿瘤治疗手段可谓有了质的飞跃，化疗药物的更新换代，靶向药物的异军突起，为临床医生提供越来越多的抗肿瘤武器。特别是近5年来，肿瘤治疗领域的知识更新速度更是惊人，用“一日千里”来形容一点儿也不过分。新理念、新知识、新药物、新技术，层出不穷。从事肿瘤防治工作的医务人员，需要花费大量的时间和精力来学习和消化这些新知识，才能为患者选择最新最好的治疗药物，提供最规范最合理的治疗方案，更好地服务于肿瘤患者。毫无疑问，在众多的肿瘤治疗新进展中，肿瘤分子靶向治疗是近年来最热门最受关注的领域之一。现在就让我们全面浏览这些新型的抗击肿瘤的精准武器吧！

4.8.1 分子靶向治疗的含义

所谓肿瘤分子靶向治疗，通俗地讲就是“打靶治疗”，就是有针对性地瞄准一个靶位进行治疗。这个靶位可能是某种癌细胞，也可能是针对癌细胞赖以生存的某个蛋白、某个分子。严格而言，靶向治疗是精确治疗的另一种提法。普通的化疗药物在杀伤肿瘤的同时，对人体正常的组织结构和生理代谢也产生很多负面影响。靶向治疗是最新的生物技术研究成果，它针对肿瘤的特殊“受体”，将药物主要集中到肿瘤上，在提高对肿瘤的杀伤力的同时，大大减少了由化疗药物造成的毒副反应。

如果把化疗比喻成铺天盖地、敌我不分的普通炸弹，靶向治疗就好比有的放矢、定向选择、专门针对肿瘤细胞“斩杀”的精确制导导弹。它通过基因制导，将所有需要消灭的癌细胞视为“靶子”，采用专门瞄准该“靶子”的导弹进行攻击，精确寻找并杀死癌细胞，而不影响或很少影响正常细胞的生存。

如果把癌症的治疗比喻为一场现代战争，分子靶向治疗就像巡航导弹一样，能自动寻敌、精确定位、杀灭癌细胞；分子靶向治疗也像精确钻地炸弹，能定向阻断癌细胞的增殖转移信号传导，破坏癌细胞的代谢；“兵马未动，粮草先行”，分子靶向治疗还像现代战争中的节点打击，能阻止肿瘤新生血管的生成，截断肿瘤细胞“后援给养”，“饿”死癌细胞。

我们说肿瘤分子靶向药物神奇，是相对于传统化疗而言的。与分子靶向药物的“打靶”治疗相比，传统化疗可理解为“枪打出头鸟”，主要是针对生长迅速、代谢旺盛的癌细胞。

人体是复杂的，除了癌细胞外，人体内的某些正常细胞，如消化道黏膜上皮细胞、造血细胞、毛囊细胞等，生长繁殖也较快。这样，化疗药物在杀伤癌细胞的同时，不可避免地会造成体内很多正常细胞“陪葬”，导致“两败俱伤、玉石俱焚”。

而分子靶向治疗则不同，它具有高选择性和高效性，实现了人类多年来的一个梦想：针对肿瘤细胞与正常细胞之间的差异，只攻击肿瘤细胞，不攻击正常细胞或者对正常细胞的影响非常小。正是由于分子靶向治疗能“稳、准、狠”地定向打击癌细胞，在临床运用中才能大大减少治疗的毒副作用，减轻患者的痛苦，在提高患者生活质量的同时，使患者的生命得以有效延长。

目前，分子靶向治疗已经成为继恶性肿瘤治疗三大支柱手段（手术、放疗、化疗）之后的第四大手段，而且是肿瘤治疗最简单、最便利、最具发展潜力的手段之一。

4.8.2 分子靶向治疗药物

1997年11月，美国国家食品药品监督管理局（FDA）批准利妥昔单抗（美罗华）用于治疗某些恶性淋巴瘤，正式揭开了肿瘤分子靶向治疗的序幕。

在之后的十余年时间里，肿瘤分子靶向治疗药物如雨后春笋般发展起来，其疗效之好、研发速度之快，都大大出乎人们的意料，为临床上一大批束手无策的患者带来了生的希望。

根据给药途径的不同，肿瘤分子靶向治疗药物可简单地分为两大类，一类是口服给药的小分子药物，一类是静脉注射的大分子药物。接下来，让我们了解几种临床常用的分子靶向治疗药物，来领略一下其神奇疗效吧。

（1）利妥昔单抗。商品名为美罗华，是全球第一个被批准用于临床治疗非霍奇金淋巴瘤（NHL）的单克隆抗体。它极大地提高了B细胞淋巴瘤的疗效。在发达国家，美罗华联合化疗已经是治疗B细胞淋巴瘤的标准方案。

（2）曲妥珠单抗。商品名为赫赛汀，用于部分乳腺癌的治疗，是一种针对HER-2/neu原癌基因产物的单抗，能特异地作用于HER-2受体过度表达的乳腺癌细胞。1998年被美国FDA批准上市，与化疗联用，对前期治疗失败的晚期乳腺癌有明显疗效。之后，由于在HER-2受体过度表达的早期乳腺癌中疗效突出，于2006年年底被美国FDA批准用于早期乳腺癌的术后治疗。

（3）贝伐珠单抗。商品名为安维汀，是抗血管内皮生长因子单克隆抗体，美国FDA批准用于肺癌、大肠癌、肾癌、脑胶质瘤等恶性肿瘤治疗。国内2009年批准用于晚期大肠癌的治疗。作为抗血管生成药物，贝伐珠单抗需联合化疗使用，在化疗杀灭肿瘤细胞的同时，贝伐珠单抗能抑制血管新生，两者有协同作用。临床研究证实，贝伐珠单抗联合化疗治疗晚期非小细胞肺癌和大肠癌具有良好的安全性与疗效。

（4）西妥昔单抗。商品名为爱必妥，是抗表皮生长因子受体单克隆抗体，美国 FDA 批准用于鼻咽癌、大肠癌等恶性肿瘤治疗，国内批准用于晚期大肠癌的治疗。对于传统化疗药物伊立替康耐药的晚期转移性结肠癌患者，联合运用西妥昔单抗取得了令人满意的效果，甚至可逆转一部分患者对伊立替康的耐药。在转移性结直肠癌的一线治疗中，西妥昔单抗联合化疗达到了迄今报道的最高缓解率。

（5）重组人血管内皮抑制素。商品名为恩度，是我国首个具有自主知识产权的血管内皮抑制素，曾荣获山东省科技发明奖，联合化疗主要用于晚期非小细胞肺癌治疗。该药物可抑制肿瘤新生血管形成，阻断肿瘤细胞营养供应，加速癌细胞凋亡过程；明显延长晚期非小细胞肺癌患者的生存期，显著提高疗效；无耐药性，毒副作用少，并且具有潜在的抗肿瘤转移优势。

（6）甲磺酸伊马替尼。商品名为格列卫，是第一个单独使用的小分子靶向治疗药物，在恶性肿瘤分子靶向治疗史上具有里程碑式的意义，目前主要用于慢性粒细胞白血病（慢粒）和胃肠间质瘤的治疗。该药物可成功切断肿瘤细胞信号传导通路，阻断肿瘤细胞内部的联系，对慢粒和胃肠间质瘤的控制率均达 80% 以上。本来胃肠间质瘤对传统的放疗、化疗是无效的，而甲磺酸伊马替尼的应用使其成为一种可治愈的疾病，也使得临床医师对胃肠间质瘤有了新的认识。而在这之前大家对这种疾病所知甚少。

（7）吉非替尼/厄洛替尼。商品名为易瑞沙/特罗凯，主要用于晚期非小细胞肺癌治疗，对表皮生长因子受体基因敏感突变的肺癌患者有明显疗效，而且该药物毒副作用极小，在延长生命的同时能提高患者的生活质量。在临床实践中，该药物曾创造了无数奇迹。在河南省肿瘤医院用易瑞沙治疗过的 20 余例患者中，有一例患者因全身骨转移引起剧烈疼痛，在服药后 20 min，疼痛即明显缓解。

（8）索拉非尼。商品名为多吉美，是一种新型多靶点的分子靶向药物，主要用于晚期肝细胞肝癌、肾癌的治疗。该药物能选择性地阻断某些癌细胞信号传导通路，这些信号传导通路在肝癌和肾癌的生长过程中发挥“分子开关样”作用。因为索拉非尼对肝癌和肾癌有确切疗效，大幅度延长了患者的生存时间，提高了患者的生活质量，美国 FDA 已批准其用于晚期肝癌和肾癌的一线治疗，我国也很快批准了上述适应证。

（9）舒尼替尼。商品名为索坦，也是一种新型多靶点的分子靶向药物，主要用于晚期肾癌、晚期胃肠间质瘤的治疗。舒尼替尼的首要开发目标为，用于治疗对标准一线疗法无效或不能耐受的晚期胃肠间质瘤和转移性肾细胞癌。由于舒尼替尼对上述适应证疗效确切，美国 FDA 授予其“快速通道”审批特权，批准其用于晚期肾癌和胃肠间质瘤的二线治疗。

上面所列举的药物不过是众多分子靶向药物的代表。事实上，这类药物品种还有很多，并在临床应用中创造出了不少奇迹，极大地增强了肿瘤临床工作者的信心。

然而，在肯定分子靶向治疗效果的同时，我们也必须承认，目前临床上所应用的肿瘤分子靶向治疗药物还并不十分完美。首先，对于广大普通老百姓来说，靶向治疗药物价格比较昂贵，并且不在医保报销范围内；其次，并非所有患者对这些药物都敏感，也就是说，并非所有患者使用这些药物都能获益，只有具备靶点的患者获益才会最为显著，而这类患者的比例并不高；第三，部分患者在使用靶向治疗药物到一定阶段后，肿瘤还是会耐药、复发和进展。

目前，医学界正在就有关如何切断肿瘤增殖的途径、逆转耐药的发生等课题做进一步的研究。相信在不远的将来，会有更多更有效、更廉价的靶向治疗药物问世，给更多的肿瘤患者带来福音。

4.9 “多兵种”配合的综合治疗

在河南郑州，有这样一位癌症患者，他于 1991 年被权威医院确诊为晚期小细胞肺癌，依据当时的治疗条件和治疗水平，主治医生预测他活不过一年。然而，经过科学规范的化疗、放疗、手术治疗和中医中药等多种治疗后，这位患者目前已高质量地生存 22 年有余。他目前的主要工作就是通过郑州市癌症康复协会为癌症患者进行康复指导。每年 4 月的全国肿瘤防治宣传周，这位已经康复的癌症患者都会出现在郑州的各大医院，现身说法，为新诊断的癌症患者介绍他的康复经验、传授他的康复方法。每次介绍经验时，他都会反复强调之所以能够康复，主要是得益于“多兵种”配合的综合治疗，是综合治疗让他战胜了晚期癌症。

那么，这位患者反复强调的“综合治疗”究竟是什么呢?

肿瘤的综合治疗，又叫“肿瘤多手段/多学科综合治疗”，它的具体定义是：根据患者的身心状况，肿瘤的具体部位、病理类型、侵犯范围（病期）和发展趋向，结合细胞分子生物学的改变，有计划、合理地应用现有的多学科有效治疗手段，以最适当的经济费用，取得最好的治疗效果，同时最大限度地改善患者的生活质量。

4.9.1 癌症的特性决定必须实施综合治疗

临床医学最大的特征就是个体化医疗。个体化医疗的本质绝不是简单的经验医学治疗，而是考虑到多方面因素实施的科学合理的综合治疗。现已得知，影响癌症疗效的因素有很多，这其中包括疾病的早晚，肿瘤的病理类型、恶性程度，癌细胞的基因特征以及患者的年龄、性别、体质、心理状态等。在制订治疗方案时，只有将上述因素进行综合判断，才能获得最佳的治疗效果。

癌症是严重威胁人类健康和生命的主要疾病之一。癌症除了具有发病率高、死亡率高、治疗费用高这“三高”特征外，癌症的生物学特性，或者形象地讲就是癌症的“脾气”也有明显特征。

首先，癌症是难治性疾病。尽管现代医学不断进步，科学技术不断发展，但是癌症的早期诊断目前仍无实质性突破，超过80%的癌症患者确诊时，已失去手术根治切除的机会。显而易见，对晚期癌症仅靠单一的手段是绝对不行、万万不够的，再娴熟的手术技术、再先进的放疗设备，单打独斗、单一运用，均难以取得满意疗效。

然而，癌症尽管难治，但并不等于治不好。因为我们已经掌握了“多兵种”作战的综合治疗。目前，综合治疗已成为癌症规范化治疗的国际共识。

其次，癌症是全身性疾病。既然是全身性疾病，就需要局部治疗和全身治疗相结合，即便是长在体表的乳腺癌，绝大多数患者确诊发现时，也已经出现远处微小转移。因此，乳腺癌的治疗仅依靠手术切除、局部放疗等非全身性的治疗手段，是远远不够的。大量的临床研究和临床实践表明，绝大多数乳腺癌患者，除了手术切除，还需要接受化疗、内分泌治疗、靶向治疗等在内的全身药物治疗。

4.9.2 综合治疗可以取长补短

目前，临床上肿瘤治疗的方法很多，例如手术切除、放疗、化疗、分子靶向治疗、介入治疗、生物免疫治疗、中医中药治疗等。其中，手术、放疗和化疗是人类抗击肿瘤的三大传统手段。通俗点讲，手术是使用器械“割掉”肿瘤，放疗是使用射线“射死”肿瘤，化疗是使用药物“毒死”肿瘤。毫无疑问，这些手段能够有效杀死或消灭肿瘤细胞。然而它们各自的缺点也比较明显，那就是人体中大量正常的细胞也无辜受到破坏，导致患者呈现明显的病态表现和/或毁容，甚至造成患者死亡。更糟糕的是，经过这些手段治疗后的肿瘤，在几个月至几年的时间里往往出现复发或转移，使后续治疗更为棘手。

大量的临床实践也证明：对大多数癌症患者而言，任何一种治疗手段都有其局限性和不足，对大多数肿瘤患者而言，单一的治疗方法并不能最大限度地挽救生命。尽管手术治疗是公认的癌症根治主要手段之一，但是手术切掉的病灶只是癌症的“标”，而致癌因素及免疫监控失调才是癌症的“本”，单纯切除癌症病灶本身，解决不了癌症术后复发、扩散、转移等难题。对于手术后体内仍然存在的微小病灶（亚临床转移灶）来说，只有用全身治疗（化疗、内分泌治疗、生物治疗等）才能杀灭它。因此，癌症治疗要讲究“标本兼治”，即手术切除后要给予适当化疗、内分泌治疗、免疫治疗及中医治疗等。

目前最先进的癌症治疗理论，就是将现有的多种治疗手段有机结合起来应用。打个比方，面对癌症这个顽敌，综合治疗就如同一位武术高手，不是就会一招一式，而是十八般武艺样样精通，刀枪剑戟个个熟练，只有这样，才可能立于不败之地；综合治疗又如同现代战争的战略部署一样，只有调动海陆空“多兵种”协同作战，集中优势兵力，才可能取得战争的全面胜利。

在临床实际中，要科学实施综合治疗，必须熟知各种治疗手段的优点和局限性，最大限度地做到合理安排治疗手段，才可能为患者带来最大裨益。以肿瘤内科药物治疗为例，就绝不仅仅是化疗那么简单。具体来讲，对于能手术的肿瘤患者，我们可以在手术前进行新辅助化疗、手术后进行辅助化疗。而对于晚期失去手术机会的患者，我们可以进行化疗、分子靶向治疗、介入治疗、生物免疫治疗、中医中药治疗等。一句话：肿瘤内科的目标就是为患者提供更加合理的治疗安排，真正实现“专病专治”。

4.9.3 实施肿瘤综合治疗需遵守“1234561”原则

所谓“1234561”原则，即明确“1个目标”，就是让患者活下来、活得好，因为生存才是硬道理，留得青山在，不怕没柴烧。坚持“2个平衡”：一是治疗效果与毒副作用的平衡，二是治疗费用与患者受益的平衡。走好“3个阶段”：第一阶段尽可能地除去肿瘤；第二阶段使患者体力各方面得到恢复，重点是重建患者的免疫和骨髓功能；第三阶段视情况再进行后续的强化治疗。坚持“4个必须”：必须能延长患者的生存期；必须有尽量少的毒副作用；必须能提高患者的生存质量；必须符合成本效益原则。运用好“5大手段”：手术治疗、放疗、化疗、生物治疗、中医中药治疗，这5大手段就像奥运五环一样，环环相扣。

在肿瘤的综合治疗过程中，根据不同的情况，上述5大手段的使用，需要注意坚持“6大原则”、构建“1个体系”。“6大原则”是：

（1）局部与全身并重原则。在设计肿瘤治疗方案时，若肿瘤发现得早，有手术根治的机会，其治疗应以处理局部肿瘤为主，治疗方法多采用手术、放疗等，同时兼顾到全身治疗；相反，若肿瘤发现得较晚，失去手术根治的机会，其治疗应以全身治疗为主，同时辅以局部治疗，往往能收到事半功倍的效果。

（2）分期治疗原则。同一肿瘤的分期不同，其治疗方法各不相同，简单地讲，就是需要采用不同的综合治疗方案。肿瘤分期的多样性，也决定了其综合治疗方案的多样化。以非小细胞肺癌为例：Ⅰ、Ⅱ期患者采用手术治疗，辅以术后化疗；ⅢA期患者采用以手术为主的综合治疗，术前术后辅以化疗、放疗；ⅢB期患者采用以非手术为主的综合治疗；Ⅳ期患者采用以化疗、靶向治疗为主的全身治疗。

（3）个体化治疗原则。个体化治疗原则要求应根据如下因素选择治疗方案。

①患者的预期寿命，可根据年龄、功能状态和伴随疾病来估计；②患者的治疗耐受性，可由功能状态、伴随疾病情况、活动能力和社会支持的有效性来预测；③期望的生活质量，可根据特定肿瘤用若干手段加以测量；④患者自己的愿望，由患者自身来表达，当表达有障碍时则由患者的家属或其他受委托人来解释；⑤肿瘤的异质性，主要根据癌细胞的基因特征和生物学行为而定。

（4）生存率与生活质量并重原则。患者的预期寿命是否因癌症治疗而得到延长？患者的生活质量是否因癌症治疗而得到改善？患者生活的依赖性是否因癌症治疗而得到改变？这些问题都是必须认真考虑的。

（5）成本与效果并重原则。“成本最低原则”的意思是，假设有多种治疗模式，临床效果基本是一样的，那么，首选的是经济费用最低的方案。“成本效果原则”的基本含义是，单位时间内付出的成本应获得一定量的健康效果。“成本效用原则”是指在成本同样的情况下，选择在预算内能达到最大质量调整生存年的治疗模式。“成本效益原则”即用货币为单位进行计算，首选效益大的。

（6）中西医并重原则。中医药的最大长处是在协助肿瘤患者康复的基础上，对化疗和放疗的毒副作用有相当的治疗作用，这对巩固和加强肿瘤的治疗效果，延长患者的生命和保证生存质量是相当重要的。

“1个体系”就是指治疗前的评价体系。这个评价体系包括很多方面的内容，主要有：①患者的年龄，大部分人的生理年龄和心理年龄的改变发生在70～75岁；②并发病，一些常见病如冠心病、高血压、糖尿病等慢性病的情况；③活动能力，基本的日常生活能力，如洗澡、穿衣、如厕、进食和走动；④日常器械生活能力，如购物、驾车或使用其他交通工具、使用电话、做家务、服药、理财；⑤高级活动能力，如社交、工作等。

因此，毫不夸张地说，癌症的综合治疗不仅仅是一门科学，更是一门艺术。需要根治癌症时，就应该给予“重锤猛击”“穷追猛打”；需要维持体力时，应该保持“和风细雨”“温和温柔”；更多的时候，需要两者的巧妙结合，攻补兼施，所谓“敌进我退”“敌驻我扰”“打打停停”，机体才能平衡稳定。一个好的肿瘤专家，必然是一个掌握好时机、把握好平衡、走得好“钢丝”的艺术家，要在最大限度维护好患者自身免疫能力的同时，让各种治疗手段最大限度地发挥治疗作用、最大限度地减轻毒副作用。

4.9.4 老年肿瘤患者需要“一站式综合治疗”

我国正逐步进入老龄化社会，目前，65岁以上的老年人已经接近2亿。据统计，60%的癌症发生在65岁以上的老年人身上，而且，老年肿瘤患者易并发心脑血管疾病、糖尿病、慢性阻塞性肺病等多种疾病。相对于单纯肿瘤患者，这部分老年肿瘤患者的治疗原则更复杂，在治疗方案的选择上应充分考虑患者的风险和受益，并对患者的伴随疾病给予恰当、必要的治疗，这就需要多学科合作，不仅仅需要肿瘤学专家，还需要心血管病、神经内科、糖尿病、呼吸病等方面的专科医师，进行多学科合作的综合治疗。因此，多数老年肿瘤患者需要多学科协作的“一站式综合治疗”。

一个合理的老年肿瘤治疗团队应涵盖肿瘤专业、神经内科、心血管内科、糖尿病、呼吸内科等多个专业领域，可以给多种疾病并存的老年肿瘤患者提供“一站式”医疗服务。如果肿瘤患者是老年人，并且合并有糖尿病、冠心病或中风后遗症等，选择到肿瘤专科医院治疗并没有多少优势。因为专科医院缺乏这方面的诊疗经验，如果这时患者在医院之间来回周转，很容易出现意外。因此，这类患者最好去大的综合医院治疗。

老年肿瘤的多学科协作“一站式综合治疗”模式，与传统的会诊有很大区别。传统会诊中，各个医师分别代表不同的学科，大多只考虑本专业的问题，做出各自的决策，是“各自为战”；而多学科合作是各个医师从各自的专业角度提供不同信息，并使这些信息有机地结合起来，共同参与决策，是“团队作战”。而且，传统的会诊模式结构比较松散，医生不可能随叫随到，不能像一个科室的成员一样，随时随地由科主任组织讨论患者病情，及时、准确地做出最恰当的决策。对于老年肿瘤患者来说，适度的治疗显得更为重要。

面对肿瘤这个“不速之客”，人人都恨不得将癌细胞“赶尽杀绝”。然而，对绝大部分代谢功能降低、脏器功能减退、并发病多的老年肿瘤患者来说，温和的姑息治疗更加稳妥。姑息治疗的意义在于在改善患者生存质量的前提下延长生存时间。临床上老年人癌细胞的生物学活性并不像青年人发展得那么快。根治性放疗、化疗用在耐受性普遍较差的老年患者身上，在杀死癌细胞的同时，所产生的毒性反应往往让许多老年患者支持不住，不但身心痛苦，还可能缩短存活时间。相反，运用细水长流、延年益寿、温和的“一站式综合治疗”，使老年肿瘤患者实现带瘤生存、人瘤共存的目标，才是老年肿瘤治疗的关键。

纵观上述各种治疗癌症的方法，由于各自的治疗方式、作用机制和环节不同，使它们各自具有不同的优点和缺点。手术可使某些较局限的肿瘤达到根治，但不能保证清除亚临床的浸润灶和转移灶，因而不能防止以后的复发和转移；放疗虽能根治多种肿瘤，但也存在不能杀死可能转移的癌细胞的缺陷；化疗理论上可作用于全身的瘤细胞，并对某些肿瘤有根治作用，但由于毒副作用大而影响其疗效的发挥；中医中药作用温和、副作用小，对改善全身情况有独到之处，但对肿瘤的局部控制尚难评定；生物免疫疗法是通过调整和提高机体免疫功能而达到治疗肿瘤目的，并且无明显的副作用，但单靠免疫效应只能抑制或杀死一定数量的癌细胞，对于晚期带有较多癌组织、特别是实体瘤患者，相对显得无能为力。多年的临床实践表明，如果将这些疗法合理、有计划地结合起来应用，就可扬长避短，达到较满意的治疗效果。这就是目前临床广泛采用的综合治疗。综合治疗已使许多肿瘤的治愈率得到了提高，病人的生活质量得到了明显改善。

现已得知，影响癌症疗效的因素有很多，其中包括疾病的早晚，肿瘤的病理类型、恶性程度，癌细胞的基因特征以及病人的年龄、性别、体质、心理状态等。为了达到最佳的治疗效果，就需要全面考虑，综合判断，针对不同病人，采取个体化的治疗方案。目前，最先进的肿瘤治疗理念就是个体化的综合治疗。

5 自助康复——激发机体抗癌潜能

癌症的发生和发展离不开外界致癌因素的“教唆”和机体内部因素的“辅助”。也就是说，癌症是在内外因素共同作用下才得以形成的。同样道理，癌症的驱除和患者康复离不开医生的治疗和患者自身的“觉悟”。

唯物辩证法告诉我们：外因是变化的条件，内因是变化的根据，外因通过内因发挥其作用。在癌症的治疗和康复过程中，无论医生所实施的治疗是多么合理，也只能是外因，而患者机体的身心状态才是内因。任何治疗只有通过患者的机体才能发挥效用。

试想，外科医生面对一个因为绝望而放弃治疗的患者时，该怎样发挥他的精湛医术？回答是无法发挥，只能替他惋惜遗憾。

再试想，内科医生在面对一个营养不良、体质虚弱的患者时，又如何对其施以具有不小毒副作用的化疗？回答是不敢治疗，只会觉得爱莫能助。

由此可见，要想取得满意的治疗和康复效果，患者良好的心理和生理状态是必不可少的。这种良好的心身状态不仅能为医生的治疗提供坚实的基础，而且也能通过提高机体的抗癌免疫力为患者康复增添巨大的力量。

临床上经常发现，针对两个年龄相仿、性别相同、所患癌症类别及严重程度都类似的患者，施以同样的治疗方案，但得到的疗效却相差甚大。那么，造成这种差异的原因在哪里呢？简单推理便知，两个患者自身抗病能力一定有差别。

20 世纪 90 年代初，北京、天津和上海率先开展了“抗癌明星”评选活动，之后全国各地也相继评选出了许多抗癌明星。所谓“抗癌明星”是对那些不肯向命运屈服，勇敢地与癌症抗争，并取得胜利的癌症患者的赞誉。

被评出的“抗癌明星”多为晚期癌症患者，有的先后身患几种癌症，有的经历几次复发，但他们都奇迹般地活了下来，生存期达 5 年、10 年甚至几十年。有些患者在病愈后还为社会做出了很大贡献。从他们的治疗和康复过程来看，除了接受科学的临床治疗以外，他们大都采取了一系列包括调整心态、加强营养和体能锻炼等在内的自助康复治疗。

抗癌明星的经验告诉我们，抗击癌症有两个主力军，一个是医生，一个就是患者自身，二者缺一不可。医生就像是炮兵，利用手中的各种炮弹（手术刀、放射线、化疗药物等）可以消灭癌症的有生力量。患者自身的免疫细胞是步兵，是清除癌症残余，彻底制服癌细胞的根本力量。这里希望每位患者都要保持清醒的头脑，改变自己，转变观念，积极投身到抗癌斗争中去，定会有一个最满意的结果。

5.1 创造奇迹的心理疗法

5.1.1 心理因素不可小觑

众所周知，癌症是一类难治的疾病。但难治不等于不能治，更不等于治不好。这一点可以从众多癌症治愈的病例中得到证实。那么现在要问：为什么在同样的条件下，有的患者能够治愈，而有的患者却不能治愈呢？还有，为什么有的晚期患者治愈了，而有的早期患者却故去了呢？为什么有的没有治疗自愈了，而有的治疗及时却复发了呢？这其中的原因很值得医生、患者和患者家属去认真思考。

面对这些不可思议的现象，你可以无奈地用“个体差异”四个字应付了事。你也可以负责任地追问：这种个体差异又在哪里呢？能不能解开这种差异的秘密，找出规律并利用这个规律让更多患者得到理想康复呢？

研究发现，在这些看似不可思议的问题或现象背后，确实蕴藏着一个普遍的规律或法则，那就是：在同样的临床治疗背景下，心理状态较好和行为较为积极的患者，容易创造出康复奇迹；心理状态较差和行为较为消极的患者，容易出现不应有的早亡。

临床上，经常听到或看到这样一些例子，某些人一贯身体健康，在一次体检中发现某脏器患有恶性肿瘤。这一突然打击给他造成了极大的精神压力，使其陷入极度的恐惧、紧张和悲哀之中，对治疗不抱希望，对生活失去信心，虽经多方治疗，但病情每况愈下，在很短的时间内就被疾病夺去了生命；或者虽然经临床治疗体内可查到的肿瘤已被消除，但出院后不久就出现复发转移，不治而终。

稍加分析便知，这些患者的牺牲就是人们常说的“被吓死了”。

另有一些晚期癌症患者，在大医院已被判定只能活几个月，家属从医生那里得到的嘱咐是及时准备后事，尽量让患者有生之时更多得到一些照顾就行了。然而，就在这些没有经过任何正规治疗的晚期患者中，就有个别性格开朗者，在经历了一场极度痛苦之后，反而轻松下来。他们采取一切办法，无忧无虑地尽情享受“余生”。结果他们活了一年又一年，而且身体健康，很多情况下让人怀疑他们的诊断是否正确。其实，这些患者就是医学专家们所说的癌症自愈者。调查表明，癌症自愈者绝大多数是性格比较开朗者。

美国的肿瘤学专家罗林鲍姆曾在《癌症患者的康复指导》一书中写到：我们常常看到，两个人年龄相仿，患有同样肿瘤，病情严重程度及治疗计划也都相同，但治疗效果却截然不同。我们所能发现的唯一区别是一个患者情绪消极悲观，而另一个患者却充满积极乐观精神。

看到这里，如果有人还对不同心理状态下的两个人有不一样的预后存在什么怀疑的话，请看下面这个事例。

美国著名肿瘤康复专家卡尔曾描述过这样一个病例来说明心理因素与癌症发生发展的关系：一位名叫贝蒂的 40 岁妇女因患晚期肾癌住院，询问病史时发现，在一年前贝蒂有丧偶的经历。手术探查中，发现病变已蔓延到肾脏之外，无法切除。在给予小剂量的放疗后病人出院，当时预计她只能存活几个月。贝蒂回到家后，就与一个在自己农场工作的男人相恋，并不久结婚。在重新得到家庭幸福之后，她的精神得以安慰，奇迹般地活了 5 年，未见病情发展。后来，她的丈夫把她的钱用光，并弃她而去。在短短几周内，贝蒂的癌症迅速发展，并很快死亡。

从这个例子可以看出，丧偶是贝蒂患癌症的明显诱因，第二次结婚是其病情稳定、存活 5 年的直接原因，而最后的结局与其财产丧尽、遭到遗弃引起的精神打击有着直接的关系。

综上所述，可以肯定地说：心理因素对癌症的治疗、康复、预后和转归都具有重大的影响；每一个人都蕴藏着巨大的心理能量；消极悲观的心态可降低疗效、恶化病情，积极乐观的心态可提高疗效、促进康复。正所谓：

人人藏有巨大心理能量，

关键要看用在哪个方向。

积极心理救活晚期患者，

消极心理促使患者早亡。

5.1.2 心理抗癌自有道理

至此，相信读者对心理因素在癌症治疗和康复中的作用已经有了比较肯定的认识，但这里还有必要说明一下其中的作用道理或机制。

心理是大脑的功能。大脑是整个机体生命活动的指挥中心。人是一个心理和生理的统一体。心理有变化，生理就有反应。

我们可曾留意，当自己即将进入一个重要的考场时，会因为紧张而出现心跳加快、面红、手心出汗等；当遇到不平的事，会因为愤怒而出现心跳、呼吸加快，面红目赤、肌肉颤抖等。这些都是由心理的改变引起的生理反应。

心身医学研究表明，心理活动引起生理改变是通过神经内分泌系统实现的。乐观的心态和愉悦的心境可以使神经内分泌功能趋于协调，有利于全身各系统、器官、组织乃至细胞发挥正常的生理功能。相反，恐惧紧张、抑郁悲伤的情绪可以使神经内分泌功能产生紊乱，影响全身各系统、器官、组织及细胞正常生理功能的发挥，久而久之还可引发各种病理变化。

“癌症”一词本身就是一个不良刺激，加上癌症引起的身体痛苦，每一个患者都会产生不同程度的紧张反应。表现在心理上会出现恐惧、焦虑、悲伤、抑郁、绝望等不良情绪；表现在身体上就是神经内分泌功能紊乱和相关系统、器官、组织乃至细胞功能失调，降低患者的综合抗病能力。特别是免疫功能的降低，更是影响疗效，导致病情恶化、复发和转移的主要原因之一。这也正是有些患者被吓死的根本原因。

相反，另有一些患者在得病之初情绪也比较低落，甚至很悲观。但是在他们潜意识里或者说心底里有一种求生的欲望。一番痛苦之后，经过冷静的思考，这种欲望逐渐增强，特别是当他们找到了活下来的充分理由之后，求生欲望越发强烈。于是，他们开始学习癌症治疗和康复方面的有关知识，寻找求生的方法，通过查阅科普资料、听科普讲座、与医护人员交流、与癌症康复者接触，他们逐渐认识到：癌症不像人们想象的那么可怕，癌症≠死亡。最后在他们的脑海里就形成了“癌症可以治愈”的正确观念。带着这样的观念，他们对癌症治疗和康复的态度也发生了转变，由原来的消极悲观变为积极乐观。接着心情也逐渐好起来，抗癌情绪不断高涨，并牢固树立起“一定能战胜癌症”的信念和“一定要治好疾病”的信心和决心。在这样的思想或心理活动基础上，他们积极行动起来，主动配合治疗，参与抗癌斗争，注意合理营养，适当锻炼身体。他们所具备的这些良好心理和行为品质，极大地挖掘出了自身的心理能量，并进一步通过协调神经内分泌功能，提高食欲，增加营养，改善睡眠质量，增强抗病能力；通过提高抗癌免疫功能，杀灭癌细胞或抑制癌细胞的生长，最终取得了理想的康复效果。

纵观他们的抗癌经历，我们可以把它简单总结为：求生的欲望→科学的认知→正确的观念→积极的态度→良好的情绪→坚定的信念→坚强的意志→积极的行动→满意的结果。

这是一个积极的心路历程，它就像原子核裂变一样，能够把患者自身的巨大心理和生理潜能一步一步释放出来，促进疾病康复。

这是一条康复规律，它不仅为我们揭开了创造癌症康复奇迹的秘密，还为患者指明了正确的康复方向，指出了科学的康复之路。

这是一种抗癌心法，只要患者能够真正掌握它并认真地履行它，就一定能取得理想的康复效果。

然而遗憾的是，现实中因为不良心理状态影响疗效、使病情恶化、较早发生复发转移的情景还在不断上演着，而通过心理调整加快康复、取得意想不到的效果的患者还只是少数。原因在哪里？是重身体治疗轻心理治疗思想使然，是单纯生物医学模式在作怪。怎么办？应该从生物－心理－社会医学模式出发，既治疗疾病又治疗患者，既治疗身体又治疗心理。这样心助身力，身壮心威，相辅相成，就能使患者的心理和生理都调整到最佳状态，提高疗效，促进康复。

5.1.3 调整运用心理武器

每一个人都具有抑制癌症形成和发展的免疫监视和杀伤能力，正是这种免疫力保护着大多数人们免受癌患之苦。那么，为什么还有那么多人患癌症呢？其中一个重要的原因就是，他们的抗癌免疫功能在癌症的形成和发展过程中受到不良因素影响而被遏制了。在这些不良因素中，一个不可忽视的因素就是不良心理。

现在让我们简单推算一下，与正常人相比，癌症患者的免疫功能状况。他们在患癌之前免疫功能就已经降了一个台阶。当癌症发展到能够影响机体的生理功能时，免疫功能又会再降一个台阶。当患者得知自己患了“绝症”之后，因为严重的不良情绪反应免疫功能还会再降一个较大的台阶。当患者接受治疗特别是放疗、化疗时，其免疫功能更会明显降低。

免疫功能就这么连续降级，其后果可想而知。这种连续的雪上加霜效应，正是有些患者治疗后短期内就出现病情反复、复发和转移的根源。

不过，请不要过于悲观。我们可以反过来想一想，这正说明每个癌症患者自身都蕴藏着巨大的抗癌免疫潜能。如果能够想办法把这种巨大的免疫潜能重新激发和挖掘出来，那将会是另外一种情景——走向康复。

提高免疫功能的办法很多，可以求助于医生的免疫治疗，更可以调整自身的心理和生理状态。

心理因素贯穿于癌症的整个发生、发展、诊断、治疗和康复过程之中。因此，调整好心理状态无疑对患者的康复是至关重要的。研究发现，良好的心理状态不仅可以直接提高机体的免疫力，而且能够通过改善患者的营养和睡眠，激励患者积极参加身心锻炼等，间接提高机体的抗癌免疫功能。

调整心理的方法有认知疗法、放松疗法、暗示疗法、音乐疗法、催眠疗法等。下面介绍几种供读者参考。

（1）知识就是生命。这里要说的是认知疗法。针对癌症这个疾病存在着消极和积极两种不同的认知和观念。消极的观念认为“癌症是不治之症”“癌症是绝症”“得了癌症就意味着死亡”“治疗癌症的结局就是人财两空”等；积极的观念认为“癌症可防可治”“癌症不等于死亡”“癌症是可以战胜的”“自身强大的免疫潜能可以遏制癌症生长”等。

一个患者如果持有消极观念，就相当于他从心灵上结束了自己的生命，在行为上已踏上死亡的征程，通俗来讲就是开始等死，其结果可想而知。

一个患者如果持有积极观念，说明他心灵上拥有生存的欲望，相信自己有能力战胜癌症，在行为上已开始走向康复之路，其结果往往比较理想。

这里所说的认知疗法就是通过学习有关知识、了解有关事实，把消极的观念转变为积极的观念。

可不要小看了这个观念的转变，有些晚期患者正是依靠这种转变，把自己从死亡线上拉了回来，重新走向康复，续写美好人生。

杨晓柏，一个晚期小细胞肺癌（一种恶性程度很高的肿瘤）患者，在经历了手术、放疗和化疗之后，他的病情仍然没有控制住，并出现了远处转移。医生在束手无策的情况下，劝其出院“治疗”。当时估计，他会在较短的时间内被疾病夺去生命。

就在他得知自己时日不多时，心情反而释然了，反正就是一死，再没有什么可以担忧和牵挂的了。但同时他的求生欲望并没有磨灭，他要寻找一种生的方法。后来，他从一本书上看到，有人与自己的病情一样甚至更重，靠自己的顽强努力都得到了康复。他就想，别人能康复，我也应该能康复，别人能靠自己战胜癌症，我也应该能自己战胜癌症。于是，他向成功者学习，吃中药，练气功，加强营养，一坚持就是3年。如今他已经健康地活了20多年，并用自己的抗癌经历影响了无数的新癌症患者。

（2）身心放松也能治病。这里要说的是放松疗法。放松疗法又称松弛训练或自我调整疗法，是一种通过机体的主动放松来增强机体自我控制能力的有效方法。我国的气功、印度的瑜伽、日本的坐禅，以及21世纪西方开始兴起的放松训练等，都属于放松疗法。该疗法是在一个安静的环境中按一定的要求完成某种特定的动作程序，通过反复练习，使人们学会有意识地控制自身的心理生理活动，以达到降低机体的唤醒水平，增强适应能力，调整那些因紧张而紊乱了的心理生理功能。

放松疗法的种类很多，但其核心都是“静、松”二字，就是在一个安静的环境里，保持最宁静的心境，并使情绪轻松和肌肉放松。常用的放松疗法有静默法、松弛反应、自生训练渐进放松、生物反馈等。

我国气功中的静功就是一种典型的放松疗法。练功时采取坐位或卧位，调整呼吸，排除杂念，意守丹田，入静。或者运用意念引导“内气”，使之按经络循行路线循环，达到调理阴阳、疏通经络、更新气血、疗养疾病和延年益寿的目的。另外，印度的瑜伽和日本的坐禅都属于这种方法。

(3) 想一想就能治病。这里要说的是暗示疗法。暗示是在无对抗态度条件下，用含蓄、间接的方式对人的心理和行为产生影响。这种心理影响表现为使人接受一定的信念或意见。人在感觉、知觉、记忆、想象、思维、情感、意志、神经、内分泌、免疫等方面都能受到暗示的影响而改变。

暗示在日常生活中普遍存在，如成语“谈虎色变”说明了人们事先接受了老虎非常凶残可怕的暗示，当谈及它时自觉不自觉地产生一种恐惧，色变是由于伴随着恐惧出现的交感神经兴奋、面部血管收缩。

再如“望梅止渴”说明人们在以往的体验中或通过别人间接了解到梅子非常酸，并因此接受了暗示。当再次看到梅子时，嘴里就有一种酸的感觉，并引起唾液分泌而止渴。可见，暗示不仅能够影响人的心理感受，而且可以改变人的生理功能。这正是暗示能够治疗心身疾病的基础。

暗示有积极和消极之分。积极的暗示可以起到促进疾病康复作用，消极的暗示可导致疾病加重。癌症患者有多疑的心理，很容易受消极暗示的影响。有这样一个例子，某医院检验科不慎将一个早期肝癌患者和一位非肝癌患者的检验结果搞了个张冠李戴。事过一年，该科复查时发现了这一差错，急派人前去纠正。得到的结果令人吃惊，那位肝癌患者从报告单上得知自己未患肝癌，便放下心来，不良情绪解除，经配合其他治疗方法，仍然活在世上；而那个戴了“肝癌帽子”的普通患者，因精神受到强烈打击，顿时充满悲观和绝望，并遵医嘱停止了工作，不到一年就去世了。可见，暗示的作用是惊人的，积极的暗示和消极的暗示可产生两个截然不同的结果。

说到癌症患者的暗示治疗，下面要介绍一种内心意象疗法。

内心意象疗法就是通过想象在大脑中产生一种代表美好期待和希望的形象或

画面，经过反复强化使患者达到信以为真的状态，进而起到改善情绪、坚定信念、增强意志的作用，并通过开启神经和免疫系统之间的联络通道，达到提高免疫、促进康复的目的。

这种疗法是由美国的卡尔·西蒙顿和斯蒂芬妮·马修斯·西蒙顿博士在长期的工作实践中创立的，他们总结出了一套能够挽救和延长患者生命的程序。他们利用这套治疗程序治疗了很多患者，取得了比较满意甚至是意想不到的效果。

卡尔于1971年首先在一个被认为不可挽救的晚期癌症患者身上应用了内心意象疗法。该患者是一个61岁的晚期喉癌患者。患者身体极度虚弱，呼吸困难，连自己的唾液都很难咽下。按常规，治疗恐怕不仅对患者没有多大帮助，反而会使其遭受更大的痛苦。治疗前卡尔向患者解释患者怎样能影响自身疾病的进程，然后在放松的情况下让患者想象自身置于一个安静的令人愉快的情景中，进一步把放疗想象为这样一个画面：成百万的微小能量子弹打中了所有的细胞，包括正常细胞和癌细胞。由于癌细胞比正常细胞脆弱和混乱，所以它们受到伤害后很快死亡，而正常细胞有很强的修复能力，仍能保持健康。最后让患者想象体内的白细胞扑向癌细胞，把已死亡和正在死亡的癌细胞带走，通过肝脏和肾脏排出体外；并且看到癌瘤逐渐缩小，而自身逐渐恢复健康。

治疗结果出乎意料，皮肤及口腔和咽喉黏膜几乎毫无不良反应。疗程刚到一半，他已能进食，体重增加，体力增强，癌瘤渐渐消失。

多年的经验告诉卡尔，有效的内心意象都是积极乐观的，比如：癌细胞脆弱而混乱；治疗手段强而有力；白细胞像一支庞大的军队；癌细胞被打得落花流水；死去的癌细胞被彻底清除；自己的身体健康如初等。

目前，癌症患者的心理治疗越来越受到重视，因为患者的心理状态是影响整个治疗和康复效果的关键决定因素。关于这一点，我们不妨从下面这个公式中看个究竟。

$$\text{治疗和康复效果} = \text{心态} \times \frac{\text{治疗合理性}}{\text{病情严重性}}$$

这个公式说明，癌症的治疗和康复效果（治愈率、生存期、生活质量）与病情的严重性（病种、病期、病理类型）成反比，与治疗合理性成正比。很好理解，就同一个患者来讲，病情越严重疗效就越差，治疗越合理疗效就越好。而心态则可以视为影响整个康复过程的系数，因为它既影响治疗的合理性，又影响病情的严重性。对公式中的各个因素分析后还可以发现，病情严重性从建立诊断起就已定型而成为不可变量，因为采取规范的治疗方案，治疗也可以达到最合理状态，变数也很小。而心态则在不同患者或同一患者的不同时期会表现出很大差异。正是这种差异给不同的人带来了不同的命运。消极悲观者疗效降低、免疫力削弱、病情恶化；积极乐观者疗效提高、免疫力增强、康复加快。

这个公式还告诉我们，要想提高疗效，指望病情能够变轻一点那是不可能的；在癌症治疗没有取得突破性进展之前，想从治疗合理性上提高疗效，其潜力也非常有限；然而，在心态这个影响治疗和康复全局的关键因素上却有很大的潜力可挖，因为绝大多数患者在患病之后都有不同程度的心理问题或障碍，谁能够及时调整好自己的心态，谁就为自己战胜癌症增添了一股巨大的甚至是不可估量的力量。

5.2 必不可少的营养支持

“民以食为天”，膳食是人体生命健康的基础。合理营养具有促进生长发育、维护健康、预防疾病、加速康复和延年益寿等作用。

做到合理营养，根本的途径是要做到平衡膳食，也就是要求膳食中应具备各种营养素。要有足够的热量来保证生命活动消耗的需要；要有适当的蛋白质供机体组织修复、更新需要，维持正常的生理功能；要有充分的矿物质参与构成机体组织和调节生理生化功能；要有丰富的维生素保证有关生命活动的正常进行；要有适量的纤维素帮助肠道蠕动和正常排泄，减少有害物质在体内的存留；要有足够的水分维持各种生理生化功能的正常进行。

纵观癌症的发生、发展、治疗和转归的整个过程，营养因素无不作为一个重要角色而参与其中。癌症是一种消耗性疾病，几乎所有的晚期患者都存在不同程度的营养不良。因此，癌症患者更需要通过合理营养来协助治疗、促进康复。

那么，癌症患者应该怎样合理营养呢？

总的来讲，癌症患者和正常人一样，都需要通过平衡膳食来达到合理营养。但在疾病的不同阶段，患者机体会出现不同的变化，所以在选择饮食品种和量上应有所区别。

住院期间，要遵医嘱安排饮食，如果医嘱没有特殊要求，就按正常人的饮食原则执行；如果医嘱有特殊要求，比如说高蛋白饮食、流质饮食、低脂饮食等，就按医嘱执行。

受疾病、各种治疗及情绪的影响，住院患者的食欲及消化功能都有不同程度的减弱，很难保证合理营养。根据经验，以下建议可帮助患者尽量多地摄入营养。

第一，按营养要求制订饮食计划，然后尽可能按计划进餐，避免随意减少食物摄入。

第二，把饮食当做治疗疾病的主要手段之一。患者都把各种治疗视为解除自身疾患的手段，所以在接受治疗时，不管忍受多大的痛苦，都乐意接受。如果把饮食也作为一种治疗，把食物当做“药物”，就会克服许多原因造成的不想进食和食量减少。

第三，少量多餐和必要的加餐是保证营养的好办法。

第四，进食前避免精神刺激和情绪波动。快到吃饭的时候，要想一些或者与家人谈一些愉快的事情。

第五，进餐的环境要令人愉快，尽可能和大家一起就餐。在有说有笑和不知不觉中把饭吃进去。

第六，宜选择高营养、易消化吸收的食物。

第七，要特别注意饮食卫生，避免出现食物中毒。

出院后的初期，身体需要恢复，应加强营养。加强营养的意思是在饮食的量上要适当多一点，但仍需遵循平衡原则。等身体状况基本恢复了，就要按正常人的饮食原则安排饮食了。

至于正常人应该怎样平衡膳食、合理营养，可以参考中国营养协会编制的《中国居民膳食指南》。

《中国居民膳食指南》要求：

（1）食物多样，谷物为主，粗细搭配。

（2）多吃蔬菜、水果和薯类。

（3）每天吃奶类、大豆及其制品。

（4）常吃适量鱼、禽、蛋和瘦肉。

（5）减少烹调油用量，吃清淡少盐膳食。

（6）食不过量，天天运动，保持健康体重。

（7）三餐分配合理，零食要适当。

（8）每天足量饮水，合理选择饮料。

（9）如饮酒应限量。

（10）吃新鲜卫生的食物。

有关每人（一般成年人）每天摄入各类食物的量，《中国居民膳食指南》推荐的膳食宝塔也做出了明确规定。

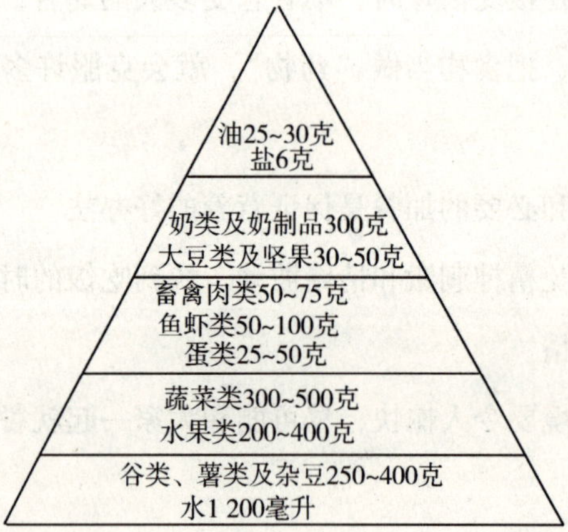

应用“膳食宝塔”可把营养与美味结合起来，按照同类互换、多种多样的原则调配一日三餐。同类互换就是以粮换粮、以豆换豆、以肉换肉。

一提到膳食问题，癌症患者最关心的是：食物能够抗癌吗？吃什么食物能够抗癌？不负众望，食物中还真有不少防癌抗癌成分。现今已知，具有防癌抗癌作用的营养素及植物化学物质有维生素 A、维生素 C、维生素 D、维生素 E、膳食纤维、硒、植物多糖、动物多糖、植物固醇、低聚糖、大豆异黄酮、胡萝卜素、番茄红素、茶多酚、有机硫化合物等。

营养学告诉我们，这些防癌抗癌成分大多存在于蔬菜水果之中，因此癌症患者多吃蔬菜水果肯定是有益的。这里推荐一些比较公认的抗癌食物以供患者选择：甘薯、大豆、薏仁、韭菜、芹菜、荠菜、大蒜、葱、胡萝卜、萝卜、芦笋、番茄、西兰花、卷心菜、菜花、无花果、猕猴桃、葫芦、山楂、木耳、蘑菇、香菇、银耳、海带、海藻、茶叶等。

需要提醒的是，在选择这些食物时不要忘了遵循平衡膳食、合理营养这个前提，以免顾此失彼。

一提到膳食问题，癌症患者还担心忌吃哪些食物。现实中也经常有“癌症患者不能吃鱼肉、公鸡肉、羊肉、牛奶”等谣传。今天这个专家这样说，明天那个专家又那样说，莫衷一是，让患者十分纠结，忧心忡忡，不知所措，生怕吃错了什么导致病情恶化、复发和转移。

癌症患者忌吃这种食物或那种食物，多是流传，也说不出什么科学道理。“忌口”是中医理论中的词汇，西方医学没有这个名词。单就癌症而言，中医文献中并没有哪种肿瘤患者不应该吃什么食物的记载。至今也没有见到癌症患者因食某些“忌品”使病情恶化、复发和转移的报道，也没有某些癌症患者因严格忌口其治愈率明显提高的实例。

然而，不论是中医还是西医，在描述肿瘤病因时都提到了饮食因素与肿瘤的形成有关。譬如，中医认为，饮食不当、暴饮暴食、寒热不调、过食甘肥等与癌症发生有关。西医也有“营养失调、食入被致癌物（霉菌毒素、亚硝胺等）污染的食物、饮酒过多等与肿瘤形成有关”之说。既然这些因素与癌的形成有关，作为癌症患者应当倍加注意。

另外，在特殊情况下少吃或不吃某些食物还是有必要的。比如说，消化系统的肿瘤患者不宜食用那些粗、硬、油腻、不易消化和刺激性很强的食物；接受放疗的头颈部肿瘤患者，不宜多吃辣椒、胡椒等刺激性较强的热性食物等。

膳食是人体生命健康的基础，也是抵御疾病促进康复的基础。癌症是一种慢性消耗性疾病，患者营养状况的好坏直接影响着疾病的治疗和康复效果。营养跟得上，体质就比较强，不仅能抵御各种治疗的副作用，而且能使机体的抗癌免疫力得以维持。相反，营养跟不上，体质就变得虚弱，抗癌免疫力也会明显下降，许多晚期患者更会因此而丧失生命。

因此，希望每一位癌症患者都能像重视治疗一样，重视营养，科学选择食物，为战胜疾病提供坚实的保障。

5.3 增强体质促康复的体育运动

运动对癌症的预防、治疗和康复都有裨益。早在1911年，癌症专家詹姆斯·尤文就观察到生活富裕而缺少活动的人比贫穷而多劳的人更易患癌症。1921年西尔奥特逊和达尔斯特罗姆分析了8 600个死亡病例的病史后发现，癌症死亡率在非体力劳动者中最高，在重体力劳动者中最低。

现代健身跑的创始人范·阿肯对454名40～90岁的中老年长跑爱好者调查后发现，其中80%的人曾患过各种疾病或身体虚弱，由于坚持6～7年的健身跑，已全部恢复了健康。后又经过8年的追踪调查，发现其中只有3人（0.66%）患了癌症，并于不久恢复了健康。为了进行对照，范·阿肯又对另外454名素不锻炼身体的中老年人进行了8年的追踪随访。结果发现，其中29人（6.4%）患了癌症，有17人死亡。

最后范·阿肯得出结论：参加健身跑并配合适当的营养，享受乐观而有规律的生活，可以预防癌症。

运动之所以具有防癌抗癌功效，是因为运动可以提高机体的免疫功能，抑制肿瘤的生长；运动可以增强患者战胜疾病的信心，使患者变得乐观，增加患者的抗癌积极性；运动可以疏导精神压力所引起的各种生理和病理生理反应；运动通过提高食欲和睡眠质量、增强体质，间接提高患者的抗病能力。临床上也发现，那些能够长期存活下来的癌症患者，大都是喜欢运动的人。

那么，癌症患者在进行运动时应注意些什么呢？

一定要把握好“适当”两个字，也就是适当的运动项目、适当的运动强度、适当的运动频度、适当的运动时间和时机。

在运动项目的选择上，首先要选择有氧运动，因为有氧代谢运动对保健和疾病的防治最有帮助。所谓有氧运动是指那些以增强人体吸入、输送及使用氧能力为目的的耐久性运动。在运动过程中，吸入的氧气量与机体消耗的氧气量是平衡的。这一点正是有氧代谢运动保健和防病作用的关键。有氧运动项目有快步走、广播体操、慢跑、太极拳、平地自行车、游泳、交际舞等。

其次，要选择自己喜爱的运动。自己喜欢的运动项目在锻炼身体的同时更能给自己带来愉悦，能够起到身、心保健的双重作用。另外，选择自己喜爱的运动项目，可以使自己在不需要意志努力的情况下坚持下来。

在选择运动强度上，要根据个人的年龄、身体基本素质和病情来定。在主观感觉上，运动到出汗、自觉轻度疲劳时为止比较合适。如果运动后既不出汗，也没有感到疲劳，说明运动强度过小，达不到锻炼身体的目的。相反，如果运动后有心慌、闷气、头昏的感觉，说明运动强度过大了，对身体可能产生不良的影响。

一般来讲，一次运动对身体的影响可持续 48 小时。也就是说要想使运动起到连续不断的保健和防治疾病作用，运动的间隔时间最多不能超过两天，换句话说，最少要隔 1 天进行 1 次运动。实际上，如能每天坚持锻炼效果最好，考虑到可能存在的影响因素，每周坚持 5 天运动比较适宜。

至于一次运动应该持续多长时间，要与运动项目的强度一起考虑，参考运动强度要求，一般每次运动最少要持续 30 分钟为宜。体质好者可选择短时间较大强度的运动，体质差者宜选择长时间小强度的运动。

运动时机的选择也有科学要求。晨练并不是最佳选择，因为早晨的空气含氧量并不高，遇到有雾的天气，空气中有害杂质还比较多。另外，早晨人的血液黏稠度比较高，起床后突然活动，有可能诱发急性心脑血管意外的发生。最适宜的锻炼时间为下午 4 ~5 时，其次是晚上 8 ~9 时。研究发现，在这两个时间段里，人体的适应能力和全身协调能力均较强，尤其是心率和血压都比较稳定。另外，从环境考虑，此时植物已进行了一天的光合作用，空气中的氧含量比较充足，运动的效果也比较好。

最后需要提醒患者的是，无论任何人、任何项目的运动都要遵照循序渐进、坚持不懈的原则。循序渐进的意思，一是说当一个人刚开始做运动时，可选择运动强度较弱的项目，然后逐渐加大运动量，运动的时间可以由短逐渐延长。二是说在每一次运动时，也要由弱到强逐渐达到运动量高峰。这样做是让自己的身体有一个适应的过程，避免突然剧烈的运动给自身带来某种伤害，特别是年老体弱者，更应注意这一点。

运动的效果主要体现在坚持不懈上，偶然一次的运动，特别是一次剧烈的运动，根本达不到任何目的，只会造成接连几天的全身疼痛。三天打鱼、两天晒网也起不到健身的作用。只有坚持不懈，持之以恒，才能使身体不断得到锻炼，才能长期保持运动的健身效果。癌症康复是一个漫长的过程，希望患者能够坚持运动，争取得到最好的效果。

俗话说：生命在于运动。在生命健康受到疾病威胁时，也请患者不要忘了运动起来，把体质调整到最佳状态，帮助自己早日恢复健康。

癌症患者的自主康复治疗蕴含着巨大而不可估量的力量。如果说癌症的临床治疗是关键的话，那么患者的自助康复就是一种保证，因为康复治疗是临床治疗的延续和补充，既可以使临床治疗效果得以维持，又可以在临床治疗效果基础上提高疗效。更重要的是，通过康复治疗而获得的自身抗癌能力的提高，才是预防肿瘤复发和转移最根本而持久的力量。

6 胸部肿瘤

胸部肿瘤包括肺癌、食管癌、胸膜间皮瘤以及纵隔内的胸腺肿瘤、畸胎瘤等。其中以肺癌和食管癌最为常见。本章将重点介绍肺癌和食管癌的有关常识。

肺癌是一种发病率高、死亡率高的难治性癌症。目前全世界每年新增肺癌患者人数已达120万，大约118万人被肺癌夺去了生命。2009年的统计结果表明，我国肺癌的发病率高达53.58/10万，死亡率45.59/10万，高居所有癌症的第一位。

食管癌也是我国常见的恶性肿瘤之一，我国也是食管癌死亡率最高的国家。食管癌的发病率有明显的地区差异，主要位于河北、河南、山西三省交界的太行山地区。2009年的统计结果表明，我国食管癌的发病率为22.14/10万，死亡率16.77/10万。

6.1 后来居上的杀手——肺癌

肺是人体的呼吸器官，就像一棵倒立的树，气管是树干，大大小小的树枝像各级的支气管，树叶就是肺泡了。气管和支气管是人呼气吸气的通道，肺泡是人体气体交换的主要场所，在这里人体不可缺少的氧气被吸进来，人体活动产生的废气——二氧化碳排出去，一吸一呼，不断往复，生命才能得以维持。肺癌是发生在支气管和肺泡内的恶性肿瘤，得了肺癌如果不能及时发现和治疗的话就会危及生命。

肺癌也是一个“古老”的疾病了，早在1810年，医生发现了首例肺癌患者，那是一位72岁的患者，咳嗽、咳白痰、不想吃饭，最后证实肺内有像“脑髓”

一样的结节。

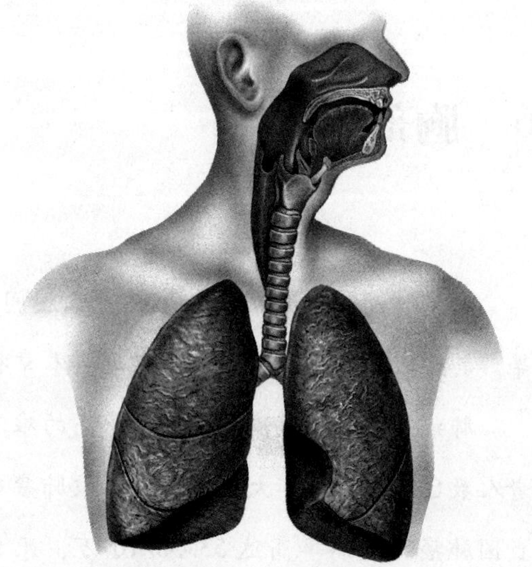

在很长一段时间内肺癌是非常罕见的疾病，但近三十年来，肺癌的发病率和死亡人数却突飞猛进地增加了。在过去的30年中，我国肺癌死亡率上升了465%，不论男性或是女性，在不少地方，尤其是城市，肺癌已经占到了肿瘤死因排名的第一位。目前全世界每年新增肺癌患者人数已达120万，大约118万人被肺癌夺去生命，也就是说不到30秒钟就会有一个人死于肺癌。更为糟糕的是，肺癌的发病率和死亡率还在不断攀升，并且患者越来越年轻化了。如不及时采取有效控制措施，预计到2025年，我国肺癌患者将达到100万，成为世界第一肺癌大国。

人类在疾病面前从来不会坐以待毙，和肺癌做斗争的历史可以追溯到100多年以前：1895年就有医生采用热凝固法分期完成了世界上第一例全肺切除术，然而遗憾的是，这一例连同此后的一些手术治疗的患者都没能长期活下来。历史上第一例成功的肺癌手术是一位美国医生于1933年完成的，患者是他的同事，一位48岁的妇产科男医生，手术效果不错，虽然发生了手术一侧的感染，但最终治好了，后来患者用一侧肺生活、工作了30年，死于与肺癌无关的疾病。

尽管直到目前，手术仍然是治愈肺癌的主要方法，但是能够获得手术治疗的患者却只占一小部分，大部分肺癌患者由于发现太晚或者因其他原因而无法手术，并且手术也给患者带来创伤。1948年氮芥开始用于治疗肺癌，这是化疗用于肺癌的开端。

化疗的最大坏处是在杀死癌细胞的同时也伤到正常细胞，要是找到一种疗法像狙击手一样，对“靶子”——癌细胞精确打击该有多好啊！2003年第一个酪氨酸激酶抑制药用于肺癌，开始了肺癌的“靶向治疗”时代。虽然它还不能使肺癌“一枪毙命”，也可能还会“伤及无辜”，但这是人类战胜肺癌的曙光。

肺癌细胞要长大就必须有营养，破坏了为癌细胞运送营养的交通要道——肿瘤新生血管，不就可以使肺癌“饿死”吗？基于这一想法，2005 年开始应用抗血管发生的药物，为肺癌治疗带来了曙光。

肺癌治疗的另一主力军——放疗，在伦琴发现 X 线和居里夫人发现发射性元素镭之后闪亮登场，在肺癌的综合治疗中发挥应有的作用。

在想方设法治疗肺癌的同时，人们也一直在研究为什么会得肺癌，希望能早日降服这一恶魔。1912 年发现吸烟是肺癌的致病因素，到了 1952 年就明确地证实了吸烟和肺癌之间的明显关联。

世界卫生组织发出警告：肺癌是一种发病率特别高、威胁特别大、死亡率也特别高的难治性癌症。那么肺癌能预防吗？得了肺癌应该怎么办？能治好吗？肺癌做了手术应该如何康复？首先，通过改变不良的生活习惯，一些肺癌是可以预防的；其次，真正早期发现的肺癌治疗效果也是非常好的；能够采取综合治疗，就是发现稍微晚一点也是可以治好的。如果您想了解更多的肺癌防治知识，请您耐心地读下去吧！

前文说到，支气管就像一棵倒立的树，不同的是这棵树的树干是空心的，这个空腔就是支气管的管腔，支气管的管壁就好比树一圈一圈的年轮，最内面的“一圈年轮”是支气管黏膜，肺癌细胞就发源于支气管黏膜或腺体，支气管的黏膜或腺体就是肺癌这一害人妖魔的巢穴，所以肺癌的全名叫做支气管肺癌。局限于支气管黏膜基底膜内者称为原位癌，好比是妖魔被镇锁在伏魔殿中，危害还不会太大，随着肿瘤的长大，会阻塞支气管的管腔，也会向外侵犯外围的年轮——支气管的管壁，破坏支气管的血管，进入血管或淋巴管跑到更远的地方为非作歹。

【患病原因】

肺癌被称为世纪妖魔，对人类的危害罄竹难书，但正常的支气管黏膜或支气管腺体也是“乖孩子”，是谁教唆引诱一些曾经的乖孩子误入歧途的呢？为此，科学家们费尽心思，做了大量的研究，遗憾的是至今也没有完全找到元凶，但发现下列因素是引起肺癌的重要嫌疑犯。

长期大量吸烟是肺癌的首要致病因素。大量调查资料说明肺癌与吸烟关系密切。烟草燃烧可以产生50多种致癌物质。有吸烟习惯者肺癌发病率比不吸烟者高10倍，大量吸烟者发病率更高，比不吸烟者高20倍。吸烟量越大，吸烟时间越长，肺癌的发病率越高。肺癌病例中，每日吸纸烟20支以上，历时30年以上者，约占80%以上。另一个不容忽视的是吸“二手烟”，也就是吸入吸烟者吐出的烟雾。一些与吸烟者共同生活的女性，患肺癌的概率比常人多出6倍。对于吸烟者来说，吸烟与吸二手烟“双管齐下”，害莫大焉。吞云吐雾赛神仙，害人害己不容恕。

空气污染，雾霾重重，PM2.5（大气中粒径小于或等于2 μm的颗粒物）居高不下，都会使肺癌等呼吸道疾病越来越多，面对着“四面霾伏”，没有人能够“自强不吸”。污染的大气中含有苯并（a）芘、二氧化硫、氡等呼吸道致癌物，由于肺的呼吸量大，面积大，所以即使空气中的有毒物质浓度不算很高时，人体吸入肺内的量就已经很可观了，对肺的毒性也很明显。氡气是一种放射性物质，能够发射α粒子，导致肺癌的发生。氡可以来自土壤、石头、砖、混凝土、房屋装修材料，用花岗岩装饰的房屋氡含量高。

长期接触铀、镭等放射性物质及其衍化物，以及致癌性碳氢化合物、砷、铬、镍、铜、锡、铁、煤焦油、沥青、石油、石棉、芥子气等物质，也会使肺癌发病率升高。

肺部慢性疾病如肺结核、尘肺等患者癌症的发病率高于正常人。此外，肺支气管慢性炎症以及肺纤维瘢痕病变，在愈合过程中可能引起鳞状上皮化生或增生，在此基础上，部分病例可发展成为癌症。

长期应用免疫抑制剂和长期的精神压抑造成免疫功能降低、代谢活动及内分泌功能失调等，都有可能诱发肺癌。

肺癌一家主要有非小细胞肺癌和小细胞肺癌哥俩。“老大”非小细胞肺癌势力强大，占肺癌中的80.4%，其下又有鳞状细胞癌、腺癌、大细胞癌、腺鳞癌几个儿子；“小弟”小细胞肺癌则相对势力微弱，仅占肺癌的16.8%。

肺癌家族的长子长孙叫鳞状细胞癌，是最常见的组织类型，但近年来势力在下降，发病率有所降低，占肺癌总数的30%～40%，通常发生于大的支气管内，以中心型多见，最爱欺负老年男性烟民，发病率和吸烟量正相关。一般生长发展速度比较缓慢，病程较长。对放疗和化疗较敏感。首先经淋巴转移，血行转移发生较晚。

肺腺癌占肺癌的40%、多数起源于较小的支气管，为周围型、在从不吸烟者中，是最常见的类型、发病率比鳞癌和未分化癌低，对年轻女性更为青睐。早期一般没有明显的临床症状，往往在胸部X线检查时被发现，表现为圆形或椭圆形肿块。一般生长较慢，但有时早期即发生血行转移。淋巴转移则发生较晚。让人忧虑的是这个家伙软硬不吃，对放疗和化疗都不敏感。

大细胞癌占肺癌的10%～15%，好发于中老年人，多为周围型，侵袭力强。

小细胞肺癌个头小，也叫“燕麦细胞癌”，势力范围也不大，不太常见，但却不是省油的灯，干起坏事来比他的哥哥非小细胞肺癌有过之而无不及。常长在大的呼吸道（主支气管或分支气管）里，并发展迅速，很快就长得很大。小细胞里有神经分泌细胞颗粒球（内含能分泌激素的囊泡），因此和内分泌－副癌综合征有关。这类肺癌恶性程度高，生长快，而且较早地出现淋巴和血行广泛转移，虽然起初会对化疗比较敏感，但最终预后不佳，在各型肺癌中预后最差。

肺癌家族成员也常联合干坏事，构成混合型肺癌，最常见的形式是腺鳞癌。

【患者的痛苦】

肺癌在早期并没有什么特殊症状，仅为一般呼吸系统疾病所共有的症状，如咳嗽、咯血、低热、胸痛、气闷等，很容易被忽略。

（1）咳嗽。肺癌因长在支气管肺组织上，通常会产生呼吸道刺激症状而发生刺激性咳嗽，这是肺癌最常见的首发症状，约占55%。可表现为轻度干咳或严重咳嗽。在有慢性长期咳嗽的患者中会出现咳嗽性质改变，或变频或出现夜间咳嗽。

（2）咯血。它也是肺癌的重要症状，以咯血为首发症状就诊者大约为30%，咯血发生率低于咳嗽，但临床意义比咳嗽重要。剧烈的干咳造成肿瘤表面毛细血管破裂，或者肿瘤表面的糜烂或炎症导致坏死，毛细血管破损时会有少量出血，往往与痰混合在一起，出现痰中带血丝或血痰，呈间歇或持续出现。

（3）低热。肿瘤堵住支气管后往往有阻塞性肺炎存在，程度不一，轻者仅有低热，重者则有高热，用药后可暂时好转，但很快又会复发，反反复复，最容易使患者掉以轻心，甚至因麻痹而漏诊。

（4）胸部胀痛。肺癌早期胸痛较轻，主要表现为闷痛、隐痛，部位不一定，与呼吸的关系也不确定。如胀痛持续发生则说明癌症有累及胸膜的可能。

（5）喘鸣或呼吸困难。由于肺内小肿物妨碍了支气管的运动，或者出现轻微的支气管狭窄，咳嗽时会有喘鸣和轻度呼吸困难。

【诊断方法】

肺癌是危害人类健康的一大灾星，并且善于隐形，尤其是早期肺癌缺乏特异性症状，或者干脆不露声色、无声无息。要诊断肺癌，除了特殊人群的低剂量螺旋 CT 筛查、提高对早期肺癌的警惕外，还必须借助现代“照妖镜”才能得以实现。

（1）痰液细胞学检查。连续收集 3 天清晨第一口痰进行细胞学检查具有诊断价值，可由其中发现癌细胞。

（2）胸部 X 光。通常肿瘤大于 1 厘米便可在 X 光片上显现。

（3）CT。可确定肿瘤的部位、大小，肿瘤与周围组织的关系，淋巴结有无肿大及是否转移，是肺癌诊断与分期的重要依据。

（4）支气管镜。不仅可以直视病变，而且还可以取标本做病理检查，在肺癌的诊断方面非常重要。

（5）B 超或 CT 引导经皮肺穿刺活检。诊断准确率高达 96%。

（6）生化指标检查。肿瘤标记物是肿瘤细胞分泌的一些特有的物质，肿瘤标记物检测有一定的辅助诊断意义。

【治疗措施】

发现肺癌后要进一步对其进行定性、定位、定分期，然后依据病理类型、分期、患者身体状况和重要脏器的功能，有计划地采用现有的多种治疗手段进行综合治疗，以达到延长生命、减轻痛苦和提高生活质量的目的。主要治疗方法有外科治疗、放疗、化疗、生物治疗、靶向治疗、中医药治疗等。

（1）外科治疗。在诊断肺癌以后，现在的原则是中期偏早和早期的患者要做手术，中期偏晚和晚期的患者要综合治疗。综合治疗指的是有一部分要做一些辅助治疗，比如化疗、放疗之后再做手术。外科治疗主张最大限度地切除肺癌和最大限度地保留肺功能。早期肺癌的外科治疗效果是非常好的。

（2）放疗。不适宜手术治疗或者患者拒绝手术治疗的各期肺癌应该考虑放疗。小细胞肺癌在化疗基础上对原发灶和淋巴引流区的放疗可增加局部控制率，延长缓解期。对脑预防性照射可降低脑转移率。中晚期肺癌是主要的放疗适应证，估计手术切除有困难，特别是 CT 显示累及大血管等重要组织器官时，可术前放疗；手术后有残留或区域淋巴结有转移时，应做术后放疗。对有些病例通过放疗可以改善症状，提高生活质量。

（3）化疗。化疗在肺癌的治疗中日益受到重视，对小细胞肺癌和非小细胞肺癌的化疗应区别对待。化疗是治疗小细胞肺癌的主要方法，具体方案主要有单药化疗、联合化疗和交替化疗等。化疗对非小细胞肺癌的疗效远不如小细胞肺癌，具体方案主要有单药化疗、联合化疗、放疗中的辅助化疗。

（4）中药治疗。中医有辅助治疗肺癌的功效。辨证论治是中医治疗肺癌的主要方法，同时遵循整体调节的原则。中医在减轻放疗、化疗的毒副作用，增加机体对放疗、化疗的耐受性，改善生活质量，延长寿命方面有一定优势。

（5）靶向治疗。目前常用的分子靶向治疗药物有易瑞沙和特罗凯，主要用于晚期非小细胞肺癌治疗，对表皮生长因子受体基因敏感突变的肺癌患者，具有延长生命、提高患者生活质量作用。

【预防要素】

吸烟是致肺癌的主要因素。戒烟是降低肺癌发病率的有效途径，从欧美等国看，控烟能减少 50% 以上肺癌患者死亡。肺癌的发生与环境污染有密切关系，采取切实有效的措施减少环境污染，对预防肺癌无疑是有帮助的。

肺癌同其他恶性肿瘤一样，早期发现、早期诊断、早期治疗非常重要，“三早”也是获得良好治疗效果的主要因素。但是由于早期肺癌没有特别的表现，部分直径 1 厘米以下、位于肺周边的肺癌常常没有症状，为肺癌的早期诊断带来困难。但通过有针对性的体检或提高对肺癌早期症状的警惕性，可以使肺癌得到早期发现，从而获得理想的治疗效果。

美国的一项研究表明，低剂量螺旋 CT 的筛查可以使肺癌的死亡率降低

20%。目前大范围的肺癌普查仍有困难，但是对以下特定高危人群定期做体检，还是可以做到早诊早治的。

（1）长期大量吸烟者（每天20支、连续20年者）或被动吸烟的人群，特别是年龄大于40岁以上者。

（2）有10年以上的慢性呼吸道感染病史者，如慢性支气管炎患者、肺结核患者等，患肺癌的危险性较一般人群高。

（3）从事一些特殊行业、接触有害物质的人群，因长期接触致癌物如煤烟或油烟、放射线、石棉等也容易得肺癌。

（4）有肺癌或其他恶性肿瘤家族史的人群。

6.2 噎食病——食管癌

太行北麓有座城，那是美丽的林州城，那里有群英雄的人，他们是勤劳的林州人。然而，在这美丽的地方，却一度被“三不通”困扰：水不通，路不通，食管不通。所谓的食管不通指的就是危害人们健康的食管癌。英雄的林州人用勤劳的双手创造了人间奇迹，开凿了举世闻名的人工天河红旗渠，水通了，架桥修路，走向了山外的世界，路也通了，但是和食管癌的斗争还未取得最后的胜利。

食管俗称食道，顾名思义就是食物经口入胃的通道。食管癌是发生于食管最内层（黏膜层）的恶性肿瘤，随着肿瘤长大会造成食管腔的狭窄或阻塞，导致进食不顺畅，逐渐发展为口水、唾液也难以下咽。在向管腔内生长的同时癌细胞还会向外生长侵犯邻近组织，并向锁骨上窝及颈部淋巴结、肝、肺、胸膜及骨等处转移，危及患者生命。

食管癌是我国常见的恶性肿瘤，河南省林州市为高发区之一，多发生在30岁以上人群，发病率随年龄增长而升高，50~69岁人群最多见，男多于女，男女之比约为2:1。经过不懈努力，目前食管癌的发病率和死亡率都有了大幅度的下降，但要彻底征服食管癌仍任重道远。

【患病原因】

说起来食管癌也是一个非常古老的疾病了，早在数千年以前我国的古典医学著作中就有对食管癌病因的阐述。《黄帝内经》《诸病源候论》都用相当的篇幅论述了食管癌的发病原因。近几十年来，广大医学工作者更是对食管癌的病因进行了广泛而深入的研究，然而也只是找出了促使食管癌发生的一些诱因，确切的病因仍不十分清楚。

长期不良的生活或饮食习惯可能是食管癌的元凶。长期吃含亚硝胺较多（如腌制酸菜）或霉变的食品，喜欢吃过烫和过硬的食物，食物中缺乏维生素 A、维生素 B、维生素 C、蛋白质、新鲜蔬菜和水果等，都是食管癌发生的诱因。具有不良生活习惯，如长期大量吸烟、饮烈性酒、进食过快、口腔不洁或龋齿等的人，食管癌发病率也高于一般人群。

酸菜是用酸渍法保存的一种蔬菜，在不少地方常见。研究表明酸菜中含大量亚硝胺类化合物，可在胃肠道内合成为致癌物亚硝胺。同时酸菜缸内常有一层白色的霉苔，其中含有霉菌，可促进甲苄基亚硝胺对小鼠胃及大鼠食管的致癌作用。流行病学调查也发现，食用酸菜的总量与当地食管癌的死亡率成正比。

某些食管病变，如食管贲门失弛缓症、食管炎、食管良性狭窄、食管黏膜白斑等患者，食管癌的发病率也较高，可能与食管黏膜遭受长期不良刺激有关。

饮用水、粮食和蔬菜中缺乏锰、钼、铁、氯、锌、钠、硒、磷、碘，可能与食管癌发病有关。缺钼时植物中硝酸盐积聚，在一定条件下会促进亚硝胺致癌物的生成。

食管癌高发区患者中有家族史者可达27% ~61%，患者家族的外周淋巴细胞染色体畸变率较高。可见，遗传因素在食管癌的发病中有一定关系。

【患者的痛苦】

民间认为食管癌早期无症状，有症状即晚期，其实这种看法是不对的，只要加以留心，还是能够发现一些较早期症状的。

（1）咽部异物感。嗓子里干涩，像贴了树叶或菜叶一样，吐不出也咽不下，常常被误诊为慢性咽炎。

（2）颈部紧缩感。常会有脖子变粗或者是衣服领子变紧的不舒服感。

（3）咽下食物停滞感。进食时感觉食物似乎在某个地方停留了一下或者感觉食物下咽变慢。

（4）胸骨后烧灼样疼痛感。进食尤其是进食刺激性（过热、酸性、辛辣）食物时更为明显。

食管癌的早期症状可能不明显，或者一过性出现，也可能反复间断出现，很少持续存在，所以易被忽视，同时以上症状也不特异，也会出现在其他疾病中，容易被误诊。所以当高危人群或者高发区患者出现这些早期症状时应提高警惕，应及时做进一步的检查。

食管癌进一步发展时就会出现典型症状——进行性吞咽困难，先是吃固体或硬稠的食物有吞咽困难，继而半流质或细软的食物也吞咽困难，最后流质食物、水甚至唾液也难以下咽。

随着肿瘤的发展，食管腔阻塞、食物残渣潴留，出现反流与呕吐，呕吐物多为食物、唾液、黏液的混合物，有时有血迹、溃烂组织。癌组织外侵或椎体转移时会发生持续性、穿透性胸背部疼痛。声音嘶哑、呛咳、咯血、反复不愈的肺炎、肺脓肿（食管－气管瘘）则是食管癌晚期的表现了。

【诊断方法】

胃镜检查是诊断食管癌重要且必不可少的检查项目，通常也是首选检查。凡年龄在 50 岁以上，出现进食后食物停滞感或咽下困难者都要及时进行胃镜检查。胃镜检查可以直接观察到食管病变，同时可钳取病灶组织进行病理检查。胃镜检查发现食管有肿块或溃烂，并不能说明就是恶性肿瘤，因为一些良性病变，如食管结核、克罗恩病等也可出现类似的表现，因此，胃镜发现食管病变后钳取组织做病理检查是必需的。

胃镜发现食管癌，一般不容易判断其是早期癌还是晚期癌，因为癌症的早晚期并不是依据肿瘤的大小而定，不是通常人所理解的“肿瘤大就是晚期”，而是看肿瘤在食管壁的浸润深度。肿瘤浸润超过了食管壁的一半时就是进展期了。超声内镜检查可以观察到肿瘤的浸润深度，因此，为了确定治疗方案，医生常常会建议患者进行超声内镜检查。

影像学检查方法中以食管钡餐造影和胸部 CT 检查最常用。食管钡餐造影只能发现进展期或较大的食管癌病变，对早期癌或癌前病变则会漏诊。CT 检查也有类似的缺陷，但通过它可观察病变是否有食管外的转移或扩散，以选择合适的治疗方案。

【治疗措施】

食管癌的治疗包括外科治疗、放疗、药物治疗，以及手术加放疗或药物综合治疗。具体应该选哪一种治疗方法要根据病变部位、病变早晚及患者身体状况来决定。

手术是食管癌最主要的治疗方法，和其他很多肿瘤相比，食管癌的手术治疗效果是比较好的。对于全身情况好、主要脏器功能可以耐受手术、无远处转移、无顽固胸背疼痛、无声嘶及刺激性咳嗽，考虑病变可以切除者，优先采用手术。

除手术切除外，必要时还要在手术后辅助一些其他治疗，比如化疗、生物治疗、免疫治疗和中医药治疗，这都要视具体病情而定。

对于因各种原因不适合手术治疗的患者，化疗、放疗及化疗加放疗是可供选择的办法。当然还有一些患者暂时不适宜手术，但经过一定的治疗以后还可以再手术，这些手术前的治疗又叫做新辅助治疗或诱导治疗，目的是提高手术切除率和手术效果。

发现时已经晚期，或者身体状况不能手术也不宜放疗、化疗的个别患者，可采用中药和支持治疗以缓解症状、减轻痛苦。

【预防要素】

一级预防即病因预防，是降低食管癌发病率的最理想办法。由于食管癌的病因目前并不确定，所以难以真正进行一级预防，但通过以下措施能够使食管癌的发病率在一定程度上降低：①改变不良饮食习惯，不吃霉变食物，少吃或不吃酸菜，增加新鲜蔬菜和水果的摄入，补充维生素 C。霉变的食物一方面产生霉菌毒素或代谢产物，另一方面可促进亚硝胺的内合成，是导致食管癌的主要病因。多吃新鲜蔬菜或补充维生素 C 可阻断体内亚硝胺的合成。②改良水质，减少饮水中亚硝酸盐的含量。③推广微量元素肥料，纠正土壤中某些微量元素的不足。④积极治疗食管炎、食管白斑、贲门失弛缓症、食管憩室等与食管癌发生相关的疾病。应用药物和维生素 B_2 治疗食管上皮增生，以阻断癌变过程。⑤食管癌具有家族聚集现象，对 3 代人中发生过 2 例以上食管癌的家庭中 40 ~ 69 岁的成员定期体检，提供预防性药物或维生素，劝导改变生活习惯等，对降低食管癌发病率具有一定的积极意义。

在病因尚未彻底弄清楚的情况下，二级预防是食管癌预防的重要方向。二级预防是指食管癌的早期诊断、早期治疗。食管癌的发生、发展是一个缓慢的多阶段过程，从食管黏膜上皮癌变到患者出现临床症状，需数月到数年甚至十几年时间。只要我们足够重视，采取相应措施，食管癌的早诊、早治还是大有可为的。对高发区人群进行普查，高危人群定期体检，提高对早期症状的警惕性，及时进行胃镜等检查是食管癌二级预防的三大关键。

目前，我国肺癌高发病率的势头还没能被遏制，肺癌高病死率的现实还令人困惑，但是我们也有理由相信，通过控烟和改善生活习惯、防治污染一定可以使肺癌发病率降低，更多肺癌分子靶点的发现和分子靶向治疗药物的应用，也将使肺癌的治疗打开一片新天地。光明在前，让我们共同期盼。

食管癌仍是危害人类健康的常见肿瘤，在局部地区尤其高发，目前的诊治还没有取得根本突破，但是经过几十年的研究，也取得了令人瞩目的成绩，昔日高发区的发病率已大幅降低，我国的治疗水平居世界前列。相信将来病因预防、早期诊治、微创治疗都会取得进步，使食管癌的发病率不断下降，治愈率和病人生活质量不断提高。

7 腹部肿瘤

这一章介绍的腹部肿瘤包括胃癌、肝癌、胰腺癌、大肠癌等四种消化系统肿瘤和肾癌、膀胱癌两种泌尿系统肿瘤。

四种消化系统肿瘤是目前比较常见的恶性肿瘤，也是对生命威胁比较严重的恶性肿瘤。2009 年的统计结果表明，我国胃癌的发病率为 36.21/10 万，死亡率 25.88/10 万。胃癌患者男性多于女性，死亡率在男女之间为（1.5～2.5）:1。胃癌的死亡率通常在 35 岁以下较低，40 岁以后迅速上升，55 岁以上占 70%。但令人担心的是，胃癌正在向年轻人逼近，19～35 岁患者的比例已从 40 年前的 1.7% 升至 3.3%。

肝癌素有癌中之癌之称，足见它对健康威胁有多么严重。2009 年的统计结果表明，我国肝癌的发病率为 28.71/10 万，死亡率 26.04/10 万。肝癌的男女发病之比为（2～5）:1，可发生于任何年龄，以 40～59 岁人群为多。

胰腺癌虽然发病率较低，但死亡率却相对较高。2009 年的统计结果表明，我国胰腺癌的发病率为 7.28/10 万，死亡率 6.61/10 万。胰腺癌多发生在中老年人群，50 岁以上患者数量约占总发病数的 93%。40 岁以上者年龄每增加 10 岁，胰腺癌的发病率将递增 1～5 倍。

大肠癌包括结肠癌和直肠癌，是消化道恶性肿瘤中常见的一种癌，发病率仅次于肺癌、胃癌和食管癌。2009 年的统计结果表明，我国胰腺癌的发病率为 29.44/10 万，死亡率 14.23/10 万。本病男性多于女性，男女发病之比为（1.1～3.4）:1，好发于 30～50 岁。

肾癌是最常见的肾实质性肿瘤。肾癌多发生于 50～70 岁人群，男性比女性发病率高一倍以上。

膀胱肿瘤是泌尿系统最常见的肿瘤，膀胱癌也是我国常见的恶性肿瘤之一。膀胱癌的高峰年龄组为60～69岁，男女发病率之比约为4.8∶1。

7.1 曾经的第一杀手——胃癌

斗转星移，寒暑交替，多年已成往昔，但许多人仍对著名公益歌手丛飞记忆犹新，他曾被评为新中国成立以来100位感动中国人物之一。虽然只是一位歌手，他的事迹却令人动容：自己省吃俭用，却长达11年资助183名贫困儿童。他很年轻，才37岁，却在春暖花开、万物复苏的2006年春天溘然长逝，夺去他生命的正是可恶的胃癌。痛定思痛之后，不少人发出了“让我们爱护自己的胃”的呼吁。

胃的外形与挂着的弯辣椒相似（弯向右侧），上端是胃的入口称为贲门，下右端为胃的出口称为幽门，上部称胃底、中部称胃体、下部称胃窦，胃壁从内到外由黏膜层、黏膜下层、肌层和浆膜层组成。

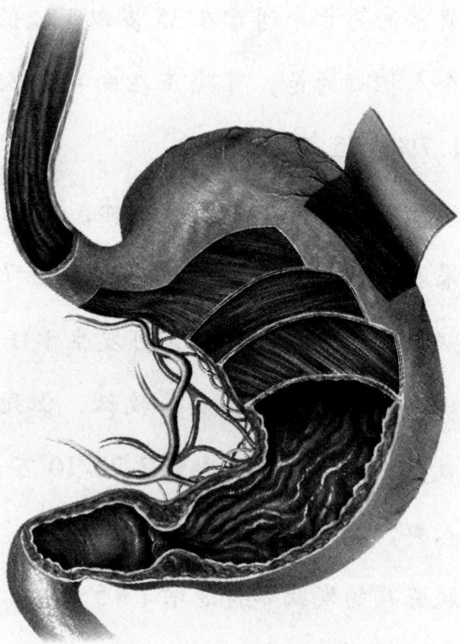

胃癌起源于黏膜上皮细胞，可发生于胃的各个部位，侵犯胃壁的不同层次。局限在黏膜内或黏膜下层的称为早期胃癌，侵犯达肌层以下或转移到胃以外区域的叫进展期胃癌。

我国是胃癌的“重灾区”，发病率和死亡率是世界平均水平的两倍多，胃癌曾经高居恶性肿瘤死因的榜首，号称癌症中的“第一杀手”。随着人们膳食方式的改变和对幽门螺杆菌的治疗，胃癌发病率有所下降，不过仍处在“前三甲”，是我国第三大常见肿瘤。

胃癌的发病率随着年龄的增加而升高，发病高峰年龄在50～80岁，但令人揪心的是，胃癌正在向年轻人逼近，19～35岁患者的比例已从40年前的1.7%

升至3.3%。

胃癌治疗效果好坏与病期早晚及诊治手段关系密切，早发现是改善疗效、提高生存率的关键。早期胃癌治疗后90%以上能生存5年以上或治愈。技术的发展尤其是胃镜检查的普及，为发现早期胃癌提供了有效手段。胃癌的治疗新方法也不断涌现，如早期胃癌的内镜治疗、胃癌的热灌注治疗、分子靶向治疗及免疫治疗等。

【患病原因】

和大多数肿瘤一样，胃癌的病因也不十分明确，但普遍认为以下因素与胃癌发生有重要关系。

（1）饮食因素。人们总认为胃是一个“皮实的囊”，“苦辣酸甜都可进，软硬热凉皆能装”，殊不知，如果不加节制，胡吃海喝，胃也会“伤不起”。

饮食与胃癌关系密切。网络有一则消息称一24岁女大学生连吃一个月泡面后患了胃癌，引起了人们震惊。大餐后享受一道美味的甜品，这是许多人的习惯，但甜品暗藏许多致癌因素，长期食用会增加患胃癌风险。其他不良的饮食方式如经常摄入霉变食物、咸菜、烟熏及腌制鱼肉等真菌毒素含量较高的食品，以及香肠、腊肉等都会增加发生胃癌的风险。

长期不规律饮食、进食过快、吃过烫的食物、暴饮暴食亦是引起胃癌的因素。“早餐没空吃、午餐凑合吃、晚餐应酬吃、夜宵地摊吃”，是上班族的生活缩影，长此以往也会增加发生胃癌的风险。

（2）胃部疾患。胃炎（特别是萎缩性胃炎）、胃溃疡、胃息肉等疾病如果不能得到及时有效治疗的话，其中有一部分会发生癌变。

（3）地理环境因素。胃癌的发病率有一定的地域差异，这种差异的原因到底是土壤、矿物质、种族和生活习惯的不同，还是其他因素造成的目前还不得而知。

（4）精神神经因素。“终日郁郁寡欢，喝酒又吸烟”的人胃癌发病率高于常人是不争的事实。长期精神忧郁、压抑，其免疫功能受到抑制，抵抗力下降，会促进癌的发生和发展。

（5）幽门螺杆菌感染。幽门螺杆菌（HP）是生长在人胃中的一种螺旋形细菌，可通过手、不干净的餐具、不干净的食物进入胃内并互相传播。可以引起许多胃部疾病，如胃炎、胃溃疡、淋巴增生性胃淋巴瘤等。幽门螺杆菌虽然不会直接导致癌的发生，但其引起的胃部疾病长期不愈则有可能癌变，由此看来幽门螺旋杆菌虽不是胃癌的“元凶”，却是“帮凶”，对胃癌发生脱不了干系。

(6) 遗传因素。流行病学调查显示，胃癌的发病具有家族聚集倾向，胃癌患者亲属患胃癌的概率要高一些，尤其是患者子女，患病概率比常人高4倍。资料表明胃癌患者中A型血者较O型血者为多。这些都说明遗传可能是胃癌发病的原因之一。

【患者的痛苦】

如果不提高警惕性，要想早期发现胃癌还真不是件容易的事，原因是：这一“癌妖”既善于“隐藏”又善于“伪装”。说它善于隐藏是许多胃癌患者在早期并无明显症状和痛苦，及至患者感到难受的时候已经到了疾病晚期；说它善于伪装是大多数的早期胃癌以其他疾病的“面目”出现，医学上称为症状缺乏特异性。

比较常见的是出现上腹不舒服，如轻度胃部疼痛、膨胀沉重感，心窝部隐隐作痛，常被当成胃炎或“老胃病”治疗，症状也可能暂时缓解。也有一些会发生和胃十二指肠溃疡非常相似的节律样疼痛。

另一些患者可能有食欲减退、恶心呕吐、胃胀、嗳气、反酸等消化不良症状，尤其是食欲不好又伴有胃部疼痛时必须高度重视。

息肉样和溃疡样早期胃癌，可表现为上消化道出血，出现又黑又亮类似柏油一样的大便——柏油样便，为病灶表面糜烂或癌肿侵犯毛细血管，引起长期少量出血所致，也可见于病灶较平坦的早期胃癌。其特点是药物治疗不易控制。凡无胃部疾患的老年人，一旦出现黑便应警惕胃癌的可能。

另外，不明原因的消瘦、乏力、精神不振而且呈进行性加重也是胃癌的常见信号。进展期胃癌的后期消瘦乏力就更明显了。

慢性胃病患者近期内疼痛、上腹饱胀的性质改变、程度加重、节律变化、服药后不能缓解，并出现消瘦乏力等，都要警惕胃癌的发生。

【诊断方法】

胃癌的症状既不明显又不典型，多以假面具示人，即便是提高警惕仅靠病史和临床表现也难以确诊，要对胃癌做出明确的诊断必须借助一些检查手段。

纤维内镜检查是诊断胃癌最直接、准确有效的方法，可直视下发现胃黏膜的微小病灶，并可进行活组织检查来帮助确诊，诊断胃癌的准确性达 90% 以上，许多早期胃癌的小病灶也可以通过胃镜发现，所以，胃镜检查是诊断胃癌的首选方法。

X 线钡餐检查是胃癌诊断的重要方法，可清楚显示胃轮廓、蠕动情况、黏膜形态、排空时间，有无充盈缺损、龛影等。气钡双重对比造影对胃癌诊断的准确性较常规钡餐检查有所提高。

B 超检查可了解周围实质性脏器有无转移；胃镜下超声、螺旋 CT 及磁共振检查可了解胃肿瘤侵犯情况，与周围脏器关系，有无切除可能等。

胃癌肿瘤标记物 CEA、CA199、CA724 阳性率为 40% ~60%，可以作为诊断胃癌的参考，多个肿瘤标志物的连续监测也许可以像雷达一样监视着体内有无癌细胞，但是目前仅靠这些标志物还不能做出有无胃癌的诊断。

【治疗措施】

同大多数癌症一样，胃癌的治疗也有手术、化疗、放疗“三板斧”。

第一板斧是手术，是目前治疗胃癌的主要方法，也是有可能治愈的唯一途径。胃癌的手术治疗有“一大一小”两个趋势。“大”就是根治术，手术切净癌灶（R0 切除）、转移的淋巴结和癌灶周围一定范围的正常胃壁；“小”就是使术后并发症最小、术后各种生理功能的损伤最小。当然这种“彻底根治”只能是在肉眼水平上达到的，是相对的，并不是百分百地清除了体内所有癌细胞，不代表胃癌“除根”了。对于不能做根治切除的病例，还可以争取姑息性切除，以缓解症状、减少并发症、延长生命。

第二板斧是化疗，化疗在胃癌综合治疗中占有重要地位，在不适合手术及术后复发转移的晚期患者治疗中居主导地位。为提高手术治疗的疗效，弥补手术之不足，化疗也可以和手术结合应用。估计手术切除局部癌灶有困难者，可进行短程化疗（新辅助化疗），然后再手术；术后给予辅助化疗或化疗 + 放疗可提高手术效果。

第三板斧就是放疗了。以往认为胃癌不适合放疗，胃癌大多为腺癌，对放射线呈中等敏感，当达到杀灭肿瘤的放射量时，正常胃黏膜和邻近正常器官对放射线敏感性高，易引起放射损伤，所以放疗并不作为胃癌单独的治疗方式并且很少应用。近年来由于治疗方法的改进，很多胃癌已开始使用放疗。据研究给胃癌患者 40Gy 照射后，癌巢有变性、破坏甚至消失者占 72%。开展术前、术中及术后放疗的胃癌患者越来越多。不能手术治疗的患者采用放疗 + 化疗也明显提高了疗效。

除此之外，免疫治疗和腹腔热灌注治疗也已成为胃癌治疗中的新方法。

胃癌患者免疫调节能力下降，机体对癌细胞的杀伤能力减退，改善患者机体免疫状态，提高机体免疫功能和内在抗癌能力，可以直接或间接地导致肿瘤消退。免疫治疗在胃癌的治疗中越来越显现出价值。

针对胃癌腹腔内游离肿瘤细胞和微小癌转移灶，近年来腹腔热灌注治疗作为一种新兴的治疗方法越来越受到重视。此法就是将化疗药物与温热灌注液混合加热到一定的温度，灌注到恶性肿瘤患者的腹腔中，运用癌细胞和正常组织对温度耐受的特殊性差异来治疗肿瘤。

【预防要素】

穷凶极恶的胃癌危害着人类，发现稍晚就有可能夺去人的生命，早期发现、正确治疗虽有治愈可能，但患者要忍受手术、放疗、化疗的痛苦，承受经济和精神的压力。预防是减少胃癌伤害最好的办法，虽然胃癌的病因非常复杂，但医学专家已经总结了一些胃癌预防的措施。

第一，胃癌预防包括一级预防和二级预防。所谓一级预防就是减少或消除各种致癌因素，降低发病率。首先要管住嘴，少吃或不吃盐腌、烟熏、油炸和烘烤食物，不吃霉变食物，戒烟限酒。多吃新鲜蔬菜和水果，多饮牛奶。养成良好的饮食习惯，定时定量进食，细嚼慢咽，不暴饮暴食，不吃过于刺激和过烫的食物。进食时情绪愉快，心情开朗。

第二，积极治疗胃部慢性疾病如萎缩性胃炎伴肠上皮化生、异常增生，久治不愈的胃溃疡、胃息肉等。清除幽门螺杆菌的重度感染。

第三，对胃癌的高危人群，如接受过胃部手术、有胃息肉、有家族肿瘤疾病、有家族胃癌史、有恶性贫血及长期工作在含有大量烟尘、石棉和镍环境的人，应该定期做胃癌的筛查。

但是，由于目前胃癌的原因并不真正清楚，一级预防的效果还不尽如人意，我们还必须重视二级预防，也就是胃癌的早发现、早诊断、早治疗。普查和早诊断是胃癌二级预防战车的两个轮子。对胃癌高发区人群来说，普查是最重要的措施。凡年龄在 40 岁以上、有较长时间胃病史者应列为普查对象。

建立胃病专科门诊，做好易感病例的随访也是有效预防措施之一。加强宣传教育，使人们重视自身身体变化，出现相应不适，要及时进行胃镜检查，一旦发现早期胃癌，尽早手术，可延长生存期、增加治愈率。

胃癌多发且险恶，但我们不能坐以待毙，通过改变不良的生活习惯可以使其大大减少；胃癌难治，但我们不能无所作为，早诊早治才有希望痊愈，姑息支持，也能减轻痛苦，延长生命。随着科学技术的不断发展，对肿瘤的研究和诊治不断完善，胃癌的发病率将会不断降低，治愈率将会大幅度提高。虽然战胜胃癌尚未有穷期，但遥远的地平线上已露出胜利的曙光！

7.2 癌中之王——肝癌

1925 年 3 月 12 日，“中华民国”与中国国民党的缔造者孙中山先生，因患病医治无效在北京逝世，终年 59 岁。夺去孙中山先生生命的正是肝癌。

1964 年 5 月 14 日，优秀的共产党员、党的好干部、中共河南省兰考县委书记焦裕禄同志因病不幸逝世，年仅 42 岁。夺去焦裕禄同志生命的疾病也是肝癌。

肝癌是起源于肝脏的恶性肿瘤。原发性肝癌常见的类型有肝细胞癌、肝内胆管癌和肝细胞与胆管混合癌。肝癌的高发年龄为 45 ~ 55 岁，男性多于女性，男女比例为 3∶1。肝癌是我国常见的恶性肿瘤之一，其发病率在所有恶性肿瘤中排在肺癌、胃癌、大肠癌之后位居第四。然而，因为其恶性程度高，病情发展迅速，往往在较短时间内危及患者生命。在癌症死因中，肝癌仅次于肺癌跃居第二位。“癌中之王”的称谓也因此而得名。

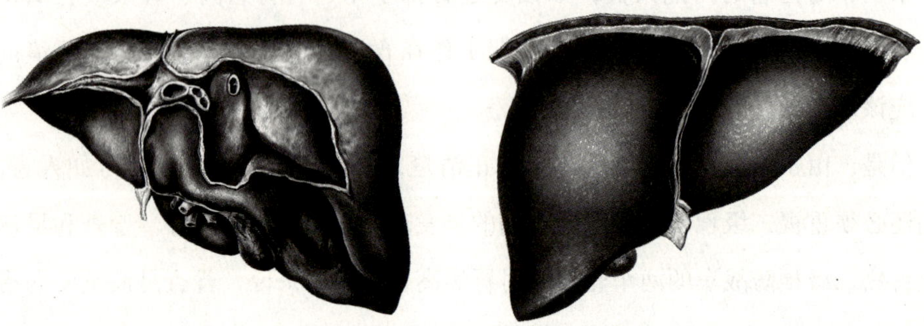

【患病原因】

肝癌是一个多因素疾病，并且不同地区肝癌的致病因素也各有差异。在我国，肝癌的主要病因有病毒性肝炎、食物受黄曲霉菌污染以及饮用水污染，其他相关因素还有吸烟、饮酒、遗传等。

引起肝炎的病毒有多种，与肝细胞癌发生有关的病毒主要是乙型肝炎病毒和丙型肝炎病毒。我国的调查资料表明，肝细胞癌患者血中有乙肝病毒感染证据者可达90%。总的来看，有乙肝病毒标志物者发生肝癌的机会比没有乙肝病毒标志物者约高10倍。另有资料显示，在一些没有乙肝病毒感染证据的肝癌患者中，却发现了较高的丙肝病毒感染率，因而认为，这部分肝癌的发生与丙肝病毒有关。

黄曲霉菌也是一个引发肝癌的重要原因。长期存放于潮湿环境中的食物，如花生和谷物，最容易滋生黄曲霉菌。人们吃了含有黄曲霉菌毒素的食物，经过肝脏代谢，可以产生一种化合物，这种化合物会破坏肝脏细胞的遗传物质，使肝脏细胞功能受损，久而久之，就会诱发肝癌。

引起肝癌的另一个独立因素是饮用污染的沟塘水。我国的科学家在肝癌高发区发现，饮用沟塘水的居民肝癌发病率比一般居民高2.6倍；而饮用井水居民比一般居民低1/3；改饮井水后居民的肝癌发病率有下降趋势。

另外，长期喝酒和吸烟也是诱发肝癌的危险因素。酒精主要在肝脏代谢，少量的酒精肝脏可以完全代谢，对肝脏可不产生明显损伤。但大量或者持续饮酒，肝细胞就会受到损伤，从而引发酒精性肝炎和肝硬化，进而还可发展成为肝癌。

【患者的痛苦】

肝脏是一个代偿能力很强的器官，肝脏的局部病变一般不会导致其功能改变。所以肝癌早期患者甚至个别晚期的患者也没有明显症状。

肝癌的常见症状有肝区疼痛、食欲减退、腹胀、腹部肿块、黄疸、发热、消瘦、乏力等。

肝区痛主要是因为肿块增大引起肝包膜紧张所致，主要表现为钝痛。出现肝破裂出血时，也可引发剧烈腹痛。食欲减退与肝功能受损、肿块压迫、腹胀有关。一些患者可在肋弓和剑突下感到或触到肿块存在。当胆管受累影响胆汁排出时，可出现黄疸；晚期患者可出现发热、消瘦、乏力、贫血等恶病质症状。

【诊断方法】

诊断肝癌首先要根据病史及临床症状，建立疑诊后再做必要的辅助检查。常用的辅助检查有肿瘤标志物检查、B 超、CT、磁共振成像等。当然，最终诊断依然要靠病理检查。

肿瘤标志物甲胎球蛋白（AFP）是诊断肝细胞癌比较可靠的指标，一般来讲，血清 AFP > 500 μg/L 持续一个月，或 AFP > 200 μg/L 持续 2 个月，即可做出肝细胞癌的诊断。

B 超、CT、磁共振成像各有优势，在肝癌诊断中具有重要价值。这些影像学检查可决定肿瘤的部位、大小、数目、与周围的关系、血管及胆管受侵情况等。增强 CT 和磁共振检查更能帮助病变的定性及与其他疾病的鉴别诊断。B 超引导下的穿刺活检以及术后病理检查可对肝癌做出明确诊断。

【治疗措施】

随着科技的进步，肝癌的治疗方法也在不断增多。传统的手术治疗仍是主要治疗手段，对于能够手术的病变，一定要想方设法予以切除。对于不能切除的肝癌，采取积极的介入治疗，也能获得比较满意的效果。常用的介入治疗有肝动脉化疗栓塞（TACE）、射频消融术（RFA）、经皮酒精注射（PEI）、氩氦刀等。

TACE 就是在 X 线电视引导下，将一根导管选择性插入肿瘤供血动脉后进行动脉造影，了解供血动脉和肿瘤血管的分布情况，然后经导管灌注化疗药物或栓塞药物。化疗药物可以直接杀灭癌细胞。栓塞药物可以堵塞肝癌组织的血管，让肝癌组织得不到充足的养分，无法生长而坏死。

肝癌组织对热的耐受能力比正常组织差。在特定温度下，因肿瘤组织缺乏调节和散热功能，会发生凝固性坏死，而正常组织不受损伤或轻度损伤。RFA手术就是利用这个原理，用射频针直接插入肝癌组织，射频针发出射频波，射频波会使周围组织温度升高（为90～120 ℃），并且向周围传导，使局部癌组织发生热凝固性变性和坏死。

海扶刀技术是我国科研工作者研究成功的一项新技术，全称为高强度聚焦超声治疗技术。普通超声只能诊断疾病，并不能治疗疾病。而海扶刀利用超声原理，增强超声脉冲的能量，可以在不开刀的条件下将能量聚集，好像凸透镜聚焦一样，使局部组织温度升高到60 ℃以上，使癌组织凝固性坏死，达到治疗肝癌的目的。

氩氦刀可以通过低温来治疗肝癌。氩氦刀是利用超低温冷冻消融肿瘤的设备，先使组织迅速降温，最低能达到－140 ℃，然后再迅速加热到20 ℃，通过急速复温，消除肿瘤。

另外，还可以根据具体病情采取放疗、化疗、生物免疫治疗及肝脏移植等疗法。

【预防要素】

肝癌尽管险恶，但如果能够采取得力的预防措施，仍可以有效减少其对人类的伤害。科学接种乙肝疫苗，积极治疗乙型肝炎，避免或减少丙型肝炎病毒的感染，就可以有效预防与病毒有关的肝细胞癌的发生。不吃霉变食物，改良饮水品质，限制酒精摄入量，也可减少部分肝癌的发生。

肝癌难治主要是指晚期肝癌。其实，肝癌如能早发现、早诊断、早治疗，其效果还是很理想的。临床研究结果表明，小肝癌切除后的5年生存率可达60%，而大肝癌切除后的5年生存率只有30%，不能切除的晚期肝癌就更低了。由此可见，定期体检，及时发现早期肝癌，也可有效减少肝癌死亡率。

7.3　逐渐增多的大肠癌

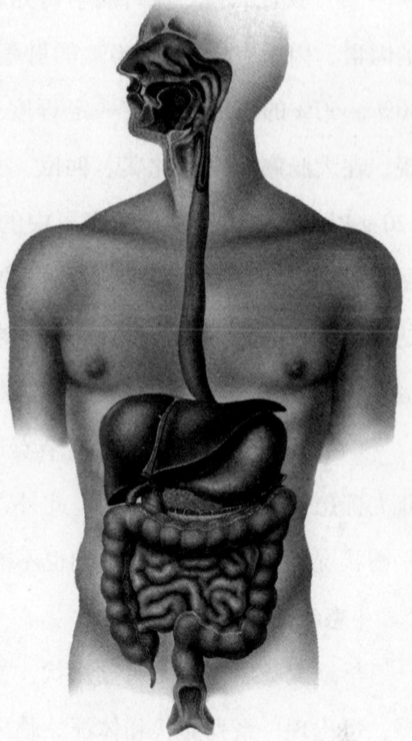

1993年1月20日，好莱坞巨星奥黛丽·赫本，因大肠癌病重不治，死于瑞士洛桑的家中，终年63岁。她曾因《罗马假日》《窈窕淑女》等电影而在中国家喻户晓。那么，什么是大肠癌？我们应该怎么去发现、预防、治疗大肠癌呢？

大肠癌包括结肠癌和直肠癌，是消化道恶性肿瘤中常见的一种癌，发病率仅次于肺癌、胃癌和食管癌，在我国大部分省市死亡率排在恶性肿瘤死亡率的4~5位。尤其值得关注的是，大肠癌的发病率、死亡率近年来有明显的上升趋势。

【患病原因】

大肠癌的发生是大肠黏膜上皮受遗传和环境多种因素作用导致多基因改变的结果。大肠癌流行病学的许多研究表明，大肠癌可能的病因是社会经济的发展、生活方式的改变，尤其与膳食结构的改变密切相关，与环境、遗传等其他因素也存在一定的相关性。

（1）遗传因素。据估计在至少20%的大肠癌患者中，遗传因素起着重要的作用。国外研究发现伦敦一般人群一生中患大肠癌的危险性为1/50，但一级亲属（包括父母、兄弟姐妹、子女）中有患大肠癌者，此危险性升至1/17。目前易患大肠癌的几种遗传性综合征已经被确定，比如家族性腺瘤性息肉病便是一种常染色体显性遗传病，如不治疗，日后均将变成大肠癌。

（2）良性病变恶变。大肠腺瘤等属癌前病变，多数的研究认为80%以上的大肠癌是发生在先存的腺瘤基础上；溃疡性结肠炎患者中大肠癌发病率也明显升高，是一般人群的5.7倍。此外，克罗恩病、血吸虫卵、慢性憩室炎及久治不愈的肛瘘也可诱导癌的发生。

（3）饮食因素。流行病学研究表明，在肿瘤发病中饮食因素是一种极为重要的因素，因为有70%～90%的肿瘤发病与环境因素和生活方式有关，而其中40%～60%的环境因素在一定程度上与饮食、营养有关。世界范围内的调查发现，在大肠癌高发的北美、西欧、澳大利亚等地区，人们每天进食的脂肪量在120 g以上。在大肠癌发病率居中的波兰、西班牙等国家，每人每天摄入的脂肪量在60～120 g。而在大肠癌低发的哥伦比亚、斯里兰卡、泰国等国家每人每天的脂肪摄入量只有20～60 g。高发区大肠癌的发病率是低发区的6倍以上。中发区大肠癌的发病率是低发区的3倍左右。

（4）不良生活习惯。生活节奏加快，缺乏运动导致肥胖等，也是导致部分青年人罹患大肠癌的主要原因。此外，诸如饮酒、吸烟、高血压、糖尿病、性激素平衡状况等对肿瘤发生的影响也不能忽视。

【患者的痛苦】

早期大肠癌多数无明显症状，或仅表现为癌前病变的症状。但随着病变的进展，可出现一系列症状和体征。临床上常见的症状与体征可归纳如下：

（1）便血。肿瘤表面与正常黏膜不同，在与大便摩擦后甚易出血。低位大肠中大便干硬，故便血最常见。因病变距肛门较近，血色多呈鲜红色或暗红色，且往往是血、便分离。出血量较多时可见到大便呈棕红色、果酱样。当长期慢性失血超过机体造血的代偿功能时，患者还可出现贫血。一般来说，病期越晚，出现贫血的频率越高，贫血程度越严重。

（2）肠梗阻。当肿瘤长至相当体积或浸润肠壁肌层时，可引起肠管狭窄，肠腔变小，肠内容物通过受阻。此时可出现肠鸣、腹痛、腹胀、便秘、排便困难等肠梗阻症状。病灶位于直肠时，可出现大便变形、变细，排便费力，不易一次排净，大便次数增加或有里急后重的感觉，进一步发展即可出现部分性甚至完全性肠梗阻。左半结肠的肠内容物比右半结肠的干稠，故阻塞症状往往较常见，发生肠梗阻的机会比右半结肠癌多1倍左右。

（3）其他原发灶引起的症状。绒毛状腺瘤常分泌较多的黏液，由其演变而来的大肠癌，常有黏液便。20%～30%的结肠癌患者在确定诊断时可触及腹块。腹块是右半结肠癌最常见的症状之一，有报道其占就诊时症状的79.1%。由于结肠癌的生物学恶性行为一般比胃癌、胰腺癌等为低，因此往往肿瘤可长至相当体积而尚未出现远处转移。当癌灶呈深溃疡穿透肠壁时可发生穿孔。其中一半的穿孔可造成肠内容物进入腹膜腔造成腹膜炎，其余的则局部形成脓肿或蜂窝织炎。有穿孔的患者预后差，癌细胞播散种植，日后局部复发多见，死于癌的危险性为无穿孔者的3.4倍。

（4）肿瘤外侵、转移引起的临床表现。直肠癌扩散出肠壁在盆腔内有较广泛浸润时，可引起腰骶部酸痛、胀坠感，还可出现坐骨神经痛或闭孔神经痛、尿道梗阻、尿毒症等。

大肠癌发生血道转移的情况常见，肝脏为最常见的血道转移部位，文献报道有8%~25%的患者在确定诊断时已有肝转移，而大肠癌手术切除后的患者在随访中又有20%~30%发生肝转移。除此之外，肺、骨、卵巢、脑等也是容易出现转移的部位。

结肠癌也常发生淋巴道转移，可表现为左锁骨上淋巴结、腹股沟淋巴结肿大，以及下肢水肿、阴囊或阴唇水肿等。

当癌侵及浆膜层时，癌细胞可脱落进入腹膜腔，种植于腹膜面。膀胱－直肠凹（或子宫－直肠凹）为腹膜腔最低的部位，癌细胞易集积种植于此。直肠指诊（或阴道－直肠指检）可触及该处有种植结节。当腹膜面广泛种植播散时可出现腹水或种植灶浸润压迫肠管而致的肠梗阻。

【诊断方法】

检查应遵循由简到繁的步骤进行，常用的方法有以下几项。

（1）直肠指诊。我国下段直肠癌远比国外多见，75%以上的直肠癌可在直肠指诊时触及，所以直肠指诊是早期发现直肠癌的重要检查方法。直肠指诊可查出癌肿的部位、距肛缘的距离及癌肿的大小、范围、固定程度、与周围脏器的关系等。

（2）大便隐血检查。它是目前发现结肠癌使用最广泛的筛查方法，简单、方便、价格低、容易接受，适合初级筛查。

（3）粪便DNA检查。它是通过分子生物学方法提取粪便中微量的来自于肠壁脱落细胞的 DNA。假如肠壁脱落细胞中存在肿瘤细胞，则肿瘤细胞中特异的基因突变或遗传改变将可被灵敏的 PCR 方法检测到。

（4）肿瘤标记物检测。使用较多的有血清癌胚抗原（CEA）及肠癌相关抗原（CCA）。尽管这两个标志物并非结肠癌所特有，但多次检查观察其动态变化，对大肠癌的预后估计及监测术后复发还是有一定的意义。其他肠道相关肿瘤标志物如 CA242、CA199、CA50 等对大肠癌诊断的特异性和敏感性均低，联合测定可提高诊断的敏感性和阳性预测值。

（5）钡灌肠 X 线检查。它是结肠癌的常规检查之一，但对直肠癌的诊断意义不大，且对较小的大肠癌易漏诊。应用气钡双重造影技术，可清楚显示黏膜破坏、肠壁僵硬、结肠充盈缺损、肠腔狭窄等病变，提高诊断正确率。

（6）内镜检查。包括直肠镜、乙状结肠镜和结肠镜检查。目前多采用全结肠镜检查，可观察全部结肠，直达回盲部，并能对可疑病变进行组织学检查，有利于早期及微小结肠癌的发现。

（7）胶囊内镜。胶囊内镜具有检查方便、无创伤、无导线、无痛苦、无交叉感染、不影响患者的正常工作等优点，扩展了消化道检查的视野，克服了传统的插入式内镜耐受性差、不适用于年老体弱和病情危重者等缺陷，可作为消化道疾病尤其是小肠疾病诊断的首选方法。

（8）其他。结直肠腔内超声扫描可清晰显示肿块范围大小、深度及周围情况，可分辨肠壁各层的微细结构。CT 及磁共振成像检查对了解肿瘤肠管外浸润程度以及有无淋巴结或肝转移有重要意义，对大肠癌复发的诊断较为准确。

【治疗措施】

治疗上倡导以手术切除为主的综合治疗方案。多数原发肿瘤可进行根治性切除，如不能施行根治手术，仍可进行姑息性切除，使梗阻、出血等症状得到缓解，改善患者生存质量。综合治疗方案包括以 5－氟尿嘧啶为首选的化疗、放疗、热疗、免疫治疗、中医中药治疗，以及新近出现的靶向治疗等。

（1）手术治疗。手术是治疗大肠癌最有效的方法。大肠癌手术的基本原则与肿瘤手术的基本原则一致，概括起来说，就是根治性、安全性、功能性“三性”原则。其中，在肿瘤能够切除的情况下，首先要求遵循根治性原则，其次考虑到安全性，最后才尽量考虑功能性原则。具体手术方式可分为局部切除术、肠段切除术、根治术、联合脏器切除术及姑息性肿瘤切除术等。

（2）化疗。可对患者进行术前化疗，防止癌细胞进一步扩散。也可采取术后继续化疗，以彻底清除癌细胞，减小肿瘤复发的可能性，提高治愈率。

（3）放疗。放疗通常作为手术和化疗的附加手段，可以减少肿瘤复发的概率。但是否采用放疗，应根据患者病情、身体素质等因素综合考虑。直肠癌术后5年内复发转移死亡的患者中约一半死于局部复发，如直肠癌手术后盆腔、吻合口、会阴部等的局部复发。放疗在一定程度上可起到预防和治疗局部复发的作用。

【预防要素】

预防大肠癌应做到以下几点：

（1）良好的饮食习惯。改变“三高一低”，即高热量、高脂肪（油）、高蛋白（肉类）、低纤维素的饮食习惯；少吃烧烤、煎炸食物；多吃粗粮、蔬菜等含纤维素多的食物。

（2）保持大便通畅。粪便中有许多有害致癌物质，若长期居留，对大肠癌的发生会起到推波助澜的作用。

（3）预防肠道疾病。积极治疗癌前疾病，如克罗恩病、溃疡性结肠炎、便秘、血吸虫病及息肉等。发现大便习惯、次数、性质改变，大便表面附着血液及黏液或脓血，腹部隐痛、便意频繁、进行性贫血、无原因消瘦等蛛丝马迹应及时看医生。

（4）高危人群定期普查。有家族大肠癌史、腺瘤性息肉、长期慢性结肠炎者，以及40岁以上中老年人出现原因不明大便异常者，应及时进行大便隐血及脱落细胞检查，若为阳性就再做电子结肠镜检查。

目前，我国大肠癌的早期发现率比较低，很多患者一发现就是晚期。因此，在大肠癌的防治中，尤其要重视“早发现，早诊断，早治疗”的原则。

中国人的大肠癌与西方人比较有三个特点：直肠癌比结肠癌发病率高，为(1.5~2):1；低位直肠癌在直肠癌中所占比例高，约占75%，大多数直肠癌可在直肠指诊时触及；青年人（<30岁）比例增高，约占15%。目前本病的早期

诊断仍有困难，手术后5年存活率较低，对人民健康危害极大。

随着科学技术的进步，一些新的诊断、治疗方法已经逐渐显示出良好的前景。比如检测血清肿瘤相关miRNA来早期诊断大肠癌，以及将靶向治疗技术和肿瘤的基因治疗相结合应用于肿瘤治疗。大肠癌的发病率正在逐年上升中，从几十年来大肠癌治疗药物的进展和疗效不断改善的进程来看，不断寻找新的诊疗措施、药物必将有效改善其预后。

7.4 不易外露的胰腺癌

2007年9月6日，世界三大男高音之一的意大利歌唱家帕瓦罗蒂因病去世，世界从此失去了一个伟大的艺术家。

2011年10月6日，苹果公司对外宣布了联合创始人斯蒂夫·乔布斯因病去世的消息。

夺去两位巨匠生命的正是胰腺癌。胰腺因为在人体内的位置较深而不容易发现病变，胰腺癌一旦出现症状，往往已属晚期。再加上各种治疗措施效果都比较

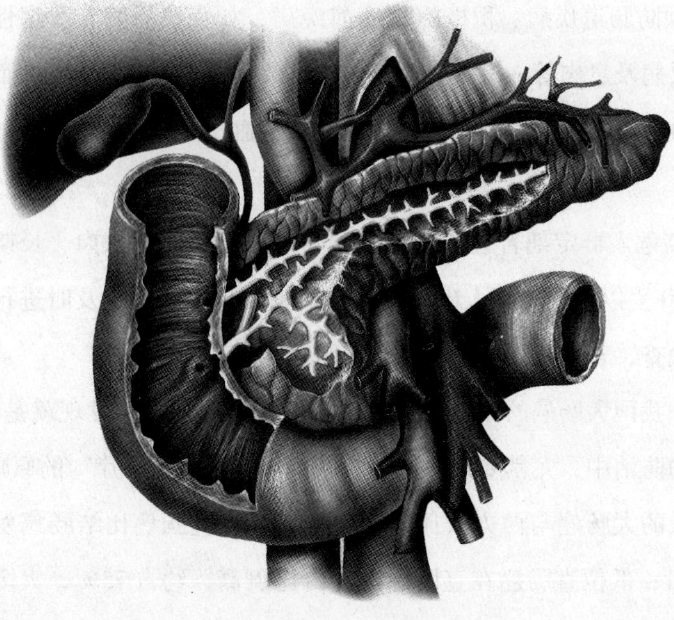

差，所以死亡率极高。一般认为肝癌为癌中之王，如果不是胰腺癌发病率比肝癌低一些，应该称胰腺癌为癌中之王才对。

胰腺癌多发生在中老年人群，50岁以上年龄组约占总发病数的93%，且发病率随年龄增加而呈指数级递增。40岁以上人群年龄每增加10岁，胰腺癌的发病率将递增1~5倍。近些年来，胰腺癌发病率有逐渐增高趋势，据上海市统计，1980—2000年男性和女性胰腺癌发病率均呈上升趋势，且男性大于女性。

【患病原因】

胰腺癌的病因至今尚不完全清楚，可能的因素有遗传、生活与环境因素等。有资料显示，凡一级亲属中有两个以上患胰腺癌者，其得同样疾病的机会至少将增加16倍。有学者称，酒精性慢性胰腺炎患者的胰腺癌发病率高于一般人群。吸烟者的胰腺癌发病率高于不吸烟者。在饮食方面，胰腺癌的发生与高能量、高蛋白、高脂肪膳食摄入有关。

【患者的痛苦】

（1）腹痛。腹痛是胰腺癌患者最常见的症状，为半数以上患者的首发症状。

（2）黄疸。主要见于胰头癌病例，呈进行性加重，可以是无痛性黄疸，也可以伴有疼痛。

（3）消化道症状。患者常可出现消化不良、食欲不振、恶心、呕吐、腹泻或便秘、脂肪泻及黑便等症状。

（4）消瘦和发热。体重减轻是胰腺癌患者的常见症状，在部分患者还是首发症状。其特征是发展速度快，病后短期内即可出现明显消瘦。至少有10%的患者病程中会出现发热。

（5）体征。患者可出现腹部肿块、肝脏及胆囊肿大等体征。

【诊断方法】

（1）胰腺癌标记物检测。目前用于临床胰腺癌诊断、分期和预后评判的肿瘤标记物有CA19-9、CA-50、CA19-5、CA242、CEA等。这些标记物值的升高对于胰腺癌的诊断均有参考价值。

（2）影像学检查。逆行胰管造影、血管造影、CT、磁共振、超声等检查显示局部有占位病变，对诊断胰腺癌具有重要参考价值。

【治疗措施】

手术是治疗胰腺癌的主要手段。根据肿瘤部位、分期可选择根治性手术、姑息性手术、经皮经肝置管术和经内镜置管术等。除此之外，可综合采用辅助性放疗和化疗，以及免疫治疗、抗肿瘤血管生成和基因治疗。

【预防要素】

胰腺癌的一级预防可以从戒烟、限酒、低脂低热量饮食、多吃蔬菜水果等方面着手。胰腺癌的二级预防可选择高危人群做定期普查，争取做到较早期发现。高危人群是指 40 岁以上出现难以解释的体重减轻、难以解释的上腹痛或腰背痛、难以解释的消化不良、无诱因的突发糖尿病、难以解释的突发性脂肪泻、难以解释的胰腺炎发作等者。

7.5 原因不明的肾癌

肾细胞癌是起源于肾实质泌尿小管上皮系统的恶性肿瘤，简称肾癌。肾癌是泌尿系统恶性肿瘤中发病率仅次于膀胱癌的第二大癌瘤，占成人恶性肿瘤的 2% ~3%。我国各地区肾癌的发病率及死亡率差异也较大。全国肿瘤防治研究办公室和卫生部卫生统计信息中心的资料显示，我国试点市、县 1988—1997 年肿瘤发病及死亡资料有以下特点：①肾癌的发病率和死亡率均有上升趋势；②男女比例约为 2 ∶1；③城市地区高于农村地区，城市地区肿瘤发病率及死亡率比农村地区高 43 倍。发病年龄可见于各年龄段，高发年龄为 50 ~70 岁。

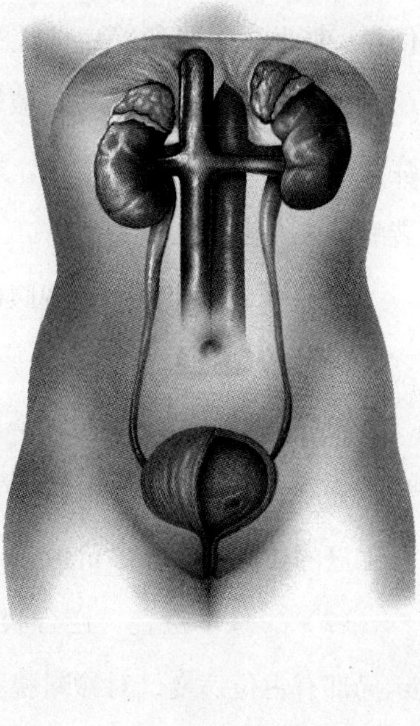

近年来，随着我国医疗卫生水平的提高，早期肾癌发现率超过了肺癌而名列榜首。

【患病原因】

总的来讲，肾癌的发病原因不明。可能的原因有：

（1）吸烟。大量的前瞻性观察发现吸烟与肾癌发病正相关。

（2）肥胖和高血压。高体重指数（BMI）和高血压是与男性肾癌发病危险性升高相关的两个独立因素。

（3）职业因素。有报道长期接触金属镉、铅者，如报业印刷工人、焦炭工人、干洗业和石油化工从业者，肾癌发病和死亡危险性增加。

（4）放射线。长期暴露于某种弱放射源中可能增加患肾癌的风险。

（5）饮食因素。调查发现高摄入乳制品、动物蛋白、脂肪，低摄入水果、蔬菜是肾癌的危险因素。可能增加肾癌危险性的食品及药物有咖啡、女性激素（雌激素）、解热镇痛药尤其是含非那西丁的药物、利尿剂及红藤草等。

此外，在进行长期维持性血液透析的患者，发现肾癌的病例有增多现象。因此透析超过 3 年者应每年 B 超检查肾脏。有报告称，糖尿病患者更容易发生肾癌。肾癌患者中 14% 患有糖尿病，是正常人群糖尿病患病率的 5 倍。

【患者的痛苦】

肾在体内位置比较隐蔽，受到周围组织和器官的保护，既不易受伤，有病也不易发现。临床症状是肾癌的重要线索，是临床诊断的第一步。肾癌的主要症状是间歇无痛性全程肉眼血尿、疼痛和腰腹部肿块“三联征”。肾与外界唯一的联系是尿，然而，肾癌出现尿改变都在肾癌侵犯肾盂以后，所以血尿已经不是肾癌的早期症状，故出现“三联征”时，病情已到晚期，因此有人称之为“晚期三联征”。

部分肾肿瘤可影响人体内代谢过程，导致一系列反应性临床病征，这些病征并非肿瘤直接转移、侵入某组织及器官所致。究其原因，主要是人体对肿瘤细胞分泌的类激素样物质、毒素以及生物活性多肽类等所产生的免疫反应。这些症状包括血沉快、高血压、食欲不振、消瘦、乏力、贫血、发热、肝功能紊乱、激素改变、免疫系统改变、精索静脉曲张、尿多胺升高等。

【诊断方法】

无症状肾癌的发现率逐年升高，近 10 年国内文献报道其比例为 13. 8% ~ 48. 9%，平均 33%，国外报道高达 50%。无症状肾癌主要在体检时发现。肾癌的临床诊断主要依靠影像学检查。推荐必做的影像学检查项目包括腹部 B 超或彩色多普勒超声，胸部X线片（正、侧位）、腹部CT平扫和增强扫描。腹部CT平扫和增强扫描及胸部X线片是术前临床分期的主要依据。

【治疗措施】

外科根治性肾切除术是早期肾癌的首选治疗方法。

众所周知，人体有两个肾脏，它们像一对孪生兄弟，分布于腹腔内的脊柱两侧。正常情况下，它们承担着等量的工作，共同完成生理功能，并且具备一定的储备能力。即使一侧肾脏发生病变被摘除，只要另一侧肾脏保持其正常功能的一半，也可像正常人一样生活工作。因此，对于多数早期肾癌患者，外科根治性肾切除术对其生活多无显著影响。

根治性肾切除术可经开放性切口或腹腔镜进行。早期肾癌预后良好。

影响肾癌预后的最主要因素是病理分期，其次为组织学类型。乳头状肾细胞癌和嫌色细胞癌的预后好于透明细胞癌；乳头状肾细胞癌Ⅰ型的预后好于Ⅱ型；集合管癌预后较透明细胞癌差。此外，肾癌预后与组织学分级、患者的行为状态评分、症状、肿瘤中是否有组织坏死等因素有关。

对于多数中晚期肾癌患者，应采用以内科为主的综合治疗。手术是转移性肾癌辅助性治疗手段，极少数患者可通过手术而治愈。切除肾脏原发灶可提高内科治疗转移性肾癌的疗效。对根治性肾切除术后出现的孤立性转移瘤以及肾癌伴发孤立性转移、行为状态良好、低危险因素的患者可选择手术治疗。对伴发转移的患者，可视患者的身体状况与肾脏手术同时进行或分期进行转移瘤手术。对肾肿瘤引起严重血尿、疼痛等症状的患者可选择姑息性肾切除术、肾动脉栓塞以缓解症状，提高生存质量。转移性肾癌手术死亡率为2%～11%。

肾癌的内科治疗主要为免疫治疗。目前肿瘤坏死因子（IFN－α）和白细胞介素－2（IL－2）为转移性肾癌治疗的一线治疗方案，有效率约为15%。

随着肿瘤治疗进入个体化治疗的时代，肾癌的治疗也慢慢进入了个体化治疗时代。特别是随着靶向治疗时代来临，肾癌的个体化治疗更为可行。而对于晚期肾癌，哪些患者适合用靶向药物治疗，哪些用靶向治疗一线药物，哪些用二线药物，哪些是酪氨酸激酶抑制剂治疗成功的患者，这也将是治疗中需要面对的问题。

总的来说，应根据不同的适应证进行个体选择。现在对于早期的肾癌和可以手术的肾癌，临床医生们也在进行多方面的个体化治疗尝试。比如有些患者病灶比较大，或先期手术切除有困难或存在一定的手术风险时，可以先采用靶向药物进行新辅助治疗，然后再进行手术治疗，其中的部分患者手术效果会明显提高，手术风险也会明显降低。对于手术后容易复发和转移的患者，临床医生应积极给予试验性的辅助治疗，使这些患者的无疾病进展生存时间和总生存时间都能得到明显延长。

【预防要素】

预防肾癌要从及早改变自身不良生活习惯做起。

（1）首先应不吸烟或尽早戒烟。其次，水是最好的预防“药物”，多饮水可以降低毒素的有效浓度，减少患肾癌的概率。

（2）培养良好的生活习惯。少吃高脂肪、高热量食物，坚持运动，控制体重，避免肥胖、高血压。多吃香蕉、胡萝卜及甜菜等果蔬可以明显降低患癌风险。

（3）患有肾囊肿等肾脏疾病应积极治疗，防止疾病的进一步发展，早日恢复健康。

（4）避免放射线侵害，慎用激素。

（5）经常参加体育锻炼，增强身体素质，增加机体免疫力。

7.6 膀胱癌

2007 年 2 月 11 日，相声界泰斗马三立因病医治无效于天津逝世，享年 90 岁。一代幽默大师虽然已经远离我们，但他诙谐的言谈以及淡泊名利的人格魅力依然影响着人们。在马老最后的日子里，他顽强的意志力、乐观的生活态度向人们最后一次展示这位曲坛巨擘的大家风范。夺去马老生命的元凶就是膀胱癌。

膀胱癌是发生于膀胱黏膜上皮的恶性肿瘤，以膀胱尿路上皮癌最为常见，占膀胱癌的 90% 以上。世界范围内，膀胱癌发病率居恶性肿瘤的第九位，在男性排名第六位，女性排在第十位之后。美国癌症协会预测每年美国膀胱癌新发病例数为61 420例，死亡病例数为13 060例。在我国，男性膀胱癌发病率位居全身肿瘤的第八位，女性排在第十二位以后，发病率远低于西方国家。近年来，我国部分城市肿瘤发病率报告显示，膀胱癌发病率有增高趋势。

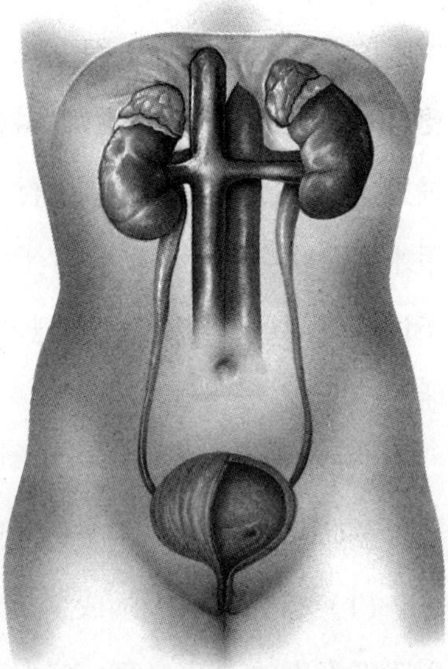

膀胱癌可发生于任何年龄人群，甚至儿童。但是主要发病年龄为中年以后，并且其发病率随年龄增长而增加。膀胱癌男性发病率为女性的3~4倍。

【患病原因】

膀胱癌的发生是复杂、多因素、多步骤的病理变化过程，既有内在的遗传因素，又有外在的环境因素。较为明确的两大致病危险因素是吸烟和长期接触工业化学产品。

吸烟是目前最为肯定的膀胱癌致病危险因素，30%~50%的膀胱癌由吸烟引起，吸烟可使膀胱癌危险率增加2~4倍，其危险率与吸烟强度和时间成正比。

另一重要的致病危险因素为长期接触工业化学产品。职业因素是最早获知的膀胱癌致病危险因素。约20%的膀胱癌是由职业因素引起的，包括从事纺织、染料制造、橡胶化学、药物制剂和杀虫剂生产、油漆、皮革及铝、钢铁行业等。柴油机废气累积也可增加膀胱癌的发生危险。

其他可能的致病因素还包括慢性感染（细菌、血吸虫及HPV感染等）、应用化疗药物环磷酰胺（潜伏期6~13年）、滥用含有非那西丁的止痛药（10年以上）、盆腔放疗，以及长期饮用砷含量高的水、咖啡、人造甜味剂及染发剂等。

另外，膀胱癌还可能与遗传有关，有家族史者发生膀胱癌的危险性明显增加。对于肌层浸润性膀胱癌，慢性尿路感染、残余尿及长期异物刺激（留置导尿管、结石）与之关系密切，其主要病理类型为鳞状细胞癌和腺癌。

【患者的痛苦】

血尿是膀胱癌最常见的症状。最初表现为反复显微镜下血尿，接着可出现间歇全程无痛性肉眼血尿。血尿出现时间及出血量与肿瘤恶性程度、分期、大小、数目、形态并不一致。

膀胱癌患者亦可以尿频、尿急、尿痛和盆腔疼痛为首发表现，这是膀胱癌另一类常见的症状，常与弥漫性原位癌或浸润性膀胱癌有关。

其他症状还有输尿管梗阻所致腰胁部疼痛、下肢水肿、盆腔包块、尿潴留等。有的患者就诊时即表现为体重减轻、肾功能不全、腹痛或骨痛，均为晚期症状。

【诊断方法】

膀胱癌的诊断主要通过超声和尿脱落细胞学检查，确诊方法为膀胱镜检查和病理学活检结果。

超声检查不仅可以发现膀胱癌，还有助于膀胱癌分期，了解有无局部淋巴结转移及周围脏器侵犯。尿脱落细胞学检查具有方法简便、无创的优点，检测膀胱癌的敏感性为13%～75%，特异性为85%～100%。但尿标本中细胞数量少、不典型或退行性变、泌尿系感染、结石以及膀胱灌注治疗等可以导致尿脱落细胞学诊断困难。

目前膀胱镜检查仍然是诊断膀胱癌最可靠的方法。通过膀胱镜检查可以发现膀胱是否有肿瘤，明确肿瘤的数目、大小、形态和部位，并且可以对肿瘤和可疑病变部位进行活检以明确病理诊断。对部分膀胱癌患者根据需要可选择盆腔CT、磁共振成像和骨扫描等检查。

【治疗措施】

膀胱癌的治疗方法主要取决于其病理分期以及肿瘤所在的位置、大小等。膀胱癌可分为非肌层浸润性膀胱癌和肌层浸润性膀胱癌。非肌层浸润性膀胱癌多见，占全部膀胱肿瘤的75%～85%。通过微创手术（经尿道膀胱肿瘤电切术）单纯切除瘤体是非肌层浸润膀胱尿路上皮癌的主要治疗手段。肌层浸润性膀胱癌多需要进行根治性膀胱切除术和尿流改道手术，并辅以化疗和放疗。

大部分膀胱癌患者确诊时处于分化良好或中等分化的非肌层浸润性膀胱癌，其中约10%的患者最终发展为肌层浸润性膀胱癌或转移性膀胱癌。膀胱癌的大小、数目、分期、分级与其进展密切相关，尤其是分期与分级，低分期低分级肿瘤发生疾病进展的风险低于高分期高分级肿瘤。

膀胱癌术后多达67%的患者会在12个月内复发，术后5年内有24%～84%的患者复发，可能与新发肿瘤、肿瘤细胞种植或原发肿瘤切除不完全有关。建议所有的非肌层浸润性膀胱癌患者术后均进行规律性膀胱灌注治疗，以降低由于肿瘤细胞播散而引起的复发。同时，应以膀胱镜为主要随访手段，在术后3个月开始复查，以早期发现膀胱肿瘤复发，及时进行经尿道肿瘤切除术，从而可以保留膀胱，获得满意的生活质量。一旦肿瘤复发未得到及时诊断和治疗，进展为肌层浸润性膀胱癌，多需要切除全部膀胱，并行尿流改道，患者生活质量相对较为低下。

【预防要素】

有效预防膀胱癌要注意如下事项：

（1）戒烟。因为膀胱癌死亡的男性中，有一半有吸烟史，二手烟也可导致女性患膀胱癌。

（2）避免接触某些化学物质。如果在工作中必须接触含有芳香胺类的化学品，一定要采取相应的安全措施。普遍使用此类化学物质的生产制造行业有橡胶、皮革、印刷材料、纺织品和油漆等。有些染发剂、色素等也会导致膀胱癌。

（3）喝充足的水。研究表明大量喝水能有效降低患膀胱癌的危险，坚持每天喝6杯水的人，患膀胱癌的概率比那些每天只喝1杯水的人低一半。其机制是流经膀胱的液体可稀释致癌物质并及时将它们排出体外，减少了这些致癌物质对膀胱的刺激。

（4）注意饮食。多吃新鲜的蔬菜水果，有利于补充多种维生素，增强人体的抗癌能力。在日常膳食中，大量摄入水果、蔬菜的人，膀胱癌发生率较低，尤其摄入十字花科蔬菜如卷心菜、菜花、萝卜、白菜、油菜、荠菜以及猕猴桃、无花果、香蕉、大枣等鲜果者。膀胱癌与脂肪的摄入量呈正相关，而与维生素A和类胡萝卜素的摄入量呈负相关，所以要少吃油腻的食物，多吃富含维生素A和类胡萝卜素的食物。

在我国，腹部肿瘤中的消化器官癌症都是比较常见的恶性肿瘤，如果将食管癌包括在内，整个消化系统癌症占前10位恶性肿瘤中的5位。消化系统癌症不仅发病率高，死亡率也较高。胃癌曾经是第一位高发的肿瘤，肝癌也有癌中之癌之称。胰腺癌后来居上，在致命性上大有取代肝癌之势。从整个防控形势来看，食管癌的发病率大大降低，胃癌也有逐渐减少的趋势，胰腺癌和大肠癌的发病率呈不断上升趋势。随着乙肝疫苗的广泛接种，估计在不远的将来，肝癌的发病率会有明显降低。相比之下，两种泌尿系统的恶性肿瘤（肾癌和膀胱癌）不仅发病率较低，而且治疗效果都比较好。

8 女性肿瘤

本章所说的女性肿瘤是女性特有的几个肿瘤。常见的女性恶性肿瘤有乳腺癌、宫颈癌、子宫内膜癌和卵巢癌等。

乳腺癌是妇女生命健康的第一杀手。2009 年的统计结果表明，我国乳腺癌的发病率为 21.22/10 万，死亡率 5.13/10 万。乳腺癌发病率在 20 岁以后开始上升，多数集中在 40～60 岁，其中又以 45～49 岁和 60～64 岁为最多。

宫颈癌是全球妇女中仅次于乳腺癌的第二常见的恶性肿瘤。我国每年约有 13 万宫颈癌新发病例，有 5 万患者死于宫颈癌。宫颈原位癌的高发年龄为40～45 岁，浸润癌的高发年龄为 45～54 岁。

子宫内膜癌是女性生殖系统肿瘤的第三巨头，占据了 20%～30% 的构成。子宫内膜癌多发于更年期和绝经后妇女，高发年龄为 58～61 岁。然而，随着发病率的有所上升，这些年来呈现年轻化趋势，40 岁以下患者所占比例已由原来的 5% 上升到 14%。

卵巢癌是一种不易察觉的癌症。卵巢癌可发生于任何年龄，但高发阶段在 40～70 岁，其中以 45 岁以上绝经前后的中年妇女最为多见。

8.1 女性健康第一杀手——乳腺癌

乳腺癌是女性发病率排名第一的常见恶性肿瘤，严重威胁着广大妇女的健康。2011 年美国最新统计数据显示，美国 2011 年有 23 万女性罹患乳腺癌，占女性新发恶性肿瘤的 30% 左右，排名女性恶性肿瘤发病率第一位。在我国，乳腺癌同样是女性最常见的恶性肿瘤，且发病率呈逐年上升趋势。

“乳腺癌”这个名词对于我们每一个人来说并不陌生。2007 年 5 月 13 日，家喻户晓的电视剧《红楼梦》中林黛玉的扮演者陈晓旭，因为乳腺癌遗憾辞世。

早在南宋时期，陈自明在其所著《妇人大全良方》中首次提出“乳岩”之名，自此，后世多沿用此说。间有称“乳癌”“奶岩”“石奶”“翻花石榴发”“乳石”等，意指痈疽之至牢有根而硬如石者。由于科学技术的落后以及人们的认识水平有限，古代人们对于乳腺癌的认识并不是很多。随着近代西方医学如解剖学、组织病理学等基础学科大规模传入中国，人们才逐渐对乳腺癌有了更加深入的认识。现代细胞分子生物学的快速发展使我们对乳腺癌的认识逐渐从组织水平、细胞水平过渡到分子及基因水平，同时也使乳腺癌的治疗发生了翻天覆地的变化，极大地延长了乳腺癌患者的生存时间。

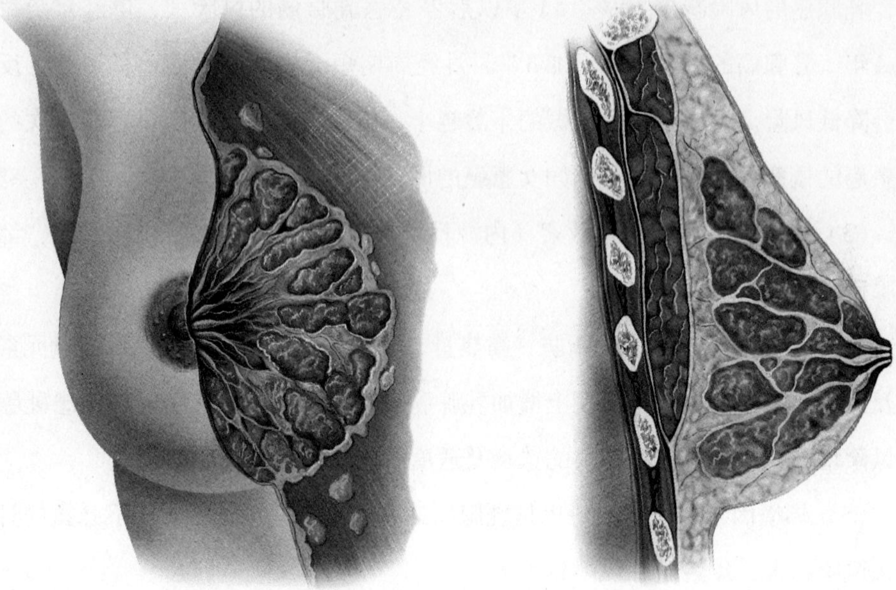

【患病原因】

在医院里，经常会有乳腺癌患者向医生提出这样的疑问：我为什么会患乳腺癌？这是什么原因引起的呢？这个问题回答起来似乎有些难度。因为就目前的科技水平而言，癌症还是尚未被充分认识的一类疾病，发病原因仍不十分清楚，当然乳腺癌也不例外。

中医认为，乳腺癌因郁怒伤肝，思虑伤脾，以致气滞痰凝而成；或冲任二经失调，气滞血凝而生。这也是中医治疗乳腺癌的理论基础。

在临床中，我们谈论较多的往往是患乳腺癌的危险因素。那么，乳腺癌患病的危险因素都有哪些呢？

（1）家族史。绝大多数肿瘤均具有一定的家族聚集性。在临床中我们发现乳腺癌也有此特性。通俗一点讲就是，如果一个人不幸患上了乳腺癌，那么与她有血缘关系的亲属患乳腺癌的风险要比平常人高。那么，这是由什么来决定的呢？现代科学研究表明，这与乳腺癌易感基因相关，例如 BRCA1 和 BRCA2 基因、PTEN 基因、TP53 基因、CDH1 基因等。在美国，一级亲属（母亲、姐妹、女儿）中患乳腺癌的妇女发生乳腺癌的风险性较无家族史者高 2 ~ 3 倍。

（2）生殖因素。初潮年龄在 12 岁前者患乳腺癌的风险大，初潮年龄推迟一年，乳腺癌的风险减少 20%。55 岁以后停经患乳腺癌的风险大，停经年龄每推迟一年，乳腺癌的患病概率增加 3%。月经周期短会增加患乳腺癌的风险，反之则会降低风险。第一胎足月妊娠的年龄越小一生中患癌的风险越小。高产次的妇女患癌的概率小。正常哺乳的妇女患癌的风险小。

（3）体内激素状态。雌激素（内源性、外源性）、雄激素、催乳素等，都对乳腺癌的发生起促进作用。

（4）不良生活方式。高脂肪、高热量、低纤维素、低维生素、低微量元素饮食及过量饮酒也会在一定程度上增加乳腺癌的发生。体育锻炼少的妇女患乳腺癌的风险增加。因此，健康均衡的饮食及适度的体育锻炼有助于防癌。

（5）环境因素。电离辐射也是乳腺癌的危险因素之一。在射线下暴露的时间越久风险越大，年龄越小风险越大。

（6）药物。化疗药、避孕药、增加催乳素的药等，可增加患乳腺癌的风险。

（7）职业。从事美容业、化工、药物制造业等行业的人易患乳腺癌。

（8）其他疾病。目前有研究表明，糖尿病、甲状腺疾病与乳腺癌的发生有关。

【患者的痛苦】

在日常生活中，人们常常都是“谈癌色变”，认为癌症就是不治之症，一旦患上癌症，只有死路一条。这给患者造成了巨大的心理负担。许多时候，癌症本身并不致命，致命的往往是患者迅速恶化的情绪。

对于乳腺癌患者来说，肿瘤本身常常不会引起患者明显的身体痛苦，除非到了乳腺癌晚期。获知自己患上了乳腺癌后的心理负担才是乳腺癌患者痛苦的根源。

而对于晚期乳腺癌患者来讲，各脏器的远处转移可以引起相应的躯体症状。

（1）肿块。患者以乳房内发现肿块就诊者占绝大多数。对成年妇女的乳房肿块应高度重视。乳腺癌多为单个，极少见同一乳房内多个病灶。肿块形态差异较大，一般为形态不规则，边缘不清晰，质地偏硬。癌性肿块在早期限于乳腺实质内，尚可推动，但又不似良性肿瘤那样有较大活动度，一旦侵犯筋膜或皮肤，肿块就不能推动，病期亦属较晚。

（2）疼痛。绝大多数患者无明显疼痛感觉，少数患者以疼痛就诊，疼痛多为阵发性刺痛、隐痛。

（3）乳头溢液。乳头溢液可以是生理性或病理性的。溢液可以是无色、乳白色、淡黄色、棕色、血性等，也可呈水样、血样、浆液样脓性；溢液量可多可少，间隔时间亦不一样，患者常因溢液污染内衣而就诊。对乳头溢液应进行乳腺导管内镜检查以明确病因。一般来讲，棕色、血性溢液多为病理性的。乳腺癌多数伴有乳腺肿块，单纯以乳头溢液为症状者少见。

（4）乳房皮肤改变。乳腺癌皮肤改变与肿块部位深浅和侵犯程度有关。肿块小，部位深，皮肤多无变化。肿块大，部位浅，会较早与皮肤粘连，使皮肤呈现凹陷，即“酒窝征”。若癌细胞堵塞皮下淋巴管引起皮肤水肿，形成橘皮样变，属晚期表现。

（5）乳头改变。正常人双侧乳房对称，当乳头附近有癌肿存在时，乳头常被上牵，故双侧乳头高低不一。乳头内陷是乳房中心区癌肿的重要体征，乳头难以用手指牵出，处于固定回缩状态。湿疹样癌则见乳头呈糜烂状，常有痂皮；病变区与皮肤分界十分清楚，病变皮肤较厚。

（6）腋窝淋巴结肿大。隐匿性乳腺癌乳腺体检摸不到肿块，常以腋窝淋巴结肿大为首发症状。

【诊断方法】

大多数乳腺癌患者常常是因为发现乳房内肿块来就诊的，那么，该如何诊断它是不是乳腺癌呢？我们应当结合患者的临床表现、体格检查、影像学检查及组织病理学等综合判断。

临床体格检查对于乳腺癌的诊断是至关重要的。大多数乳腺癌触诊时可以触到肿块，此类乳腺癌容易诊断。部分早期乳腺癌触诊阴性，查体时尤其要注意有无乳腺局部腺体增厚变硬、乳头糜烂、乳头溢液，以及乳头轻度回缩、乳房皮肤轻度凹陷、乳晕轻度水肿、绝经后出现乳房疼痛等，对此要提高警惕。

随着影像技术的发展，影像诊断方法多种多样。对于乳腺癌患者来说，哪些影像诊断技术是必要而且可靠的呢？

（1）乳腺钼靶 X 线摄影。目前研究证实，乳腺钼靶 X 线摄影是敏感而特异的早期发现乳腺癌的有效方法。乳腺钼靶 X 线摄影常可检出无临床症状的乳腺癌病灶。据美国癌症协会和美国国家癌症研究所共同研究的结果显示：乳腺 X 线检查能较具丰富临床诊断经验的医师早 2 年发现早期乳腺癌。在普查中约一半未扪及肿块的乳腺癌是通过乳腺钼靶 X 线摄影显示微小钙化灶而检出的；而 70% 的乳腺导管原位癌的检出亦归功于 X 线发现了微小钙化。

（2）乳腺彩色多普勒超声检查。彩超是目前乳腺疾病常用的检查方法，敏感性较高。它能够鉴别肿块的囊实性、边界、形状，尤其对病灶部位一些钙化影和血流信号的显示，可为诊断提供更多依据。例如典型的乳腺癌在彩超上常常表现为实性占位，边界不清，形状不规则，呈“蟹足状”，内部血流信号丰富等。

（3）乳腺导管内镜检查。对于乳头溢液患者来说，乳腺导管内镜具有无可比拟的优势。它可直视下观察乳腺导管上皮及导管腔内的情况，并对病变导管准确定位，极大地提高了病因诊断及手术治疗的准确性。对于伴乳头溢液的导管原位癌患者，乳腺导管内视镜检查能够提高其早期诊断率。

（4）CT 和磁共振。由于有辐射、费用昂贵、成像时间长、对比剂的应用等问题，CT 和磁共振检查在人群普查及微小病变鉴别诊断方面的应用受到了限制。对早期乳腺癌的影像诊断，目前仍以钼靶 X 线摄影和彩超检查较为成熟和可靠。

在完成了各项相关的影像学检查之后，乳腺癌能不能确诊呢？答案依然是否定的。仔细的体格检查加上完善的影像学检查只能使我们的诊断更加接近事实。唯有组织病理学诊断才是乳腺癌确诊和治疗的依据。那么，怎么才能获得组织病理标本呢？常用的方法有麦默通穿刺活检、空心针穿刺活检及细针抽吸活检等。麦默通穿刺活检即在彩超引导下利用麦默通真空辅助乳腺微创旋切系统取得活检标本，这是目前最先进的微创活检系统，定位准确，组织量大，诊断准确性高，且切口微小，美容效果好。空心针穿刺活检也是较常用的方法，但定位的准确性不及麦默通穿刺活检。细针抽吸活检标本量少，诊断可靠性差，一般只能进行细胞病理学检查，不作为乳腺癌诊断依据。

【治疗措施】

不幸患上乳腺癌，该怎么治疗呢？古人讲“有的放矢”，说的不无道理。根据肿瘤的生物学行为和患者的身体状况，采用针对性的综合治疗方法，兼顾局部治疗和全身治疗，才能从根本上达到提高疗效和改善患者生活质量的目的。

于娟，一位复旦大学的“海归”女博士，在2010年1月确诊为乳腺癌。她放弃了在医院的正规治疗。她来到安徽黄山脚下的富硒大山村，找到了一个“神医”进行所谓的“饥饿治疗”，本想通过节食达到“饿死肿瘤”的目的，却最终因病情恶化丢掉了性命。这为我们敲响了警钟。那么，究竟怎么治疗才是规范的治疗方法呢？

（1）手术治疗。1894年创立的乳腺癌根治术，长期以来一直作为治疗乳腺癌的“金标准”术式。随着大量临床试验的实施及手术方式的改进，陆续出现了扩大乳腺癌根治术、乳腺癌改良根治术、单纯乳房切除术、保留乳房乳腺癌根治术等，乳腺癌治疗的手术范围逐渐由大到小，再由小到精。

爱美之心，人皆有之。保乳手术让一些乳腺癌患者避免乳房全切的想法变成了现实，使她们重塑了信心。保乳手术是早期乳腺癌手术的发展趋势。但是，保乳手术也是有一定指证的，保乳手术治疗要取得与根治术同样的疗效，首先要严格掌握手术适应证。

乳腺癌规范化保乳治疗是手术加放疗，多数病例还需要辅助化疗、内分泌治疗等。乳腺癌保乳治疗是多种疗法序贯应用的综合治疗，其远期治疗效果与根治术相当。

谈到手术治疗，我们不得不提一下“前哨淋巴结活检术”。

1977年国外学者首先提出了前哨淋巴结的概念。什么是前哨淋巴结？通俗一点讲，就是乳腺淋巴引流至腋窝首先到达的第一个淋巴结。1993 年国外学者率先将前哨淋巴结引入乳腺癌外科治疗中，开创了乳腺癌前哨淋巴结检测的先河。

近年来，关于乳腺癌前哨淋巴结活检术的研究发展很快。如果乳腺癌向腋窝转移，则癌细胞会被前哨淋巴结这一防卫屏障暂时阻挡住，其后才会继续向下转移，如前哨淋巴结未见癌细胞侵犯，则说明尚无癌细胞达到腋窝区，其后面的淋巴结也不会有癌细胞侵入，因此可不做腋窝淋巴结清扫术。这在保证治疗效果的同时并不影响临床病理分期，且减少了不必要的损伤，更进一步提高了生活质量。

（2）化疗。辅助性化疗能够有效地减少乳腺癌患者的复发率和死亡率。

通过对患者基本情况、肿瘤特点、治疗手段进行综合分析，若认为接受化疗的患者受益可能大于风险，可进行术后辅助化疗。

（3）放疗。它是有效减少乳腺癌患者术后复发和转移的措施之一。

（4）内分泌治疗。内分泌治疗是乳腺癌的主要治疗手段之一，其历史可追溯到 1896 年英国学者采用卵巢切除术治疗绝经前晚期乳腺癌。20 世纪 70 年代三苯氧胺的问世成为乳腺癌内分泌药物治疗的里程碑，20 世纪 90 年代第三代芳香化酶抑制剂的问世则使乳腺癌内分泌治疗进入一个新时代。

内分泌治疗应用与否取决于肿瘤细胞雌激素受体（ER）和孕激素受体（PR）状态。只有 ER（+）和/或 PR（+）的患者才考虑应用内分泌治疗。在激素依赖性复发转移乳腺癌的治疗中，内分泌治疗在改善晚期患者的生存率、提高患者生活质量方面起非常重要的作用。在预防术后复发转移的辅助治疗中，内分泌治疗同样起到重要的作用。

（5）靶向治疗。人类表皮生长因子受体 2（HER－2）基因是一种原癌基因，它是重要的乳腺癌预后判断因子。HER－2 阳性（过表达或扩增）的乳腺癌，其临床特点和生物学行为有特殊表现，治疗模式也与其他类型的乳腺癌有很大区别。目前，针对 HER－2 阳性的乳腺癌患者可进行靶向治疗，主要药物是曲妥珠单克隆抗体。

【预防要素】

在乳腺病门诊，我们经常会遇见这样的就诊者：我周围的×××患上了乳腺癌，我很害怕，所以也来检查一下，另外，我怎么才能预防乳腺癌呢？在前面我们已经讲过，乳腺癌作为众多癌症中的一员，发病原因至今未明。因此想通过某一种方法预防它显然不太现实。

乳腺癌的某些危险因素是不可避免的，如月经、生育史等，但也有许多因素是人为的。通过对饮食方面的调整，如避免过多热量摄入，降低脂肪的摄入量，减少过量摄入肉类、煎蛋、黄油、甜食等，适量增加绿色蔬菜、水果、胡萝卜素的摄入量，尽量避免暴露于电离辐射的范围内，加强体育锻炼等均可降低乳腺癌的危险性。

乳腺癌的预防主要是二级预防。普查，特别是对有前述危险因素的人群进行普查，是早期发现乳腺癌的有效措施。乳腺癌的普查原则，就是用简便易行、无创伤或小创伤的检测手段对无症状的妇女人群进行检测，以期发现癌前病变或早期乳腺癌，并通过及时治疗降低乳腺癌的死亡率，提高治疗后患者的生存质量。

我们建议：

（1）大于18岁的女性，每月一次乳房自我检查。

（2）18~40岁的妇女，每三年接受医生检查一次。

（3）大于40岁的女性，每年接受医生检查一次。

（4）30~35岁妇女，需进行一次乳房X线检查以作为日后对照的根据。

（5）小于50岁的女性，根据个体情况，咨询医生是否需行乳房X线检查。有乳腺癌家族史和个人史的，应咨询医生乳房X线检查的频率。

（6）大于50岁的女性，每年一次乳房X线检查。

如何进行自我检查呢?

乳房的自我检查最好在月经后的7~10天。此时体内的雌激素对乳房的影响最小，疾病最容易发现。初次检查时应详细观察自己两侧乳房的正常情况，以后在检查时，可按此标准找出有无不正常的表现。具体检查方法是：首先，站或坐在镜子前面，面对镜子对比观察两侧乳房，看大小形态有无不对称或轮廓有无改变，注意有无肿物、酒窝、橘皮样改变，乳头有无血性分泌物等。其次，自我抚摸乳房，可平卧在床上，被检查一侧上臂高举过头，背部垫以小枕头或折叠好的被单，使乳房移到胸壁前并平铺在胸壁上，先用右手检查左侧乳房，应用各指的掌面触摸，手指并拢放平，动作轻柔，切忌重按或抓摸。一般先由乳房内侧开始，自上而下，随后把左臂放下，再触摸外上方、外下方以及乳晕、腋窝，触摸两侧乳房的感觉应是一样的。若一侧有异常，可同时与对侧相同部位进一步比较，感觉有无肿块、腺体增厚等。如发现异常改变，应及时就诊，以便早期诊断。

8.2 容易预防的宫颈癌

2002～2003 年，内地著名影星李媛媛和香港明星梅艳芳相继因患同一种疾病去世，花样年华，香销玉殒，令人震惊，让人惋惜。这两位演艺界名人所患的疾病正是宫颈癌。她们的不幸去世，引起了公众对宫颈癌的高度警惕。事实上，被宫颈癌夺去生命的女性何止万千。

宫颈癌是妇科最常见的恶性肿瘤之一，全世界每年大约有 27 万妇女死于宫颈癌。在发达国家虽然已经有了完善的筛查方案和治疗技术，宫颈癌的死亡率有明显的下降，但是其发病率仍然占妇科癌症的第二位。

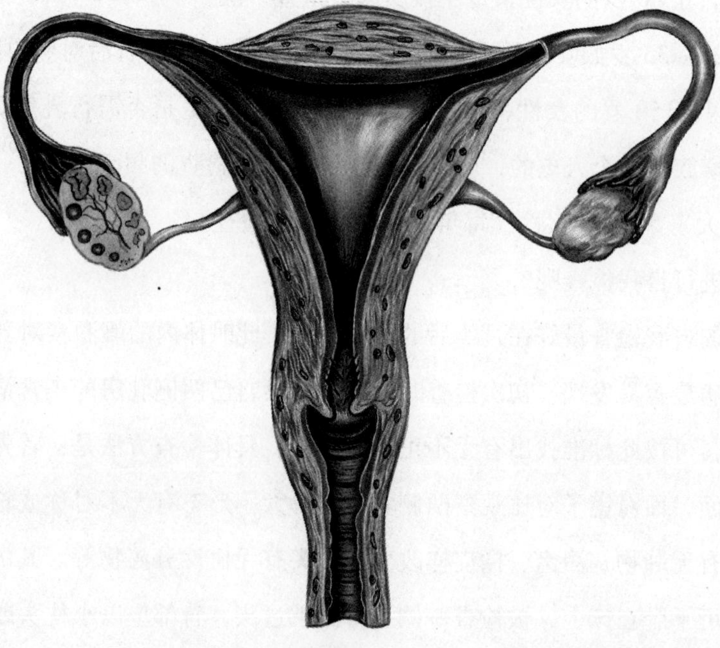

在我国由于广大妇女对宫颈疾病的忽视，加上二级预防工作做得还不到位，致使我国宫颈癌的发病率仍然很高，大约为发达国家的6倍。每年约有13万宫颈癌新发病例，有5万患者死于宫颈癌。

【患病原因】

宫颈癌是一个多因素疾病，其发生与性生活、妊娠、分娩、吸烟、病毒感染等多种因素有关。调查发现，性生活过早的妇女（18岁以前有性生活者）容易患宫颈癌。有资料报道，我国妇女在18岁以前结婚者，其宫颈癌发病率比25岁以后结婚者高13倍。

多个性伴侣也是宫颈癌的危险因素之一。国外有资料显示，当性伴侣≥6个且16岁以前已有性生活者，发生宫颈癌的危险性将增加10倍以上。

另外，宫颈癌的发生有随妊娠和分娩次数增多而增多的倾向，而未婚及未产妇女患宫颈癌者极少。

有关宫颈癌的病因，近些年来研究最多是人乳头状瘤病毒（HPV）。研究结果表明，HPV感染是引起宫颈癌的主要病因，99%的宫颈癌患者HPV阳性，HPV阴性者几乎不发生宫颈癌。

HPV广泛存在于自然界，人的皮肤、消化道、呼吸道等都有这种病毒。HPV分两大类，一类是高危型的HPV，一类是低危型的HPV。临床中更关注的是高危型，因为高危型的HPV与宫颈癌前病变和宫颈癌有一定的相关性，而低危型的HPV主要是引起尖锐湿疣。HPV的传播途径最常见的是性传播，此外，还有蒸桑拿、泡温泉、游泳、洗澡及使用公共卫生洁具等接触传播。

其实80%的女性在其一生中都感染过HPV。但感染过HPV并不一定都会致病，因为有免疫系统的存在，大约70%的感染者都可在1~2年内把病毒从体内清除掉。顺便提醒一下，虽然HPV是引发宫颈癌的明确病因，但也决不能把HPV感染和宫颈癌之间画上等号。

HPV引发宫颈癌是有条件的，只有那些逃脱了免疫监控并造成持续感染10年左右者才有机会引发宫颈癌。

【患者的痛苦】

宫颈癌患者在宫颈内瘤变和早期癌阶段一般没有什么明显症状，或者仅出现一些类似于宫颈炎的症状，如白带增多、白带带血或性接触后少量阴道流血等。

中晚期患者最早出现的症状主要是阴道出血和白带增多。阴道出血在年轻患者可表现为性接触后流血、月经期延长、经血量增多等。老年患者表现为绝经后阴道出血。增多的白带可以是白色、淡黄、血性或脓血性，稀薄似水样或米泔水样，有腥臭。继发感染可呈脓性且有恶臭。

晚期宫颈癌可侵犯周围脏器和组织，引发相应的症状。侵犯盆壁及周围神经可出现下腹痛、腰痛和坐骨神经痛；侵及膀胱可引发尿频、尿急；压迫输尿管可致肾积水及肾功能损害；侵犯直肠可出现肛门坠胀、里急后重等。终末期患者多出现贫血、消瘦、发热等恶病质症状。

【诊断措施】

宫颈癌是一个比较容易明确诊断的疾病。一是因为宫颈位置表浅，比较容易实施各种检查；二是因为医生已经掌握了准确的诊断技术。常用的检查方法有宫颈脱落细胞学检查、阴道镜检查、宫颈活组织检查、宫颈锥形切除术等。脱落细胞学检查在宫颈癌内瘤变期和早期癌的诊断上具有特别意义。近些年来广泛采用的薄层液基细胞检测技术更使得检查达到了新的水平。利用这一技术，可以对宫颈癌的内瘤变过程进行明确分期，为二级预防提供重要参考。阴道镜检查可以直视病变部位，为临床医生选择合适的活检位置提供帮助。宫颈活组织检查结合病理检查更是宫颈癌的确诊手段。宫颈锥形切除术不仅具有诊断价值，同时还具有治疗作用。

【治疗方法】

对内瘤变期患者，可根据病理学诊断结果采取相应的处理。如果为轻度内瘤变，可以暂时按炎症处理，半年后随访行排癌筛查，必要时再次活检，如病变未进一步进展可继续观察；若为中度内瘤变，可选择做激光、冷冻等治疗；若为重度内瘤变，一般多主张行全子宫切除术，如有强烈的生育要求，可行宫颈锥切术，然后定期随访。如报告为宫颈癌，则需要综合考虑患者的年龄、全身情况、临床分期、医院医疗技术水平及设备条件等，选择手术或放疗、化疗等。

手术治疗适合于早期宫颈癌患者。放疗主要适宜于中晚期患者，有手术禁忌的早期宫颈癌患者和复发转移的宫颈癌患者也适宜于放疗。化疗主要应用于晚期、有远处转移的患者，或者作为手术、放疗的辅助治疗。

目前，宫颈癌在我国的治疗效果还是非常令人满意的，原位癌的5年生存率可以达到100%，早期宫颈癌的5年生存率可达到90%以上，晚期宫颈癌的5年生存率也可达到70%~80%，有很多患者经过系统的治疗都能获得终身存活。

【预防要素】

说到整个癌症的预防，其效果是比较令人失望的。但说到宫颈癌的预防效果，对专家们来说是很值得自豪的，对广大妇女来说是很庆幸的。

首先，宫颈癌有比较明确的病因，那就是人乳头状瘤病毒的感染。只要能够避免这种病毒的感染，就能有效预防宫颈癌的发生。可喜的是，科学家们已经研制出了针对HPV的预防疫苗。这是当今世界上唯一一种预防癌症的疫苗。它的应用可以降低70%的宫颈癌发病率。

其次，宫颈癌的演变过程较长，从感染HPV到发生宫颈癌一般需要10年左右。这就为实施预防提供了充足的时间空间。我们可以根据不同的演变阶段，采取有效的方法加以治疗，阻断癌变过程。

第三，宫颈位置表浅，易于检查，加上有效的诊断和治疗措施，容易做到早发现、早诊断和早治疗，收到满意的二级预防效果。

总之，宫颈癌是一个可预防的恶性肿瘤，只要广大妇女能够提高警惕，及时接受必要的普查和体检，以及在不远的将来适时接种宫颈癌疫苗，做到没癌防癌，有癌早诊早治，完全可以避免受到宫颈癌的伤害。

8.3 不易察觉的卵巢癌

2007年4月3日，亚洲女首富、慈善家龚如心因病医治无效在香港逝世，一时间引起华人世界一片震惊。龚如心所患的疾病就是晚期卵巢癌。

卵巢癌是起源于卵巢的一种恶性肿瘤。卵巢癌可发生于任何年龄段，但高发年龄段在40~70岁，其中以45岁以上绝经前后的中年妇女最为多见。

卵巢深居盆腔，周围空间较大，即使有肿瘤生长也不易察觉。绝经后妇女的卵巢已失去排卵和调经功能，即使有病变也不会造成功能异常。因此，卵巢癌早期可没有任何症状。一旦出现症状，病变多属晚期。由此就决定了卵巢癌5年生存率很低。这也是为什么卵巢癌在妇科恶性肿瘤中所占比例不高（23%～27%），但死亡比例较高（47%）的主要原因。

【患病原因】

和许多癌症一样，卵巢癌的病因至今仍不清楚，总的来看环境和内分泌影响在卵巢癌的致病因素中最受重视，此外还受地区差别、种族区分和饮食习惯等的影响。流行病学调查显示卵巢癌可能与下列因素有关：

（1）遗传和家族史。家族中如有两个以上的直系亲属得了卵巢癌或乳腺癌，则患卵巢癌的风险就会增加。

（2）环境因素。环境因素是许多癌症发病的重要因素，随着现代经济的发展，环境污染越来越重，各种恶性疾病的发病率都有明显升高的趋势。有研究表明，发达国家卵巢癌发生率是发展中国家的3～5倍。

（3）内分泌因素。长期应用雌激素可能会增加卵巢癌发病危险，乳腺癌、子宫内膜癌多并发卵巢癌，此三种疾病都对雌激素有依赖性。

（4）生活方式。未婚、晚婚、不孕、不育、少育、使用促排卵药、不哺乳、吸烟等因素可增加患卵巢癌的危险。

（5）饮食习惯。从发病地区看，欧洲的高胆固醇饮食明显增加发病风险，而日本因清淡饮食则发病率较低。

（6）心理因素。长期压抑、回避、忍让，不会适当地发泄抑郁情绪，也是卵巢癌的诱发因素之一。

【患者的痛苦】

在卵巢癌的早期，患者可无任何痛苦，一旦出现症状说明已到晚期。晚期患者常出现的症状有下腹部不适、腹部增大和肿块、腹痛、月经紊乱、消瘦等。

当肿瘤生长到足够大时，可因腹腔脏器受压或牵拉而出现下腹部不适及消化道症状。此时易误解为消化道功能紊乱而被忽视。肿瘤过大或/和伴有腹水可致腹部增大及触到肿块，这多是患者就诊的原因。邻近的组织如受到癌肿浸润或发生粘连，易引起腰腹部疼痛。部分肿瘤分泌的雌激素可引起月经失调和绝经后阴道出血。晚期患者可因消化不良、体质消耗而出现消瘦、贫血等恶病质现象。

【诊断方法】

卵巢癌早期一般没有任何症状，即使稍晚一点也没有什么特异表现，所以很难引起患者的重视。这正是卵巢癌不能早期诊断和治愈率较低的原因之一。其实，如果患者能够及时就诊，还是有很多措施可以帮助及时诊断的。

B超检查不仅简便易行、无痛苦、无损伤，而且具有较高的确诊率。磁共振检查可较准确地判断卵巢的良恶性质，为临床提供一定的诊断依据。CA125、癌胚抗原等标志物检查可为诊断卵巢癌和观察病情变化提供有价值的参考指标。腹腔镜检查不仅能直视卵巢及周围脏器病变，并可取活检进行病理学诊断。

【治疗措施】

卵巢癌可根据分期（早期、晚期）、病理类型、患者年龄及其自身意愿等因素，选择不同的治疗方式。总的原则是采取以手术治疗为基础的综合治疗。

手术是治疗卵巢恶性肿瘤最重要的手段，对早期患者要尽量做到完全切除原发灶和可能的转移灶。对晚期患者，手术治疗的主要目的是减少肿瘤细胞负荷，为下一步的化疗打下良好基础。

卵巢癌很容易发生转移，即使在较早期，手术治疗也很难保证没有肿瘤残留。化疗在一定程度上可弥补手术治疗的不足，提高整体治疗效果。

由于多数类型卵巢癌对放疗并不敏感，且往往会产生一系列的副作用，放疗常不作为主要治疗方法。但对部分患者，放疗作为一种姑息治疗措施也能达到提高患者生活质量的目的。高度敏感的无性细胞瘤可将放疗作为首选措施。

【预防要素】

因为卵巢癌的病因不明，所以一级预防很难达到满意结果。不过，如能保持一个良好的生活习惯，做到合理营养、心理平衡、不滥用雌激素等，还是可以减少发病危险的。

不能指望一级预防，那就需要加强二级预防。这就要求每一个适龄妇女：一要有防癌意识，定期做相关体检；二要提高警觉性，及时察觉自身的微小变化，发现症状随时到医院做进一步的检查。

8.4 妇科癌症第三魔头——子宫内膜癌

子宫内膜癌是发生于子宫内膜的一种恶性肿瘤。说起子宫内膜癌，大部分人觉得比较陌生，那是因为这个癌魔不在舆论关注的焦点上。其实，它是女性生殖系统肿瘤的第三魔头，占据了20%～30%的构成。子宫内膜癌多发于更年期和绝经后妇女，高发年龄为58～61岁。然而，随着发病率的有所上升，这些年来有呈现年轻化趋势，40岁以下患者所占比例已由原来的5%上升到14%。

【患病原因】

总的来讲，子宫内膜癌的发病原因尚不清楚。但相关的危险因素还是可以找出几个的，比如不育、绝经年龄延迟、卵巢功能不全以及患有肥胖、高血压、糖尿病的妇女都易患子宫内膜癌。那么，为什么有这些因素存在就容易患子宫内膜癌呢？

稍做分析我们就可以发现，这些看似没有关联的因素背后，有着一个共同的中介，那就是雌激素水平较高或雌激素作用时间较长。终身不育的人主要是因为缺少了孕激素（怀孕时才产生）对雌激素的拮抗作用；绝经年龄延迟的妇女是因为雌激素作用时间延长；卵巢功能不全的患者是因为内源性的雌激素产生较多；肥胖患者是因为大量的脂肪细胞可以产生内源性的雌激素，至于2型糖尿病及高血压患者，可能是多伴有肥胖之缘故。

另外，因为某些原因不适当地应用外源性雌激素，也可增加患子宫内膜癌的风险。

雌激素本来是维持正常女性生殖器官结构和功能的重要激素，但如果它的作用过强过久，就可诱发女性生殖器官的恶性肿瘤。现今已知，雌激素在乳腺癌、宫颈癌、子宫内膜癌的发生发展中都有不小“贡献”。因此，这些肿瘤又叫雌激素依赖性肿瘤。

【患者的痛苦】

早期子宫内膜癌一般不引起明显症状。稍晚期患者可出现阴道出血和阴道分泌物增多。阴道出血是患者的主要症状，很容易察觉，也是患者就诊的最常见原因。需要提醒的是，这种阴道出血在绝经前妇女常被误认为是月经不调而忽视。阴道分泌物可以是稀薄白色分泌物，也可以是少量血性白带，甚至是合并感染伴有异味的脓性分泌物。

晚期患者可因肿瘤侵犯神经而出现下腹、腰及腿部疼痛。肿瘤增大到一定程度可在下腹部触到肿块。

【诊断方法】

诊断子宫内膜癌首先要参考病史及临床表现做出疑诊，然后由妇科医生进行三合诊检查，让妇产科医师了解子宫的形态、大小、活动度等。接着可以做 B 超检查，了解子宫大小、子宫内膜厚度、有无宫腔内赘生物、有无肌层浸润等。B 超检查方便快捷且无创，诊断相符率达 80%，是诊断子宫内膜癌最常规的检查，也是初步筛查的方法。

初筛以后，最有价值、最常用的就是分段诊刮术。与大家经常听到的刮宫有一定程度的相似，必要时可以进行宫腔镜检查，可在显示屏幕上直接观察宫腔情况，在这种情况下如果取组织活检准确率接近 100%。

近年来，影像和检验科室的发展也促进了疾病的诊治。现在的磁共振成像可清晰地显示子宫内膜癌的病灶大小、范围，肌层浸润以及盆腔与腹主动脉旁淋巴结转移情况等，从而较准确估计肿瘤分期，为临床医生提供了一个电子眼，可在一定程度上透视患者的宫腔，直视癌魔。

肿瘤标志物 CA125 也可以协助监测癌魔的动向，一旦癌魔有生长倾向，指标升高，我们可以灵敏快速地做出相应的处理。

【治疗措施】

和其他大多数恶性肿瘤一样，治疗子宫内膜癌的主要措施依然是手术、放疗和化疗。只是在具体实施时要根据患者的年龄、身体状况、病变范围和组织学类型，以及患者有无特殊要求来适当选择。

较早期患者以手术为主，必要时辅以其他治疗。对于中老年妇女和已经完成生育使命的年轻妇女，多采取子宫全切术。对于晚期患者，可采用手术、放疗与药物治疗在内的综合治疗。

但对于渴望做妈妈，并且病变仅限于子宫内膜的低度恶性肿瘤的年轻患者，亦可考虑采取以化疗和激素治疗为主的保守治疗。

【预防要素】

虽然目前子宫内膜癌的病因尚不明确，没有有效地阻止其发生的手段，但通过控制相关因素，还是可以达到减少发病率的目的。比方说，通过调整生活习惯，合理安排饮食，加强锻炼，控制体重，减少脂肪细胞的雌激素产量；通过及时治疗卵巢功能不全，减少内源性的雌激素分泌；适当控制雌激素的应用，减少外源性的雌激素摄入等。这些都可以在一定程度上降低子宫内膜癌的发病率。

一级预防不尽如人意，我们还可以把希望寄托在二级预防上。这就要求危险期妇女应有强烈的防癌意识，时时提高警惕。定期体检的作用毋庸置疑，关键是要付诸实施。及时发现早期信号也很重要。如果年轻妇女出现不易治疗的月经紊乱，绝经妇女再次阴道出血，都应及时到正规医院做进一步的检查，争取做到“早发现、早诊断、早治疗”，获得最佳的治疗效果。

做好子宫内膜癌的预防，需要全社会大力宣传和普及子宫内膜癌预防知识，开展定期防癌检查，注意消除患病高危因素，重视高危患者的筛查，这对从根源上预防和早期发现子宫内膜癌、降低子宫内膜癌发病率和死亡率有重要意义。

在女性这四种恶性肿瘤中，乳腺癌和宫颈癌的发病率是比较高的。不过庆幸的是，这两种癌症都比较表浅，加上已有有效的检查手段，很容易通过早发现、早诊断、早治疗而达到满意的防控效果。特别是宫颈癌，有比较明确的病因，那就是人类乳头状瘤病毒的感染。只要能够避免这种病毒的感染，就能有效预防宫颈癌的发生。可喜的是，科学家们已经研制出了针对病毒的预防疫苗。这是目前世界上唯一一种预防癌症的疫苗。它的应用可以降低70%的宫颈癌发病率。从治疗效果上看，乳腺癌和宫颈癌也有相对于其他癌症比较高的治愈率。

总之，乳腺癌和宫颈癌是可预防的恶性肿瘤，只要广大妇女能够提高警惕，及时接受必要的普查和体检，以及在不远的将来适时接种疫苗，做到没癌防癌，有癌早诊早治，完全可以避免宫颈癌的伤害。

9 头颈部肿瘤

头颈部肿瘤包括头部的鼻咽癌、鼻窦癌、口腔癌、腮腺肿瘤及颈部的甲状腺癌、喉癌等。本章主要对口腔癌、喉癌、鼻咽癌和甲状腺癌的防治常识加以介绍。

鼻咽癌曾经是我国常见的恶性肿瘤之一，其发病有明显的地区分布。全世界约80%的鼻咽癌病人在我国南方各省，广东省尤为常见，故其也有“广东癌”之称。本病的高发年龄在50～59岁，男女发病之比为（2.5～4）∶1。

甲状腺癌在所有恶性肿瘤中占的比例并不高，大约为1%～2%。不过近年来，甲状腺癌的发病率有逐年上升趋势。甲状腺癌好发于青壮年，女性多于男性。

口腔癌的发生部位包括唇、颊黏膜、牙龈、硬腭、舌、小涎腺等。口腔癌发病率仅次于鼻咽癌，居头颈部恶性肿瘤的第2位。我国的口腔癌占全身恶性肿瘤的1.45%～5.60%。

喉癌是起源于喉腔黏膜的恶性肿瘤。近些年来，其发病率有逐渐增高的趋势。喉癌患者多见于50～70岁人群，男性明显多于女性，城市明显多于农村。

9.1 “首领”之患——口腔癌和喉癌

1923年的春天，英伦三岛上鸟语花香，这是一年中最美好的季节，但对于被称为“精神分析之父”的弗洛伊德来说，这个季节却是灰暗的，因为他刚被诊断患了口腔癌，这一年他61岁。弗洛伊德平时最大的嗜好就是抽烟，他每天要抽20支雪茄，即使在被诊断癌症后他也没改变这一习惯。在随后的16年间，他先后接受了33次手术，备受病痛的折磨。1939年9月23日，精神心理学的一代宗师弗洛伊德病逝于伦敦。弗洛伊德所患的口腔癌属于头颈部恶性肿瘤的一种。

头颈部在古汉语中也称为“首领”，所以头颈部肿瘤也可称为“首领之患”。这一类肿瘤，对于大多数人来讲可能比较陌生。头颈部肿瘤分类较为复杂，首先，按照解剖位置来分，主要包括颈部肿瘤、耳鼻喉科肿瘤以及口腔颌面部肿瘤三大部分，比如人们经常听到的甲状腺肿瘤、声带息肉、喉癌、鼻窦癌、口腔癌等。其次，头颈部组织种类丰富，按照病理类型来分（单就恶性肿瘤来讲），又可分为鳞癌、腺癌、肉瘤、转移性癌等。因此，其原发部位和病理类型之多、疾病表现症状之复杂多变，居全身肿瘤之首。头颈部重要器官比较集中，解剖关系复杂，治疗方法各异，同时涉及头颈肿瘤外科、肿瘤内科学、放疗、营养、语言治疗、美容医学、社会工作、护理和康复等多个医学领域。在头颈部的恶性肿瘤中，甲状腺癌、鼻咽癌、恶性淋巴瘤由专门章节介绍，本节主要介绍另外两种比较常见的头颈部肿瘤——口腔癌和喉癌。

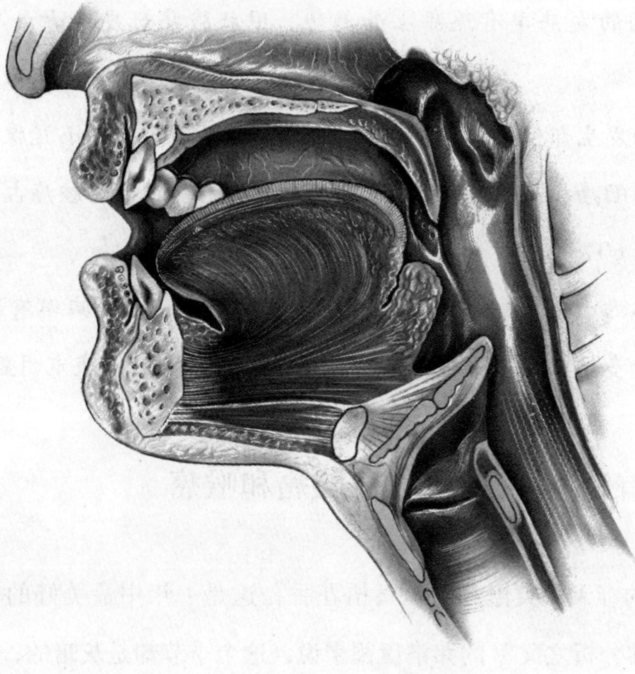

【患病原因】

口腔癌和喉癌的致病因素主要包括化学刺激、物理刺激、环境因素、遗传因素、病毒感染以及癌前病变恶变等。

首当其冲的当属烟酒刺激，从这两种肿瘤好发于男性（口腔癌男女比例是3∶1，喉癌男女比例是6∶1）这一现象就可见烟酒刺激的作用。比如发生于口角、上腭、颊部的口腔癌，就与咬含烟头的方式、烟雾刺激的部位明显相关。另外统计资料显示，我国东北地区女性喉癌患者的比例明显高于我国其他地区，主要原因也与东北女性喜好抽烟以及工业大气污染有关。烟草中的致癌因素主要是化学物苯并（a）芘，这种致癌物在整个上消化道及呼吸道中都可能致癌。嗜烟的人不仅易患口腔癌、喉癌，若在肿瘤被治愈后继续吸烟，则发生第二种原发癌的机会也大大增加。

酒精本身并未证明有致癌性，但酒精可作为致癌物的溶剂，促使致癌物进入口腔、口咽黏膜，损害肝脏，从而影响肝的化学解毒作用和生物转化作用；同时，大量饮酒者常出现细胞免疫的高度抑制。有资料显示，有烟、酒嗜好者，口腔癌的发病率是不吸烟也不喝酒者的15.5倍。

另外，对于口腔癌来讲，还有两个特殊的致病因素。首先是嚼食槟榔。在南亚、东南亚以及我国的台湾、福建、海南、湖南地区，人们有嚼食槟榔的习惯，这些地区也是口腔癌的高发区域。在嚼槟榔过程中，口腔黏膜会和槟榔中所含的生物碱及多种亚硝基胺化合物发生反应，亚硝基胺化合物已被认为是引起口腔黏膜病变的一种基本因子。口腔黏膜长期处在此种环境下，会使口腔黏膜病变纤维化，从而引发口腔癌。

此外，口腔内的不良修复体也是主要的口腔癌致病因素之一。所谓不良修复体，即没有按照科学原则设计、制作工艺差、材料低廉、有害健康的修复体，它会对口腔组织造成不同程度的损伤。我国经济发展不平衡，口腔修复的医疗水平参差不齐，而很多患者由于不了解口腔修复的常识或贪图省钱而接受了这些修复体，或许它恢复了一定的咀嚼功能，短期对健康没有发生危害，但随着时间的推移，它的危害会渐渐显露，主要包括引起牙齿松动，造成邻牙龋坏、牙龈炎症等。这些修复体的尖锐部分可对口腔黏膜产生慢性持续机械刺激，同时在局部炎症刺激的影响下，引起口腔黏膜不断的损伤、修复。如此反复的过程易导致黏膜修复机制紊乱，引起黏膜上皮的不良增殖，最终发展为癌。

同其他恶性肿瘤一样，口腔癌、喉癌的发生也是一个逐步发展的过程。很多患者都有一个癌前病变的阶段，比如口腔的白斑、红斑、扁平苔藓，喉部的白斑、角化病、乳头状瘤等，在这些疾病的基础上，如果不采取干预措施，则会发展成癌症。弗洛伊德的口腔癌就是在口腔黏膜白斑的基础上发展来的。

遗传因素也被认为是肿瘤发生的因素之一。近年发现，遗传易感性可能与癌症的发生有关。很多人都有这样一个疑问：有的人抽了一辈子烟，也没见得什么肿瘤，而有的人才抽了10年、20年，就得了口腔癌、喉癌。这可能就与遗传易感性有关。有些人因为遗传的原因对烟酒刺激特别敏感，在同样程度的刺激下，较其他人更容易发生癌变。

此外，环境因素（比如阳光暴晒、核污染、环境污染）、免疫/营养缺陷（维生素缺乏、缺铁、缺硒）、生物因素（人乳头状瘤病毒、梅毒感染）等都与口腔癌、喉癌的发生有一定关系。

【诊断方法】

口腔癌、喉癌的诊断主要依靠常规的临床体检，怀疑咽喉病变者还需要进行纤维喉镜检查，若发现口腔或喉内的新生物，则需要病理活检确诊。一旦确诊首先需行颈部彩超检查以了解颈部淋巴结转移情况，还要根据增强CT或磁共振结果查看病变的范围、颈部血管的侵犯情况，这些都和临床分期以及治疗方式有密切关系。

【患者的痛苦】

对于口腔癌来讲，发现以下情况就应及早到医院就诊。一是口腔黏膜颜色变成白色、褐色或黑色，尤其是口腔黏膜变粗糙、变厚或呈硬结，出现口腔黏膜白斑、红斑，很可能已发生癌变。二是嘴唇或口腔内肿块。口腔癌症早期，仅表现为局部的小肿块，常常没有特别不适。三是溃疡不愈。口腔溃疡的病程一般不超过两周，如果烧灼感、疼痛等症状超过两周仍不见好，需警惕口腔癌的可能。四是颈部肿块。这也是口腔癌常见的症状之一，口腔癌多向附近的颈部淋巴结转移，有时原发病灶很小，甚至症状还不明显，但颈部淋巴结却发现了转移的癌细胞。因此，颈部淋巴结如突然肿大，需检查口腔。

对于喉癌，早期症状主要包括声音嘶哑、咽部异物感、咽痛、咳嗽、咯血、颈部淋巴结肿大等。

声音嘶哑早期为发声易疲倦，无其他不适，常被误认为感冒、喉炎。凡40岁以上，尤其男性、长期吸烟者，声嘶超过3周，经发声休息和一般治疗不改善者，必须到医院做喉镜检查。

咽部不适及异物感是声门上型喉癌的早期症状，但应注意与慢性咽炎的症状相鉴别。

肿瘤向深部侵犯可出现咽痛，初为间隙性疼痛，继而为持续性疼痛，并同时引起反射性耳痛，以及咽痛所致的吞咽困难。

早期多有咳嗽，无痰或仅有少量痰，无咯血，随病变发展可出现痰中带血，甚至咯血。

可见颈部淋巴结肿大，尤其是声门上型喉癌患者，早期易出现颈部淋巴结肿大。

【治疗措施】

目前主流的治疗方式是多学科的综合序列治疗，即以手术切除、放疗为主，以化疗、生物治疗为辅的治疗模式。其中，手术和放疗属于局部治疗，其主要目的是为了去除或控制原发病灶，而化疗和生物治疗则是全身治疗，主要是为了预防或治疗癌肿的全身转移。因此，需要根据患者的具体身体情况、肿瘤的临床分期等诸多因素决定治疗方法的选择顺序。

肿瘤的治疗必须在根治疾病的同时兼顾保留功能与外观，对于头颈部肿瘤而言这一平衡尤为重要。近年来，由于功能外科理念的深入以及外科修复技术的发展，目前提倡在不影响彻底根治的前提下，多以保留功能手术为主。对于以往认为不可能切除的局部晚期肿瘤，采用根治性切除合并立即修复组织缺损的手术，不仅可彻底切除肿瘤，扩大外科治疗的适应证，而且提高了患者的生存质量。术后辅以放疗、内科及生物治疗，可有效提高一些肿瘤的远期疗效。

放疗在头颈部肿瘤的治疗中发挥着重要作用。相当一部分早期的头颈部肿瘤可以通过放疗获得满意的效果，而且还可以保留器官的功能和美容效果。如局限于声带的声门型喉癌，放疗可以取得与手术一样的效果，并且还可以保留患者的发音等功能，即使后来出现复发，还可以采用手术来挽救。因此在早期肿瘤的治疗方面放疗较手术有一定的优势。

化疗在头颈部肿瘤治疗中的作用目前争议较大。总体来讲，通过化疗并不能明显提高患者的生存率，但对于某些中晚期的肿瘤（体积较大者），通过术前诱导化疗，可以明显减小肿瘤的体积，利于手术的操作。因此，化疗的选择与否，需要个体化考虑。生物免疫治疗是近年来逐渐兴起的新型肿瘤治疗方式，并逐步成为肿瘤治疗的第四种模式，简单来讲就是通过最大限度地利用或增强人体本身所具有的抗肿瘤能力来治疗恶性肿瘤。

口腔癌的术后康复主要包括保持口腔内的清洁，对于有张口受限可能的患者应及时积极锻炼张口，避免瘢痕、放疗等因素引起永久性的张口困难。此外，对于牙齿拔除或颌骨部分切除的患者，还应及时行义齿或赝附体修复以早期恢复口腔的语言和进食功能。

全喉切除患者术后丧失了喉发音功能，术后的发音方法主要包括食管音、人工喉以及气管食管音重建。其中食管音是20世纪80年代初期最主要的无喉发音方法，其优点是不应用辅助工具，不需手的帮助，主要缺点是成功率低、训练时间长及最长发音时程短等。

我国著名相声表演艺术家李文华先生就因患喉癌将全喉切除，术后通过锻炼食管发音也能完全满足与他人语言交流的需要。人工喉即人工制造的发声讲话装置。目前的人工喉基本可以分为三种：机械式人工喉、电子人工喉和植入式人工喉。由于人工喉产生的为机械音，人们往往把其作为应用食管音或气管食管音前的过渡或患者不能有效应用其他发音方式的最后选择。外科重建的气管食管音又分为有假体和无假体两种。带有假体的气管食管音由于音质较好、成功率较高，在欧美国家很流行，但假体成本高，并需要定期维护及频繁更换，同时还会引起一些不可避免的并发症。因此更多的国内学者一直致力于喉全切除后无假体的发音重建术研究，也取得了满意的效果。

【预防要素】

按照肿瘤三级预防的原则，口腔癌、喉癌的预防，首先是病因预防，即避免吸烟、饮酒和嚼槟榔，避免不良刺激，去除口内的不良修复体及残根、残冠，保持良好的口腔卫生，平衡饮食，避免饮过热的饮料，注意对光辐射的防护等。其次，早发现、早诊断、早治疗是根治恶性肿瘤、提高生存质量的根本途径。

9.2 深藏头部的隐秘杀手——鼻咽癌

2012 年 5 月的一天，某医院放疗科里来了一位携带着一面大匾的特殊患者。这位先生姓余，约五十岁年纪，精神矍铄、红光满面、声音洪亮，完全不像人们想象中的肿瘤患者的样子。病房里好奇的病友询问后得知，余先生原来是一名中学老师，8 年前患了鼻咽癌，做了系统的放疗和化疗后病情得到临床治愈，在以后的历次复查中，都显示病情控制良好。后来余先生又重返讲台继续给自己的学生讲课。

当年治病之时，余先生曾在心中许愿：若肿瘤治愈一定亲手给白衣天使们赠送一面匾额。于是就有了前面提到的一幕，凝聚着患者感激之情的匾额送到了主治大夫手里。当我们被这种和谐的医患关系感动之余，可能有人会想，我们一提到肿瘤、癌症，往往和疼痛、死亡联系在一起。为什么这位患者得了鼻咽癌 8 年仍安然无恙，并且还能够继续从事所热爱的教书育人事业呢?

提起鼻咽癌，很多人可能不太熟悉甚至很少听说这个疾病，也不知道鼻咽具体是身体的哪个部位。需要特别注意的是鼻咽不是我们平常熟悉的鼻腔，它是位于我们头颅中央，被颅底、颈椎、软腭背侧、鼻腔后端围绕的一个立方体形空腔。鼻咽腔的位置十分隐匿，此处生长肿瘤，往往难以早期发现。在医生的临床工作中，见到的鼻咽癌患者初来就诊时往往已属于中晚期。所以说鼻咽癌被称为隐秘杀手可谓实至名归。那么这个“杀手”到底是何方神圣，又有什么样的习性呢?

鼻咽癌是起源于鼻咽部上皮细胞及黏膜腺体的恶性肿瘤。鼻咽癌在西南太平洋地区国家多见，中国及东南亚国家发病率为（10 ~ 25）/10 万，欧美地区发病率则低于 1/10 万。在我国，鼻咽癌还有一个别名——广东癌。之所以有这个别名是因为鼻咽癌在我国的广东及其周边的广西、湖南、福建、江西 5 省明显高发。

鼻咽癌的发病率从30岁开始迅速上升，50～59岁达到高峰，此年龄段患者数量约占总患者数量的80%。男性多于女性，男性患者数量为女性的2～2.5倍。

【患病原因】

有关鼻咽癌的病因，最受人们重视的因素有EB病毒、遗传因素和化学因素。

（1）EB病毒。研究发现，EB病毒与鼻咽癌之间存在一定关系。有人从鼻咽癌组织中分理出EB病毒；临床上也发现，鼻咽癌患者血清中EB病毒抗体检出率及其抗体滴度明显高于对照组，并且抗体滴度可随鼻咽癌的消长而改变。经放疗后，抗体水平逐渐下降，甚至消失。当病情复发或有转移时，抗体水平可升高。这些都说明，EB病毒在鼻咽癌的发生和发展中起着不可忽视的作用。

（2）遗传因素。调查发现，中国南方人不论是移民到新加坡、日本或是美国洛杉矶、旧金山，罹患鼻咽癌的比例仍较当地居民高。这说明鼻咽癌有着明显的种族差异。另外，有10%的鼻咽癌患者有家族聚集现象，细胞遗传学研究也发现了一些相关证据。这些都提示，鼻咽癌的发生存在遗传易感性。

（3）化学因素。动物实验表明，芳香烃和亚硝胺可诱发动物鼻咽癌。另外，摄入含镍量高的大米和水有可能与鼻咽癌的发生有关。

【患者的痛苦】

鼻咽癌虽然发病隐匿，但很多早期的患者仍然会出现一些特殊的不适或表现。我们只有认清这些蛛丝马迹，才可能擒住癌魔。

（1）鼻塞、出血。鼻咽腔内肿瘤逐渐增大可以堵塞后鼻孔，出现单侧或双侧鼻塞症状。同时因肿瘤毛细血管丰富、生长快，也常常出现表面糜烂渗血。鼻咽癌出现的血涕通常为涕中带血或回吸性血涕。所谓回吸性血涕，就是在早晨起床后回吸鼻腔分泌物经口中吐出带血的鼻涕。因出血量不多，往往不被人们重视，多以为是空气干燥或炎症所致。鼻咽癌患者被误诊为慢性鼻咽炎而延误病情的案例时有发生。

（2）耳闷、耳聋和耳鸣。鼻咽癌多发生在鼻咽的侧壁，肿瘤增大可侵犯到内耳系统，出现同侧的耳闷、耳聋和耳鸣。如果给予中耳积液抽吸治疗，上述症状常可以暂时改善，易误诊为中耳炎。但是，患者往往在短期内再次出现相同症状，如此反复终致鼓膜穿孔和耳道溢液。

（3）头痛。70%的患者有头痛病史，主要表现为一侧的偏头痛。头痛的严重程度和对症治疗后能否缓解与病变侵犯的部位和程度有关。如合并感染的头痛抗炎治疗后可以减轻甚至消失，而侵犯颅底和神经的头痛则是逐渐加重的，抗炎治疗不能缓解。

（4）颈部淋巴结肿大。鼻咽癌为什么会引起颈部的肿块呢？这是因为癌细胞可以通过淋巴系统转移到颈部，引起颈部淋巴结的肿大。其发生率高达80%左右，可单侧或双侧发生转移。

（5）眼部症状。若肿瘤侵犯眼眶或眼球相关的神经，可出现视力障碍甚至失明、视野缺损、复视、眼球突出及活动受限、神经麻痹性角膜炎等。视神经萎缩、水肿在眼底检查中均可见到。这些表现多已属晚期，但仍有部分患者以此就诊。

（6）远处转移。鼻咽癌可转移至全身各个部分，但以骨、肺、肝多见，可多个器官同时发生转移，因转移的部位不同而出现相应的表现。

（7）恶病质。当鼻咽癌发展到终末期时，患者会出现显著消瘦、贫血、精神衰颓等全身机能衰竭的现象。

【诊断方法】

鼻咽癌的诊断首先要依据病史及临床表现。如果在生活中出现了上述某一种或几种症状，虽未必一定是得了鼻咽癌，但绝不可掉以轻心，应尽早到正规医疗机构实施进一步的检查。诊断鼻咽癌常做的检查有以下几种。

（1）内镜检查。鼻咽后鼻镜和（或）光导纤维镜检查可发现鼻咽肿物、溃疡坏死、出血等异常病变。光导纤维镜适用于咽反应大或张口困难的患者，并可能检查出后鼻镜未能发现的鼻咽微小病变和鼻腔后鼻孔内的病变。

（2）组织病理学检查。鼻咽部新生物活检是鼻咽癌确诊的最主要依据之一。对鼻咽外突型肿块可经鼻腔或口咽进路明视下咬取活检，对鼻咽黏膜下隆起可用穿刺针取黏膜下肿瘤组织。对原发灶未明的颈部转移癌，尤其是转移性低分化鳞癌应特别注意详查鼻咽，必要时要重复取鼻咽组织活检。

（3）细针穿刺抽吸。这是一种简便易行、安全高效的肿瘤诊断方法，近年来较为推崇。对疑有颈部淋巴结转移者可首先使用细针穿刺取得细胞。

（4）EB 病毒血清学检测。对早期诊断有一定帮助。检验阳性的患者即使鼻咽部未见异常，亦可在鼻咽癌好发部位取脱落细胞或活体组织检查。如一时仍未确诊，应定期随诊，必要时需做多次切片检查。

（5）影像学检查。包括 X 线、CT、B 超、磁共振及 PET－CT 检查等，这些手段有助于判断肿瘤侵犯、扩散的范围，对于确定临床分期以及制订治疗方案都极为重要。

【治疗措施】

如果把鼻咽癌的治疗比作一场战争，那么这场战争可以分为三个阶段：疾病的检查、确诊就是侦察敌情的阶段；对肿瘤进行临床的分期、分型则是分析敌情的阶段；治疗手段的选择和实施则是打击敌人的阶段。肿瘤的各种治疗手段犹如我们手中的武器，合理运用它们，扬长避短，才能打赢抗击肿瘤这场战争。

一般情况下提到肿瘤的治疗方式，多数人首先会想到手术切除，其次就是化疗，往往对放疗知之甚少。然而鼻咽癌的治疗手段却是首选放疗，化疗、手术治疗则成了配角。早期一般采用单纯放疗，晚期采用同步放疗、化疗，残存或复发病例可考虑手术挽救。

目前世界公认，鼻咽癌各种治疗手段中放疗的疗效为最佳，所以可以肯定地说鼻咽癌首选的治疗手段是放疗。鼻咽癌的放疗方式包括常规放疗、腔内近距离放疗、立体定向放疗、调强适形放疗等。每一种放疗技术都有其在临床应用的指征，只有合理应用才能最大程度地改善鼻咽癌的疗效，降低并发症的发生率。

虽然放疗是鼻咽癌治疗的重要手段，近年来精确放疗确使鼻咽癌放疗疗效进一步提高，然而单一放疗手段治疗中晚期鼻咽癌病例 5 年生存率仅有 40% 左右。因此，在提高放疗技术水平同时，采用多学科综合治疗，对提高疗效来说是有必要的。从鼻咽癌综合治疗研究现状看，化疗联合放疗是主要方向，化疗在放疗控制鼻咽局部病灶的基础上降低血行转移及为放疗增敏。方法包括辅助化疗、新辅助化疗、同步放化疗、靶向化疗等。

相对放疗、化疗，手术在鼻咽癌的治疗中发挥的作用相对有限，手术不能作为鼻咽癌的首选治疗手段来使用，而主要作为一种挽救手段，而且其应用条件严格，临床上应严格掌握其适用范围，谨慎选择。

通过上述各种治疗手段的运用，早期鼻咽癌治疗后5年生存率可达80%以上，而晚期患者则只有20%～40%。可见晚期患者生存时间较早期患者大为缩短。

【预防要素】

由于鼻咽癌的发病机制、易感因素尚未完全被医学家掌握，所以对于鼻咽癌尚没有严格意义上的预防措施。但随着人类对鼻咽癌的认识逐步深入，预防鼻咽癌也不再是天方夜谭。虽然人类抗癌的道路并非坦途，可能还有荆棘密布，但人类与癌魔抗争的决心不会动摇。

根据目前公认的鼻咽癌易感因素，医学工作者给出了以下预防鼻咽癌的建议：

（1）注意气候变化，预防感冒，保持鼻及咽喉卫生，避免病毒感染。

（2）尽量避免有害烟雾吸入，如煤油灯气、杀虫气雾剂等，并积极戒烟、戒酒。

（3）有鼻咽疾病应及早就医诊治，如发现鼻涕带血或吸鼻后口中吐出带血鼻涕，以及不明原因的颈部淋巴结肿大、中耳积液等应及时做详细的鼻咽部检查。

值得期待的是鼻咽癌或将可防可治。前已述及，鼻咽癌的发病和EB病毒感染有很大关系，如果我们制造出一种疫苗，能够控制EB病毒的感染，那就可以降低鼻咽癌的发病率。目前这种疫苗已经进入临床试验阶段，相信不久的将来，鼻咽癌的疫苗就可以应用于临床，造福人类。

9.3 不可忽视的甲状腺癌

甲状腺位于下颈部气管两侧，分为左叶和右叶，两叶以狭细的峡部相连，形状类似“蝴蝶”。甲状腺主要由甲状腺滤泡细胞和滤泡旁细胞构成。甲状腺滤泡细胞主要合成和分泌甲状腺激素（包括T_3和T_4），该过程受垂体分泌的促甲状腺激素（TSH）的调控。甲状腺激素对于维持正常的人体代谢至关重要，是人体必需的生理激素。甲状腺滤泡旁细胞是组成甲状腺的另一种细胞类型，其主要分泌降钙素，参与调节机体的血钙浓度。

甲状腺癌就是起源于甲状腺滤泡细胞或滤泡旁细胞的一组恶性肿瘤。甲状腺

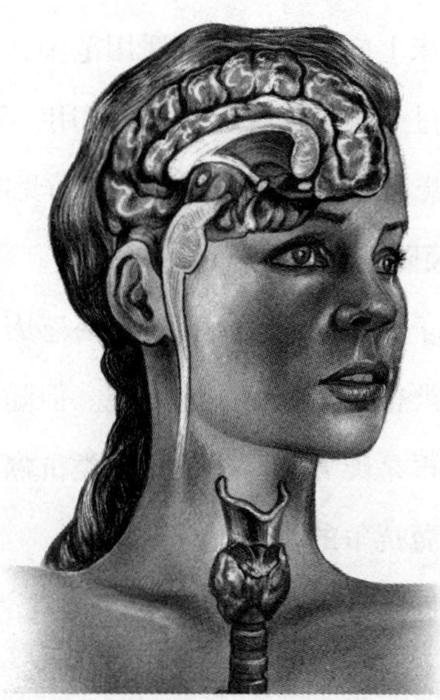

癌好发于青壮年，女性多于男性。我国甲状腺癌的发病率一般较低，男性年均发病率约为0.8%，女性约为2%。甲状腺癌占所有恶性肿瘤的比例并不高，为1%～2%。

不过近年来，甲状腺癌的发病率有逐年上升趋势。美国调查数据显示，在1989～2012年间，甲状腺癌的发病率增长4.99倍，是发病率增长最快的实体癌。中国甲状腺癌的发病率增长同样严重，2010年杭州萧山区的甲状腺癌发病资料显示：女性甲状腺癌发病率达23.81/10万。甲状腺癌在女性恶性肿瘤中发病率上升惊人，2000年甲状腺癌发病率尚未进入女性恶性肿瘤前十位，但2010年已上升到女性恶性肿瘤第五位，很值得警惕。

【患病原因】

总的来讲，导致甲状腺癌的危险因素尚不清楚。可疑的因素有放射线、遗传因素、雌激素、甲状腺良性疾病等。目前已知的、比较明确的诱因可以说是幼年时期射线暴露史了。遗传因素可能是导致甲状腺癌的危险因素之一。特别是在甲状腺髓样癌，一部分患者有明显的家族史。因为甲状腺癌患者女性居多，所以雌激素很容易被怀疑为危险因素。甲状腺组织的生长主要受促甲状腺激素的支配，后者对甲状腺癌的发生也有促进作用。雌激素可能是通过增加促甲状腺激素的释放而间接促进甲状腺癌发生的。

【患者的痛苦】

多数甲状腺癌患者无明显症状，甚至到了晚期也无主观痛苦，大多数患者都是因为无意发现颈部肿块而就诊。随着肿瘤发展，当周围器官和组织受到侵犯时才会出现相应的症状。肿瘤压迫气管可导致呼吸困难；压迫食管可引起吞咽困难；压迫支配声带活动的喉返神经可出现声音嘶哑等。

【诊断方法】

诊断甲状腺癌的方法有多种，包括影像学检查、生化检查、细针穿刺活检和病理学检查等。影像学检查有超声、CT、磁共振扫描、核素全身扫描、PET－CT检查等。影像学检查首先用于确定病变的部位、范围及大小等，其次也可以对肿瘤良恶性做出初步判断。

常规生化检查有甲状腺功能测定（T_3、T_4、TSH）、甲状腺自身抗体测定（anti－TG、anti－TPO）、降钙素（CT）测定、癌胚抗原（CEA）测定、甲状腺球蛋白（TG）测定等。这些检查可以为甲状腺癌的诊断和鉴别诊断提供有价值的参考。

细针穿刺细胞学检查是一项比较新的技术，其准确率较高，对于彩超检查无法判定良恶性的结节，细针穿刺细胞学检查可提高术前诊断准确率。

甲状腺癌的诊断主要依靠术后病理检查。从病理角度讲，甲状腺癌主要包括乳头状癌、滤泡状癌、髓样癌、未分化癌四种类型。前两种病理类型（乳头状癌和滤泡状癌）又统称为分化型甲状腺癌，是由于甲状腺滤泡细胞癌变所致，治疗效果较好。甲状腺髓样癌是由滤泡旁细胞癌变所致，治疗效果较分化型甲状腺癌差。治疗效果最差的当属未分化癌，肿瘤生长快，患者生存时间短。

【治疗措施】

甲状腺癌的治疗是综合治疗，包括手术、内分泌抑制治疗、核素治疗、放疗等。手术在甲状腺癌的治疗中居于首要位置，只要有手术指证的患者均应选择手术治疗。手术除了需切除甲状腺，还应当对周围淋巴结进行正规清扫切除，以达到彻底治愈的目的。

对于分化型甲状腺癌的患者，术后需要进行内分泌抑制治疗。内分泌抑制治疗主要是口服甲状腺素片或者左旋甲状腺素钠片（优甲乐），抑制体内促甲状腺激素（TSH）水平，从而达到控制肿瘤复发的目的。TSH 需要控制在合适水平，TSH 太高，起不到内分泌抑制治疗目的；TSH 太低，患者甲亢症状可能会比较明显。因此，患者需要定期到专业医院进行抽血化验，调整剂量。由于内分泌抑制治疗期间患者可能会出现低钙表现，需要同时口服补充钙剂，特别是对于更年期的女性。

核素治疗主要是口服碘（^{131}I）。对于晚期的分化型甲状腺癌患者，在行甲状腺全/近全切术后，需要辅助进行核素治疗，以进一步杀灭体内可能残留的癌细胞。^{131}I 治疗的原理是利用甲状腺（癌）组织具有特异性浓集碘的功能，通过释放射线精准杀灭甲状腺组织或癌组织。

放疗不作为甲状腺癌的首选治疗手段，只适用于特定的人群。如甲状腺癌侵犯食管、气管，手术后食管、气管可能有残留者，或者应用于髓样癌的患者。

甲状腺癌的预后情况也不尽相同。不同病理类型的甲状腺癌预后差别很大。分化型甲状腺癌是全身治疗效果最好的肿瘤，10 年生存率可以达到 90%。甲状腺髓样癌治疗效果较分化型甲状腺癌稍差，但仍然优于食管癌、肺癌等全身其他肿瘤。而甲状腺未分化癌的治疗效果最差，患者一般仅生存几个月，但庆幸的是，绝大多数的甲状腺癌都为分化型，特别是甲状腺乳头状癌，而髓样癌和未分化癌只占极少数。

【预防要素】

因为病因不明，所以甲状腺癌的一级预防效果很难评价。然而，如果生活中的每一个人都能提高防癌抗癌意识，及时发现甲状腺局部肿物，或者定期做一下防癌体检，还是可以收到理想的二级预防效果的，加上绝大多数甲状腺癌的恶性程度较低，所以早发现、早治疗对于提高治愈率、减少死亡率还是很有保证的。

总体来讲，头颈部肿瘤的防治效果还是比较满意的。鼻咽癌的发病和 EB 病毒感染有很大关系，如果制造出一种疫苗，能够控制 EB 病毒的感染，那就可以降低鼻咽癌的发病率。目前这种疫苗已经进入临床试验阶段，相信不久的将来，鼻咽癌的疫苗就可以应用于临床，造福人类。另外，除了晚期的之外，鼻咽癌整体治疗效果也是很好的。

虽然近些年来甲状腺癌的发生率有增高趋势，但甲状腺位置表浅，只要人们提高防癌抗癌意识，及时发现甲状腺局部肿物，或者定期做一下防癌体检，还是可以达到理想的二级预防效果，加上绝大多数甲状腺癌本身的恶性程度较低，所以提高治愈率、减少死亡率还是很有保证的。

10 其他肿瘤

本章题目为“其他肿瘤”，并非是说这些肿瘤都不重要，而是因为不便按部位单独归类，才把它们放在了一起。这些肿瘤包括白血病、恶性淋巴瘤、前列腺癌、骨与软组织肿瘤、脑肿瘤、小儿肿瘤、皮肤癌等。

白血病，为血液系统的恶性肿瘤，俗称“血癌”，多见于儿童和青年。白血病约占肿瘤总发病率的3%左右。目前我国约有500万白血病患者，其中儿童患者约占一半。由于其病情进展快、治疗难度大、死亡率高，让人感到“谈白色变”。

淋巴瘤是一组起源于淋巴结或其他淋巴组织的恶性肿瘤，可分为霍奇金淋巴瘤和非霍奇金淋巴瘤。各种年龄组均可发病，但以20~40岁为多见，男女发病之比为（1.4~3.7）:1。

前列腺癌主要见于老年男性，50岁以下男性很少见，但是大于50岁者，发病率和死亡率就会呈迅速增加。我国前列腺癌发病率虽然远低于西方国家，但近年呈显著增高趋势。我国每年大约有8万名前列腺癌新增病例。

骨与软组织肿瘤是指发生于骨骼与肌肉系统的肿瘤，是严重危害人类健康及生命的一类疾病。近年来发病率逐渐上升。可以分为两大类：一类是生长于骨骼上的骨肿瘤，另一类是生长于肌肉、脂肪、皮下的软组织肿瘤。恶性骨与软组织肿瘤的发病率很低，约占全部恶性肿瘤的1%。

原发性脑肿瘤有良性与恶性之分，各种良性脑肿瘤约占40%左右，常见的有脑膜瘤、垂体瘤、神经鞘瘤、颅咽管瘤、海绵状血管瘤、表皮样囊肿等。原发性恶性脑肿瘤约占全部脑肿瘤的40%~45%，原发性恶性脑肿瘤的发生率为（4~6）/10万。在全身恶性肿瘤中，脑恶性脑肿瘤约占1.5%，居第11位，男性稍多于女性。

小儿恶性肿瘤已成为威胁儿童生命健康的主要疾病，已经成为继意外伤害死之后的儿童死亡第二大原因，占儿童总死亡率的10.7%。我国每年新发小儿恶性肿瘤数可达4万例。5岁前是儿童肿瘤的发病高峰。小儿恶性肿瘤多发生于造血系统、淋巴系统、中枢及周围神经系统、肌肉、骨骼等。

皮肤恶性肿瘤包括最常见的鳞状细胞癌（29.4%）、基底细胞癌（28.0%）以及其次的鲍温病（19.9%）、恶性黑色素瘤（4.8%）等。皮肤肿瘤均好发于老年人，平均年龄约为60岁，无明显性别差异，因此老年群体更应格外重视。

10.1 流动中的癌症——白血病

白血病为血液系统的恶性肿瘤，俗称“血癌”，是儿童和青年中最常见的一种恶性肿瘤。据统计，白血病约占肿瘤总发病率的3%。欧洲和北美洲发病率最高，其死亡率为（3.2～7.4）/10万。亚洲和南美洲发病率较低，死亡率为（2.8～4.5）/10万。近年来，白血病的发病率逐年增高。目前我国约有500万白血病患者，其中儿童患者约占一半。由于其病情进展快、治疗难度大、死亡率高，人们往往“谈白色变”。

我国最早的大众健身操教练员之一、被誉为“中国健美第一人”的马华女士因患白血病并发肺部感染，生命在事业如日中天、身体仍然美丽的41岁戛然而止，不禁令人扼腕叹息。

早在公元前2世纪《黄帝内经》就有关于白血病证候的记载。如《诸病源候论·温病衄候》中说：“由五脏热结所为，心主血，肺主气，而开窍于鼻，邪热伤于心，故衄，衄者，血从鼻出也。”《千金要方·卷十二·吐血》中说：“犀角地黄汤，治伤寒及温病应发汗而不汗之内蓄血者，及鼻衄吐血不尽，内余瘀血，面黄，大便黑，消瘀血方。”

在西方国家，到19世纪中叶随着显微镜技术的进步，医学家对白血病才有了进一步的认识。最初法国医生多奈观察到某些患者出现原因不明的贫血、懒散、倦怠、发热、牙龈和皮下出血以及肝脾肿大、淋巴结肿大等现象，在他们的血液中都会发现有大量的无色细胞团。由于这些患者体质越来越弱，不久都会死亡。当时人们没有意识到这是一种什么疾病。

那么，白血病究竟是怎样的一种疾病呢？

要了解白血病，首先要了解正常的造血过程。

众所周知，人的血液里流动着三种血细胞，即红细胞、白细胞和血小板，它们均来源于同一个“老祖宗”，即骨髓里的多能造血干细胞，正常情况下它会生出两个“儿子”，分别叫髓系干细胞和淋巴系干细胞。

髓系干细胞产生一个大家庭，成员包括粒细胞系、红细胞系、巨核细胞系，最终发育成外周血的粒细胞、红细胞、单核细胞及血小板。

淋巴系干细胞则产生一个小家庭，其成员包括T淋巴细胞和B淋巴细胞。正常造血必须对多能造血干细胞的增生和分化进行严密调控，才能生成外周血中的各种成熟血细胞。

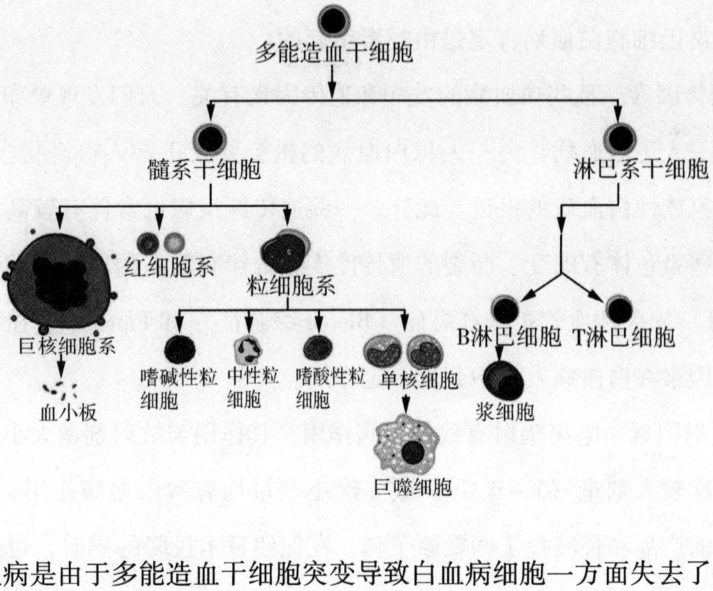

白血病是由于多能造血干细胞突变导致白血病细胞一方面失去了分化、发育成熟的能力，另一方面出现进行性、失控性异常增生，浸润各种组织，使正常造血受抑制，出现贫血、出血、感染和肝脾淋巴结肿大等相应的临床表现。

白血病是一种异质性疾病，可分为急性白血病和慢性白血病，前者包括急性髓系白血病和急性淋巴细胞白血病，后者以慢性粒细胞白血病和慢性淋巴细胞白血病常见。

【患病原因】

近年来我国白血病的发病率逐年增高。那么在我国经济快速发展、工业化和城市化进程不断加快的今天，什么原因导致白血病发病率显著增加呢?

在临床工作中，我们常常会碰到患者问这样的问题：我为什么会得白血病?其实，许多因素被认为与白血病的发生有关，但具体到每一个患者身上往往很难找到确切的致病因素。

人类白血病的确切病因至今未明。许多因素被认为和白血病的发病有关。病毒可能是主要的因素。此外，尚有遗传因素、放射、化学毒物或药物等因素。

（1）病毒。早已证实C型RNA肿瘤病毒（或称逆转录病毒）是哺乳类动物如小鼠、猫、牛、绵羊和灵长类动物自发性白血病的病因。这种病毒能通过内生的逆转录酶按照RNA顺序合成DNA的复制品，即前病毒，当其插入宿主的染色体DNA中后可诱发恶变。人类白血病的病毒病因研究已有数十年历史，但至今只有成人T淋巴细胞白血病肯定是由病毒引起的。

（2）遗传因素。某些白血病的发病和遗传因素有关。人们发现单卵双胎的双胞胎中如果一人患白血病，另一人患白血病的机会要较正常人群高得多。另外，还有极少数家族性白血病的报道。此外，一些遗传性疾病也常伴有较高的白血病发生率。某些染色体有畸变、断裂的遗传性疾患常伴有较高的白血病发病率，如Down综合征、先天性血管扩张红斑症（Bloom综合征）和Fanconi贫血等。这些都说明遗传因素在白血病发生中起着一定作用。

（3）放射因素。电离辐射有致白血病作用，其作用与放射剂量大小及辐射部位有关。一次较大剂量（1～9 Gy）或多次小剂量均有致白血病作用。1945年，美国向日本的广岛和长崎投了两颗原子弹，在促使日本投降的同时，也给这两个城市的人们带来了灾难：在这两个地方的幸存者中，白血病的发生率显著增高。临床工作中也发现接受放疗的其他系统恶性肿瘤患者在疾病的晚期可继发白血病，而从事放射工作的人白血病发生率也较正常人群高。此外，核辐射和电磁场也被认为与白血病发生有关。

（4）化学因素。苯及其相关化合物是诱发白血病的主要环境因素。苯的致白血病作用比较肯定。苯致急性白血病以急性粒细胞白血病和红白血病为主。除了在石化、橡胶相关产业中会经常接触到苯以外，目前过度使用的农药及大部分装饰材料都不同程度地含有苯及相关的有机溶剂，由此产生的环境污染已经成为危害人们健康的重要因素。

烷化剂和细胞毒药物可致继发性白血病的理论也较肯定，多数继发性白血病是在原有淋巴系统恶性肿瘤和易产生免疫缺陷的恶性肿瘤经长期烷化剂治疗后发生，乳腺癌、卵巢癌和肺癌化疗后也易发生继发性白血病。

在以上这些有害因素的共同作用下，一旦身体免疫力低下，免疫监视功能失衡时，容易诱发白血病，比如学习工作压力过大、睡眠不足、营养跟不上、精神过度紧张、家庭或与同事关系不和谐等。

【患者的痛苦】

白血病由于其病情进展快、治疗难度大、死亡率高等特点，一方面会给患者带来躯体上的痛苦，另一方面也给患者及其家庭造成了巨大的心理负担。

白血病患者临床主要表现为贫血、感染、发热、出血及肝、脾、淋巴结的肿大。但并非所有的白血病患者都出现以上所有表现，患者往往以其中一种或两种表现为主。

（1）贫血。常为白血病的首发症状，患者多有脸色苍白、乏力、心跳加快、气促，以活动后更为显著。

（2）出血。这是一些白血病患者就诊的主要原因。他们往往在没有明显磕碰的情况下反复出现针尖大小的出血点、大的瘀点、瘀斑或鼻出血、牙龈出血、口腔血疱，女性患者还可表现为月经增多。

（3）发热。半数以上的患者以发热为早期表现，可表现为反复的发热或类似感冒的表现，一般的退热药、抗感染治疗效果不好。患者也可同时有咳嗽、咳痰等肺部感染的表现，如果忽视血常规的检查，部分患者会首先就诊于呼吸科。

（4）淋巴结肿大。大部分白血病患者有浅表淋巴结的肿大，以颌下、颈部、锁骨上、腋下及腹股沟处多见。这些肿大的淋巴结往往不伴有疼痛。肝脏和脾脏肿大也比较常见，在发现腹部有肿块（肿大的肝脏、脾脏）前，一些患者可出现食欲减退、腹胀等表现，有时这也是患者就诊的原因。

除此之外，还有少数白血病患者，以上表现都不明显，而骨和关节的疼痛比较突出，尤其是儿童患者，容易误诊为骨科疾病。

相对而言，急性白血病患者出现以上症状的时间相对较短，症状较为突出，而慢性白血病的表现则相对比较“温柔”。

慢性粒细胞白血病患者得病半年多甚至更长的时间内可没有任何感觉，有相当一部分是常规体检或诊治其他疾病时查血常规发现白细胞异常增高，有的是无意间发现腹部有一肿块（肿大的脾脏）而进一步确诊。尽管如此，不少患者病初都会频频喊累，会出现不明原因出汗、消瘦、低热、腹胀等表现。

慢性淋巴细胞白血病早期也常无症状，多数患者因无痛性淋巴结肿大或常规血常规检查发现不明原因的淋巴细胞绝对值升高而就诊。部分患者也会出现一些容易被忽视的非特异性症状，如乏力、容易疲劳、虚弱、消瘦等。此外，慢性淋巴细胞白血病患者免疫功能缺陷，易合并感染，以肺部感染多见。

【诊断方法】

白血病的诊断并不困难，根据乏力、发热、出血等线索，进行血常规及外周血细胞形态分析往往能发现外周血中存在的幼稚细胞而做出初步诊断，确诊则需要进行骨髓穿刺检查。进一步的白血病免疫分型、骨髓细胞染色体核型分析及相关基因的检测有助于白血病的分型及判断预后。

骨髓穿刺检查是用专用的穿刺针在髂骨或胸骨上取出一个大米粒大小的骨髓液涂在玻璃片上，染色后在显微镜下观察骨髓细胞的数量和形态变化，同时可抽取其他骨髓标本供免疫分型、染色体、基因等检查。

【治疗措施】

白血病发病率持续增高使人们感到有些恐惧，但近年来白血病治疗方面取得的一个个突破，也多少给人们带来些欣慰。目前，白血病的治疗采用分层治疗，即根据患者的骨髓细胞学、免疫学、细胞遗传学及分子生物学的检测结果将患者分为不同的预后组，选择不同的治疗方案。白血病的分层治疗大大提高了白血病的完全缓解率和长期无病生存期。

（1）化疗。化疗是治疗白血病的主要方法，它是利用细胞毒性化学药物杀死体内肿瘤细胞的一种疗法。临床上可根据不同白血病类型选择不同的化疗药物和方案。急性白血病的化疗可分成诱导缓解和缓解后继续治疗两个阶段。

所谓诱导缓解是指白血病细胞减少到一定程度（绝大部分白血病细胞被杀死），正常造血功能得以恢复，患者症状消失，常规血片中找不到白血病细胞。缓解后继续治疗主要针对体内残留的白血病细胞而设计。二者结合，可大大延长患者的无病存活期。

（2）让白血病细胞"改邪归正"的诱导分化治疗。20 世纪 80 年代，我国首先将全反式维甲酸用于急性早幼粒细胞白血病的治疗，开创了白血病治疗的新模式——诱导分化治疗，即不再采用"杀"的模式，而是用药物诱导异常的早幼粒细胞使之逐渐分化发育为成熟的粒细胞。此外，全反式维甲酸还有助于改善威胁患者生命的出凝血异常，减少早期死亡率。

2012 年 3 月 6 日，全美癌症研究基金会将第七届圣捷尔吉癌症研究创新成就奖授予中国工程院院士王振义和中国科学院院士陈竺，以表彰他们在急性早幼粒细胞白血病（APL）研究中取得的原创性成果及开发的全新疗法。

他们在急性早幼粒细胞白血病的发病原因、治疗机制和药物遴选等方面进行了不懈的探索，成功地将传统中药的砷剂与西药结合起来治疗急性早幼粒细胞白血病，大大提高了该病患者的生存率，使过去高致命的疾病变成了高度可治愈的疾病，并得到了世界的公认。这一卓越成就，代表了该领域的世界最高研究水平，不仅填补了学术上的空白，也使世界上千千万万的患者获得了新生。

三氧化二砷俗称砒霜，具有诱导白血病细胞"改邪归正"的作用，并能诱导白血病细胞凋亡。

这种新的治疗方法大大改善了以往早期死亡率非常高的急性早幼粒细胞白血病患者的预后，只要早期、正规治疗，90% ~95% 的急性早幼粒细胞白血病患者可达到完全缓解，70% ~75% 的患者可得到治愈。

（3）正中"靶心"的靶向治疗。最佳的疾病治疗模式为直击疾病的"靶心"。慢性粒细胞白血病的靶向治疗开创了恶性肿瘤基因靶向治疗的新纪元。

伊马替尼、尼洛替尼是针对 BCR/ABL 融合基因的靶向治疗药物，已成为慢性粒细胞白血病患者的主要治疗方法。初诊患者经过规范治疗，8 年的总生存率可达 93%。

CD20 单克隆抗体利妥昔单抗（美罗华）则是慢性淋巴细胞白血病的靶向治

疗药物，其靶点为白血病细胞表达的 CD20。利妥昔单抗及其与氟达拉滨的联合也大大提高了慢性淋巴细胞白血病的疗效。

（4）造血干细胞移植。造血干细胞移植是通过大剂量放疗、化疗预处理，清除患者体内的肿瘤或异常细胞，再将自体或异体造血干细胞移植给受者，使受者重建正常造血及免疫系统。目前已广泛应用于恶性血液病的治疗，并获得了较好的疗效。

1958 年法国肿瘤学家首先对放射性意外伤者进行了骨髓移植。1968 年研究者应用骨髓移植成功治疗了一例重症联合免疫缺陷患者。20 世纪 70 年代后，随着人类白细胞抗原（HLA）的发现、血液制品及抗生素等支持治疗的进展，全环境保护性治疗措施以及造血生长因子的广泛应用，造血干细胞移植技术得到了快速发展。1977 年托马斯报道，100 例晚期白血病患者经 HLA 相合同胞的骨髓移植后，13 例奇迹般长期生存。从此全世界应用骨髓移植治疗白血病、再生障碍性贫血及其他严重血液病、急性放射病及部分恶性肿瘤等方面取得巨大成功，开创临床治疗白血病及恶性肿瘤的新纪元。

骨髓移植技术已使众多白血病患者得到救治，长期生存率提高 50%～70%。为发展此项技术做出了重要贡献的美国医学家托马斯因而获得了 1990 年度的诺贝尔医学奖。

最初，异基因造血干细胞移植要求 HLA 全相合的供者。近年来，随着 HLA 半相合异基因造血干细胞移植术的不断完善，更多的白血病患者从异基因造血干细胞移植中获益。近年我国异基因造血干细胞移植技术也不断完善，相关并发症的处理更加果断，也大大提高了移植疗效。

【预防要素】

远离白血病的诱因、增强机体免疫功能是预防白血病的根本。

首先，远离辐射。远离高压线、变电站及正在使用的微波炉等。其次，减少室内环境污染。尽量减少豪华装修，选择环保的装修材料；新房在入住前尽量多通风。第三，选择天然、健康的食品，如选择不含化肥、农药的有机蔬菜、水果等食物。对于目前市场销售的普通蔬菜、水果，食用前要清洗干净，把农药的残留量降至最低限度。第四，避免滥用药物，尽量少用或不用染发剂。第五，增强机体免疫功能。多运动；多食用有助于提高免疫功能的食物，如菌类等；保持心情舒畅。最后，不要忽视身体发出的任何警报，劳累、疲倦、疼痛等都是身体发出的“不愉快”信号，要尽早到有血液专科的医院就诊，以减少误诊与漏诊。

10.2 免疫系统的癌症——恶性淋巴瘤

电影《搜索》讲述的是高雅美丽的女主人公——叶蓝秋的不幸遭遇。一次医院体检，她被诊断为“淋巴癌”晚期。极度恐惧的她在公交车上，由于没给老人让座且出言不逊，引发媒体将其作为反面教材无休止地追踪报道，最终因无法承受精神上的多重打击选择结束自己的生命。

人们为一个年轻、鲜活生命的离去发出阵阵叹息，把悲剧归罪于扭曲的社会风气的同时，更对点燃她死亡导火索的“淋巴癌”充满疑惑：什么是淋巴癌？那么年轻美丽、充满生命力的姑娘也会得淋巴癌吗？淋巴癌真的那么可怕，足以将叶蓝秋逼上绝路吗？

我们首先来谈谈什么是淋巴癌。它是一种免疫系统的恶性肿瘤，又称为恶性淋巴瘤。免疫系统是人体的防卫系统，遍布在身体每个角落，识别并清除“异己”，避免我们受到伤害。淋巴细胞在免疫系统中扮演的角色，好比公安系统里的警察，行使具体的防御工作。淋巴细胞由于多种原因出现无限制增殖，在人体逐渐聚集形成肿块，就形成了恶性淋巴瘤。

恶性淋巴瘤的病因尚不十分清楚，但较多的资料证明，它的发生与机体免疫系统功能缺陷有关。遗传和环境因素对淋巴细胞过度刺激造成基因遗传改变，也是诱发淋巴瘤的“元凶”。

现实生活中，年轻人患淋巴瘤的例子也不少。曾在琼瑶剧《情深深雨濛濛》中出演“方瑜”的演员李钰、台湾知名歌手阿桑、饰演美剧《斯巴达克斯：血与沙》男主角的安迪·怀特菲尔德都在三十几岁患淋巴瘤；更有网络红人80后女插画师熊顿不幸患淋巴瘤，在病床上创作漫画《滚蛋吧！肿瘤君》，感动众多网友。

年轻人有许多不良生活习惯，这会拉近他们与淋巴瘤的距离。如生活压力大、精神紧张会损伤免疫系统功能，爱美的女性热衷于染发，更有大量的年轻人沉溺于网络和手机的世界，使自己较长时间遭受电离辐射的危害。所以，改善不良生活习惯是我们向远离淋巴瘤迈出的第一步。

恶性淋巴瘤是免疫系统的癌症，人们谈“癌”色变，更有媒体不时报道某某名人死于淋巴瘤，人们对淋巴瘤充满恐惧可以理解。但是，客观地讲，患恶性淋巴瘤的患者在癌症患者中应该是幸运的，因为它是目前为数不多的可以治愈的恶性肿瘤之一。恶性淋巴瘤其实包括一组疾病，主要分为霍奇金淋巴瘤和非霍奇金淋巴瘤两大类。霍奇金淋巴瘤的治愈率最高，达到80%以上；非霍奇金淋巴瘤患者间的治疗效果差别较大，但总体来讲，发展缓慢的惰性非霍奇金淋巴瘤虽然不能得到治愈，却是可控可治的，多数患者能够获得长期生存。发展迅速的侵袭性非霍奇金淋巴瘤采用有针对性的治疗方案，半数患者是可以获得治愈的。

因此，人生的路途中偶遇淋巴瘤，无论是早期发现还是所谓的晚期，均是有治愈和长期控制机会的。下面，让我们深入聊一聊恶性淋巴瘤的有关知识，或许能够在不经意间解救如叶蓝秋一样的生命。

【患病原因】

什么原因造成免疫系统中淋巴细胞发生无限增殖，失去衰老死亡的能力呢？像其他任何肿瘤一样，恶性淋巴瘤也可以归类为一种遗传病、基因病。许多原因可以导致淋巴细胞内基因遗传物质的改变，这种改变可以是先天的，也可以是后天获得的。

恶性淋巴瘤有一定的遗传倾向，但不一定是直接遗传淋巴瘤。我们在生活中也会观察到某个家庭里出现肿瘤患者聚集的现象。基因先天缺陷大大增加了罹患肿瘤的机会，包括恶性淋巴瘤。

后天获得的淋巴细胞基因遗传物质改变主要源于环境因素，病毒、细菌等微生物首当其冲。1964 年 Epstein 等首先从非洲儿童 Burkitt 淋巴瘤组织中分离得 Epstein－Barr（EB）病毒，认定其与地方性 Burkitt 淋巴瘤的发生相关。后来的研究还发现，EB 病毒的感染与结外鼻型 NK/T 细胞淋巴瘤的发生也有关系。2005 年两位科学家因发现胃内生长的幽门螺杆菌获得诺贝尔奖。为什么发现这么一个小小细菌意义如此重大？原来幽门螺杆菌与胃炎和胃部肿瘤的发生密切相关。胃黏膜相关淋巴瘤患者单独应用杀幽门螺杆菌的抗生素就可以被治愈。

环境中的化学物质和电离辐射对淋巴细胞基因遗传物质的破坏，也已得到公认。染发剂中含有许多有害化学物质，在给人们带来美丽的同时，也增加了罹患淋巴瘤的机会。研究发现每年染发的频度与淋巴瘤发生风险呈正比。电离辐射的影响主要来自电脑、手机通信，这些现代化的产物同样增加了人们罹患淋巴瘤的风险。

这些先天或后天获得遗传基因改变的淋巴细胞，就像安插在警察部队中的“内鬼”一样。在免疫系统正常时，它们被严密看管，兴不起大浪。然而，当劳累、疾病等导致免疫系统功能损伤时，这些“内鬼”就会危害人体。养成良好的生活习惯，维护自身免疫系统正常，远离不良环境，及时治疗体内各种感染，将有助于我们远离淋巴瘤。

【患者的痛苦】

安静祥和的生活被恶性淋巴瘤的突然降临而改变，患者精神上的痛苦是不言而喻的。及时调整心态，积极乐观地面对生命中的考验是获得成功治疗的关键。

患者身体痛苦的表现是多种多样的，与淋巴瘤发病部位和恶性程度有关。免疫系统网络遍布全身，所以人体各个部位均有发生淋巴瘤的机会，从身体表面淋巴结到深部淋巴结，从皮肤到内脏，有时还会影响到大脑、脊髓中枢神经系统，以及全身骨骼。

身体表浅部位触摸到不断增大、增多的无痛性肿块，是多数患者最早感到的不适。细心人会及时到医院就诊；粗心人会忽略，任由疾病发展。需要强调的是，淋巴结肿大不一定就是淋巴瘤，患淋巴瘤的机会也像中彩票一样。但是一定要重视身体发出的信号，及时到正规医院就诊。

浅表肿块对身体的影响较小，深部肿块带来的危害就比较大，严重时会危及生命。比如，胸部肿块压迫气管引起咳嗽、呼吸困难；腹部肿块压迫肠管引起腹痛、肠梗阻，压迫胆道产生黄疸；胃肠道原发的淋巴瘤还会造成出血和穿孔，中枢系统淋巴瘤表现出各种神经系统的异常，骨淋巴瘤会发生骨骼疼痛等。

全身表现也是恶性淋巴瘤的疾病特点，多为得不到控制的不明原因的长期发热、伴有消瘦和盗汗等。我们看到，淋巴瘤的表现和症状都不是特异的，最终确诊需要医学专业人员的细致诊断检查。

【诊断方法】

听到过许多淋巴瘤患者讲述辗转求诊的经历，短者一个月，长者达半年。那么多知名专家，良性或恶性就是不能确诊；有的即便是明确诊断恶性淋巴瘤了，分类定不下来，医生也无法治疗。反反复复取活检，精神上的折磨超过疾病本身。恶性淋巴瘤的诊断真的那么难吗？

恶性淋巴瘤的诊断确实是肿瘤中最为复杂的一种，不仅良性和恶性不好区分，淋巴瘤亚类的分型更是复杂。按照最新的国际分类，恶性淋巴瘤被分为80多种，并且每一种分类与治疗方法选择、疗效预测均有关系，稍有闪失，就会酿成严重的错误。医生的小心谨慎是必需的。

恶性淋巴瘤目前的诊断方法和分类是其发展史中最先进的。最早单凭细针吸取的少量细胞就可以诊断淋巴瘤了，当然误诊率也很高。后来发展为制备肿瘤组织切片，通过组织细胞形态来诊断，误诊率大大降低。但是，根据这种诊断方法，医生发现同样的淋巴瘤类型治疗效果相差甚远。因此需要更为准确的、能够反映临床疗效和预后的诊断分类方法。随着科学技术的进步，诞生了流式细胞仪、PCR仪、FISH等检测工具，最新的诊断分类是依靠患者的临床表现、组织形态、免疫分型、分子遗传和分子生物特征等综合分析得出的。这种分类与临床联系紧密，能够有效地指导临床治疗。可是，这些诊断分类方法对肿瘤组织取材的质量和代表性要求较高，有时必须多次活检。

恶性淋巴瘤准确分类后，想给患者制订适合的治疗方案还需要了解疾病分期早晚，早期和晚期淋巴瘤治疗疗程数量有所不同。获得淋巴瘤的准确分期需要做全身检查，方法有体格检查，胸部、腹部和盆腔CT，必要时还要做磁共振和骨扫描。骨髓和脑膜也是淋巴瘤易累及的部位，因此骨髓穿刺活检、腰椎穿刺同样是必要的。近期较多的研究证明，全身PET－CT检查更有助于淋巴瘤准确的分期。

还有一些与淋巴瘤患者诊断、预后评价有关的血液化验指标，如血沉、白蛋白、乳酸脱氢酶、β_2－微球蛋白等。完善的检查，更有利于对患者的准确诊断、分类、分期，从而制订更有效、更有针对性的治疗计划和方案，最大限度地使患者获得治愈。

【治疗措施】

人类针对恶性淋巴瘤的战斗一直没有停止过。早在 1894 年，欧洲就开始应用 Flower 液治疗淋巴瘤，它是一种含砷剂的药品，目前砷剂仍被用于治疗白血病等多种恶性肿瘤。19 世纪 30 年代，放射线开始用于治疗淋巴瘤，并逐渐得到完善，形成了放疗学，部分早期的淋巴瘤因此获得治愈。

第二次世界大战给世界人民带来了深重的灾难，化学武器的使用在人类文明史上留下了不光彩的一笔，但也因此开创了现代肿瘤内科治疗的先河。1943 年，研究者发现战争中使用的芥子气会对人体淋巴系统产生严重的损害作用。战后氮芥被送往美国耶鲁大学用于淋巴瘤的治疗研究，结果显示惊人的疗效。之后，许多化疗药物应运而生，丰富了肿瘤内科治疗的内容。19 世纪 60 年代，多种药物联合用于治疗霍奇金淋巴瘤，取得了极大成功，治愈了相当多的患者。医生对联合化疗治疗肿瘤产生了浓厚兴趣，并不断研究产生了许多有效的化疗方案。淋巴瘤的治疗效果因此也不断提高，霍奇金淋巴瘤的治愈率达到 80% 以上，非霍奇金淋巴瘤的治愈率也达到了 50% 以上。化疗已成为淋巴瘤的主要治疗方法。

20 世纪末，联合化疗的疗效出现了治疗瓶颈，无论如何调整治疗方案也无法突破已取得的淋巴瘤治疗效果。与此同时，基础研究揭示了淋巴瘤细胞内许多重要的信号通路和分子靶点，为靶向药物的产生奠定了基础。大批的分子靶向药物被筛查，通过临床研究开发出一批有效的靶向药物。利妥昔单抗（美罗华）就是其中的杰出代表，它是针对 B 细胞淋巴瘤表面 CD20 分子的单克隆抗体，把 B 细胞淋巴瘤的治疗疗效提高了 10% 。

【预防要素】

不管恶性淋巴瘤的诊断和治疗方法如何先进，我们还是希望不要与它相遇。先天的不良基因遗传，我们无能为力。但当我们了解淋巴瘤相关的知识后，应该积极调整生活习惯，远离不良环境因素，发现身体报警信号及时就诊，这是预防淋巴瘤的关键要素。

孔子说，人生不断的追求就是“参赞天地之化育”。对于恶性淋巴瘤的研究发展到现在，也仍有一些问题需要解决。

淋巴瘤患者“同病不同命”确实是一种客观事实。最现实的例子是霍英东患淋巴瘤后存活十年，罗京患淋巴瘤仅生存一年多时间。原因是多种的，包括淋巴瘤分类不同、疾病分期不同、患者身体素质或合并症不同，以及患者治疗方法选择的不同。如何根据目前先进的诊断分类方法，参透“同病不同命”的本质，采取积极有效的解决方法，是现阶段亟待处理的问题。

对于复发、难治性淋巴瘤患者的治疗仍是目前的难点，医生正在探索增加用药剂量、延长用药时间或改变用药方式等方案，结果暂时都不理想。最终有望解决该难题的方法是研发更有效的新型靶向药物。但是新型靶向药物的研发不仅需要投入大量的时间和金钱，更需要在大量患者身上得到疗效的确认，患者本身积极配合新药、新方案的临床研究，攻克这一难题才不会成为空谈。

10.3 男性的隐形杀手——前列腺癌

前列腺是一个位于膀胱下方、包绕在尿道周围的腺体，正常如栗子大小，有尿道从中间通过，为男性所特有，分泌的液体是精液的一个组成部分。前列腺癌就是起源于这个小腺体的恶性肿瘤。前列腺癌主要青睐于老年男性，50 岁以下男性很少见，但是大于 50 岁者，发病率和死亡率就会呈迅速增加。

据美国癌症协会估计，2004 年在美国大约有 230 110 例新发前列腺癌。在欧洲，每年得到确诊的新发前列腺癌病例大约有 260 万人，前列腺癌患者占全部男性癌症人数的 11%，占全部男性癌症死亡人数的 9%。我国前列腺癌发病率虽然远低于西方国家，但近年呈显著增高趋势。据统计，我国每年大约有 8 万名前列腺癌新增病例。

前列腺癌由来已久。早在两千多年前，前列腺癌就已存在。通过影像学研究，葡萄牙和埃及科学家最新发现 2 250 岁的木乃伊中有前列腺癌的改变。

【患病原因】

前列腺癌的发病与很多因素有关，其中老年男性和睾丸功能正常是必要条件。除此之外，前列腺癌的危险因素还包括：高脂饮食、肥胖、吸烟、酗酒、硒缺乏、维生素摄入减少、日光照射减少以及长期接触化学物质镉等。也有研究提示，遗传因素是前列腺癌的重要病因之一。如果直系亲属患有前列腺癌，则其本人患前列腺癌的危险性增加1倍；而当2个或2个以上直系亲属患前列腺癌时，相对危险性会增至5～11倍。

【患者的痛苦】

前列腺癌被称为老年男性的“隐形”杀手，是因为前列腺位置隐蔽，早期不会压迫尿道而引起排尿困难等表现，所以发病早期和中期往往无任何症状，很难引起患者的警惕。即使有所不适，如排尿困难等，也常常被误认为是前列腺肥大而延误早期诊断和治疗。

肿瘤增大至阻塞尿路时，会出现与前列腺增生症相似的症状，如有逐渐加重的尿流缓慢、尿频、尿急、尿流中断、排尿不尽、排尿困难甚至尿失禁，但血尿不常见，晚期出现腰痛、腿痛、贫血、下肢浮肿、骨痛、病理性骨折、截瘫、排尿困难、少尿、无尿、尿毒症等。

【诊断方法】

前列腺癌并不可怕，早期发现，及时治疗，可以治愈，不影响寿命。由此可见，前列腺癌的早期诊断十分重要。前列腺癌筛查主要包括经直肠指诊、血清前列腺特异抗原（PSA）测定和经直肠超声检查三部曲。其中，直肠指诊联合抽血检查PSA是目前公认的早期发现前列腺癌最佳的初筛方法。

PSA是由前列腺细胞产生和分泌的一种物质，正常情况下，血清PSA在一个较低的水平。前列腺细胞以及良性前列腺增生的细胞也可分泌PSA，前列腺细胞发生癌变会破坏正常的前列腺上皮细胞，使更多的PSA释放入血液，从而导致血清PSA升高。因此，临床上常用血清PSA来筛查前列腺癌。然而，血清PSA升高并不都是前列腺癌。正常血清总PSA值一般小于4 ng/mL；血清PSA＞10 ng/mL的患者发生前列腺癌的可能性超过50%，血清PSA 4～10 ng/mL的患者中发生前列腺癌的可能性大约为25%。

对于PSA增高的可疑患者，多采用进一步的影像学检查，主要是磁共振扫描，可以显示前列腺包膜的完整性、是否侵犯前列腺周围组织及器官，盆腔淋巴结受侵犯的情况及骨转移的病灶，在临床分期上有较重要的作用。当然，最后确诊前列腺癌，还要通过前列腺系统性穿刺活检以获得组织病理学诊断。

【治疗措施】

总体来说，前列腺癌的病程发展较为缓慢，病程较长，不同的前列腺癌患者病程差别很大。举个形象的例子，我们可以把前列腺癌病程比喻成三种动物，即乌龟、猴子和兔子。一种前列腺癌如同乌龟，它可能一辈子趴在那里一动不动，与患者共存；但另一种前列腺癌如同猴子，到处惹是生非，很快危及患者生命；还有一种前列腺癌如同兔子，潜伏在体内，伺机而动。针对这三类完全不同的前列腺癌状态，在临床上应给予不同的治疗方案。具体选择哪种治疗方法，需要考虑患者的年龄、预期寿命、身体状况、前列腺癌病变本身、经济状况以及患者和家属的意愿等多种因素，以便选择适合患者的个体化疗法。

对于低危前列腺癌、预期寿命短的患者，以及治疗害处大于延长生命和改善生活质量等益处的晚期前列腺癌患者，可以观察等待治疗，通过主动监测前列腺癌的进程，在出现病变进展或临床症状明显时给予其他治疗。对于观察等待的患者应密切随访，每 3 个月复诊检查 PSA、经直肠超声，必要时缩短复诊间隔时间和进行影像学检查。对于经直肠超声、PSA 检查和影像学检查确定为进展的患者可考虑转为其他治疗。

对于早期病变局限于前列腺内，预期寿命大于 10 年的前列腺癌患者，多采用根治性切除术，可达到终身治愈的目的，也不影响患者的生活质量。随着手术水平和解剖技术的提高，保留性神经和血管的根治手术，可使多数患者术后恢复性功能。

对穿破前列腺包膜、有局部侵犯的前列腺癌，可在新辅助治疗的基础上，考虑根治手术或去势手术，并结合内分泌治疗。晚期前列腺癌经抗雄激素治疗，并根据情况结合局部放疗、化疗或冷冻治疗等，绝大多数有较好疗效。

内分泌治疗起源于 20 世纪 40 年代，研究者发现了手术去势和雌激素可延缓转移性前列腺癌的进展，并首次证实了前列腺癌对雄激素去除的反应性。前列腺细胞在无雄激素刺激的状况下将会发生凋亡。任何抑制雄激素活性的治疗均可被称为雄激素去除治疗。我们机体的雄激素主要存在于睾丸和肾上腺内，因此手术或药物方法去除睾丸和肾上腺分泌的雄激素，可达到最大限度阻断雄激素，有效抑制前列腺癌病程进展的目的。

去势治疗分为手术去势和药物去势。手术去势即切除双侧睾丸，可使睾酮迅速且持续下降至极低水平（去势水平）。主要的不良反应是对患者的心理影响。药物去势，是指通过药物阻断睾丸内雄性激素分泌，其效果等同于手术去势，但费用较高。

【预防要素】

前列腺癌的预防主要是二级预防。所谓二级预防亦称“三早”预防，即早发现、早诊断、早治疗。那么，如何才能做到前列腺癌的三早预防呢？

首先是普查。目前普遍接受的有效方法是用直肠指诊加血清 PSA 浓度测定。检测 40 ~45 岁以上男性公民血清 PSA 水平，并每年随访测定一次。这一普查方法经济有效，如 PSA 超过 4.0 ng/mL 再做直肠指诊或超声检查，如果阳性或可疑再做针刺活检。这一方法能十分有效地查出早期局限性前列腺癌。一般来说，游离 PSA 增加见于前列腺良性增生，游离 PSA 在前列腺癌患者中则减少。因此游离 PSA >25% 的患者很可能（小于 10% 的概率）没有前列腺癌，如果 <10%，患者则很有可能（60% ~80% 的概率）患有前列腺癌，这个时候做前列腺活检就很有意义。

其次，避免危险因素。这方面很难做到，因为明确的危险因素有多种，遗传、年龄等是无法避免的，但是潜在的环境危险因子如高脂饮食、镉、除草剂及其他未能确定的因子则可能避免。现已知大约 60% 的致前列腺癌因素来自生存环境。坚持低脂饮食、多食富含植物蛋白的大豆类食物、长期饮用绿茶、适当提高饮食中微量元素硒和维生素 E 的含量等措施也可以预防前列腺癌的发生。

10.4 顽固的骨与软组织肿瘤

骨与软组织肿瘤是指发生于骨骼与肌肉系统的肿瘤，是严重危害人类健康及生命的一类疾病。近年来发病率逐渐上升。它可以分为两大类：一类是生长于骨骼上的骨肿瘤，另一类是生长于肌肉、脂肪、皮下的软组织肿瘤。

骨与软组织肿瘤可分为良性和恶性，骨与软组织良性肿瘤对人类的危害很低，一般不需特殊治疗，相当一部分甚至不需手术治疗。

骨与软组织恶性肿瘤的发病率很低，约占全部恶性肿瘤的1%。原发恶性骨肿瘤多见于青少年和中年人，常见的是骨肉瘤、尤文肉瘤、软骨肉瘤、恶性纤维组织细胞瘤、脊索瘤等。常见的软组织恶性肿瘤是滑膜肉瘤、纤维肉瘤、脂肪肉瘤、横纹肌肉瘤等。骨转移癌多见于中老年人，常见的原发肿瘤是肺癌、乳腺癌、肾癌、前列腺癌及甲状腺癌等。

早期发现、正确诊断、及时治疗对骨与软组织肿瘤的预后有重要的影响。骨与软组织肿瘤的正确诊断需要临床表现、影像学表现及病理检查三方面结合。治疗主要采取手术、化疗、放疗以及生物治疗等综合治疗。

骨肿瘤属于中医骨瘤、骨疽、骨痨、石疽、石痈等范畴。早在隋代巢元方的著名医书《诸病源候论》中即有记载：石疽者，亦是寒气客于肌肉，折于气血，结聚而成。其肿结确实，至牢有根，核皮相亲，不甚热，微痛，热时自歇。此寒多热少……故谓之石疽也……此由寒气客于经络，与气血相搏，血涩结而成疽也。其寒毒偏多，则气结聚而皮厚，状如痤疖……故谓之石疽也。但中医始终不能在骨与软组织肿瘤的治疗上给出有效的解决方案。

古代西方对骨与软组织肿瘤的治疗也束手无策。工业化革命以后，外科技术得以发展，截肢术成为骨与软组织恶性肿瘤的治疗标准。但即使彻底截肢，也只有10%～20%的患者能够长期存活，大部分患者在2年内死于肺或其他部位的转移。

从20世纪70年代开始，化疗药物开始应用于以骨肉瘤为代表的骨与软组织肿瘤患者，并且取得了显著的疗效，至20世纪70年代末和80年代初逐步形成了新辅助化疗的概念，即术前应用化疗，在治疗微小转移灶的同时，控制、消除肿瘤原发灶以利于保肢手术的进行，并根据肿瘤对化疗的反应调整术后的化疗方案，降低局部复发率。目前，新辅助化疗已在全球广泛应用，肢体保留率在骨肿瘤治疗中达到90%以上，骨肉瘤的5年生存率已达到70%以上。

【患病原因】

不同于食管癌、肺癌、宫颈癌等有明确致病因素的肿瘤性疾病，骨与软组织肿瘤的确切病因至今仍未清楚。相关因素主要有以下几个方面：

（1）外伤。虽然常有报道称肉瘤患者病灶区有外伤史，但还不能肯定外伤就是肉瘤的病因。

（2）化学品接触史。研究表明，接触某些除草剂如苯氧乙酸或含有氯酚的木材防腐剂可能是软组织肉瘤的高危因素。

（3）放射接触史。外照射放疗是软组织肉瘤中唯一确切的病因。乳腺、宫颈、卵巢、睾丸及淋巴系统恶性肿瘤患者接受外照射放疗后，其肉瘤的发病率可增加8~50倍。放疗与肉瘤的发病间隔时间通常至少为10年。放疗后产生的肉瘤通常恶性级别高，因此与其他肉瘤相比预后较差。

（4）遗传易感性。骨与软组织肿瘤的发生与特定的遗传基因变异有关。例如，Gardner综合征（家族性息肉病）患者患硬纤维瘤的概率较高；p53肿瘤抑制基因突变能导致肉瘤的发病率增高。

【患者的痛苦】

疼痛是骨与软组织恶性肿瘤的重要症状，开始时疼痛为间歇性，到晚期疼痛变为持续性，夜间明显，以致影响睡眠，需服用强效镇痛药。良性骨肿瘤疼痛不重或没有疼痛，骨样骨瘤疼痛可以服用阿司匹林缓解，脊柱肿瘤可以引起放射痛，如放射至颈肩部、肋间及腰腿部。

逐渐长大的包块是诊断骨肿瘤的依据。肿瘤逐渐长大，肿瘤侵犯局部出现包块。良性骨肿瘤由于生长缓慢，包块也慢慢长大，一般都是无意中偶然发现而说不出出现时间，这种肿块对周围组织影响不大，很少影响关节活动。恶性骨肿瘤生长迅速，肿瘤可以很快增大，而且可以导致皮温增高及表面静脉曲张。在长骨干骺端可使关节肿胀活动受限，位于盆腔的骶骨肿瘤可造成便秘或排尿困难，长管状骨骨骺内的软骨母细胞瘤可以有关节肿胀积液。位于扁平骨的尤文肉瘤可以有红肿热痛、血象增高等表现。

恶性骨肿瘤患者可以由于轻微外伤造成骨折，出现肿胀、疼痛及异常活动。晚期恶性骨肿瘤可以有贫血、消瘦、食欲不振及体温升高等恶病质情况。

虽然目前骨与软组织恶性肿瘤的治愈率已有显著提高，但仍有30%左右的患者最终不治而亡。最典型的为骨肉瘤患者。此病发病高峰在10~20岁，这一时期的患者正是全家人的希望所在，患病之后给整个家庭带来沉重打击。恶性骨与软组织肿瘤的致残率也很高，许多患者治愈后留下肢体残缺，不但给患者带来极大的心理创伤，也使家庭丧失了劳动力。

【诊断方法】

骨与软组织恶性肿瘤的诊断主要结合病史及临床表现、辅助检查、病理活检三方面来确定。

X线片、CT、磁共振和全身骨扫描（ECT），可明确骨肿瘤的部位、范围及肿瘤与周围正常组织的关系，有利于术前判断肿瘤的良、恶性和判断手术彻底切除的可能性。

骨与软组织肿瘤的病理诊断结果十分重要。不同病理分型的肿瘤其治疗方案相差甚远，甚至完全不同。如骨肉瘤的最佳治疗方案为新辅助化疗+手术，而软骨肉瘤的标准治疗方案为彻底的手术切除。但由于骨与软组织肿瘤的组织多样性，此类肿瘤的病理诊断比较困难。

恶性骨与软组织肿瘤的早期诊断和治疗不但能够显著提高治愈率，降低手术难度，提高保肢率，也能大幅度降低医疗费用。早期发现、正确诊断、及时治疗对预后有重要的影响。

【治疗措施】

由于骨肿瘤的起源比较复杂，种类也十分繁多，生物学特性差异大，其治疗颇具挑战性。骨与软组织恶性肿瘤治疗方案取决于病理诊断结果，不同类型的肿瘤有不同的治疗方案，但基本治疗措施不外乎手术、化疗、放疗。

（1）手术。手术是治疗骨与软组织恶性肿瘤的主要手段。几乎所有骨与软组织恶性肿瘤都需要手术切除。

恶性骨肿瘤的手术方式要根据肿瘤性质和生长部位制订，主要包括肿瘤切除后的人工骨（人工合成的骨头）填充、自体骨（自己的骨头）移植、肿瘤瘤段骨灭活再植、同种异体骨（俗称“别人的骨头”）置换、人工假体置换等，对于较晚期的患者可直接实施截肢术。

恶性软组织肿瘤的手术方案主要是广泛的手术切除，这往往需要进行自体的皮瓣移植以覆盖无法闭合的创面。

（2）化疗。化疗应用于骨与软组织恶性肿瘤的治疗已三十余年，目前化疗药物的研制、化疗的方法及疗效已显著提高，化疗已成为与手术治疗、放疗、生物免疫治疗等同样重要的治疗手段。

有些骨与软组织恶性肿瘤在手术前往往需要化疗，如骨肉瘤、恶性纤维组织细胞瘤等。这就是我们常说的“新辅助化疗”。在骨肉瘤治疗中采用“新辅助化疗”方案，可使骨肉瘤患者的生存率从不足 20% 提升到现在的 70% ~80%。通过新辅助化疗，骨肉瘤患者保肢重建术的可能性和成功率也大大提高，改变了过去以截肢为主的治疗方式。

（3）放疗。大部分骨与软组织恶性肿瘤的放疗效果不佳。化疗不敏感的恶性肿瘤可考虑进行放疗。

【预防要素】

由于骨与软组织肿瘤的病因尚未完全明了，对其预防也没有特异性的办法。与其他疾病的一般预防方法一样，骨与软组织肿瘤的预防主要是“定期体检，早诊治”。

大多数恶性肿瘤在出现不适症状时已是中晚期，而体检能够发现大多数早期肿瘤。在群众中宣传肿瘤的防治要从“勤体检，早治疗”入手。所以无论年龄大小，至少每年一次的体检十分重要。在体检发现异常或出现身体某一部位的疼痛、酸胀、麻木、肿块时，都应尽早去医院进一步诊治。如果确诊为骨与软组织肿瘤，或当地医院无法明确诊断，则应尽快去骨与软组织专科进行正规的诊治。

10.5 直接威胁生命器官的脑肿瘤

2005 年底，解放军 304 医院神经外科收治了一名左侧大脑半球大范围脑胶质细胞瘤的患者。患者曾被国内几家著名的大医院误诊为脑梗死。304 医院认定其为一种临床上少见的脑胶质细胞瘤，其原因与患者长期使用手机有关。理由有三：一是肿瘤的形状，临床上常见的胶质瘤增殖中心为团块状，且向周围正常脑组织呈蟹爪样浸润生长，而此患者的肿瘤呈弥漫性散落样生长，周围边界不清。二是此患者的肿瘤发生于颞顶枕交界区，这个位置生长脑瘤在临床上极为罕见。三是患者使用手机长达 8 年之久，且习惯于用左手接听手机，瘤区正好是手机天线的辐射区。

这是国内首例怀疑与手机辐射有关的恶性肿瘤报道。然而针对手机辐射是否导致脑瘤，也有人发出了不同的声音。2000 年末，国际权威医学期刊《美国医学会杂志》刊登了 8 名医学专家历经 5 年完成的一项调查报告，内容是对 900 名手机使用者长期随访后认为脑瘤发病率与使用手机无关。

脑肿瘤是什么样的疾病？它和手机电磁辐射有关联吗？相互矛盾的研究结果虽然不能给人明确的结论，但也反映出人们对于脑肿瘤病因的困惑。

俗话说，大脑是人体的“司令部”，之所以这样说，是因为脑部产生感觉、记忆、思维，还支配着躯体运动，脑的主要生理几乎主宰了所有的生命活动、精神活动和感觉运动等。按照生理系统划分，脑和脊髓同属于中枢神经系统，是人体最重要的器官，是生命的中枢。既然脑对于机体如此重要，此处如果生长了肿瘤，其后果可想而知。

我们平时所说的脑肿瘤，也就是指发生在颅内的各种肿瘤。它包括中枢神经系统肿瘤的各种原发性肿瘤和转移性肿瘤。原发性颅内肿瘤可发生于脑组织、脑膜、颅神经、垂体、血管残余胚胎组织等。继发性肿瘤指身体其他部位的恶性肿瘤转移或侵入颅内形成的转移瘤。

原发性脑肿瘤有良性与恶性之分，各种良性脑肿瘤约占 40%，常见的有脑膜瘤、垂体瘤、神经鞘瘤、颅咽管瘤、海绵状血管瘤、表皮样囊肿等。原发性恶性脑肿瘤占全部脑肿瘤的 40% ~45%，原发性恶性脑肿瘤的成年人群发生率为（4 ~6）/10 万。恶性脑肿瘤中最常见的有星形胶质细胞瘤、少突胶质细胞肿瘤、室管膜性肿瘤、混合型胶质瘤等，这些被统称为“胶质瘤”，而不是称为“脑癌”。根据世界卫生组织的分级标准恶性脑肿瘤分为Ⅰ ~Ⅳ级，其中，Ⅰ、Ⅱ级为低度恶性肿瘤，Ⅲ、Ⅳ为高度恶性肿瘤。还有一些较少见的脑恶性肿瘤，如髓母细胞瘤、生殖细胞瘤、淋巴瘤、神经节细胞瘤等。

脑转移性肿瘤占全部脑肿瘤的 15% ~20%，恶性肿瘤死亡病例中有 10% ~50% 可有脑转移。最易发生脑转移的恶性肿瘤是肺癌、乳腺癌、黑色素瘤、结肠癌等。

脑肿瘤可发生于任何年龄，从新生儿到老年人均可发生，但最多见于 20 ~50 岁者。15 岁以前的儿童以星形细胞瘤、室管膜瘤、成髓细胞瘤、颅咽管瘤等较多见。20 ~ 40 岁则以星形细胞瘤、垂体瘤、脑膜瘤、听神经瘤等较多见。30 ~ 50 岁则以多形性胶质细胞瘤、转移瘤等较多见。

在全身恶性肿瘤中，恶性脑肿瘤约占 1.5%，居第 11 位，列胃、肺、肝、食管、乳腺、直肠、结肠、胰、膀胱及鼻咽部癌肿之后。男性稍多于女性。在儿童肿瘤中恶性脑肿瘤所占比重较大，约为全身肿瘤的 7%，占全部脑肿瘤病例的 20%。

【患病原因】

经常有患者问医生：人为什么会患上脑肿瘤呢？这个问题其实也困扰着医学工作者。目前尚不清楚是什么原因导致了脑细胞异常的、不可控制的生长而发生脑肿瘤。脑肿瘤的一个已经证实的风险因素是暴露于放射性环境中，其他风险因素的研究仍在进行中，如接触特定的化学物质、遗传因素或感染等。尚无证据表明使用手机、染发等与脑肿瘤有关。目前看来大多数原发的脑肿瘤患者无脑肿瘤家族史和遗传性。仅在多发性神经纤维瘤病 1 型和 2 型的患者家族中有遗传倾向。既然脑肿瘤的病因尚不甚明确，难以从病因学方面预防脑肿瘤的发生，我们更需要擦亮眼睛，尽早发现和诊断脑肿瘤。如何早发现？我们应该先认清脑肿瘤的表现。

【患者的痛苦】

（1）颅内压增高的症状。脑处于颅骨的包裹保护之中，成人颅骨显然没有弹性，所以成人的颅腔容积是固定不变的。脑肿瘤作为新生物，必然会挤占正常脑组织的存在空间，产生占位效应，这就会引起不同程度的颅内压增高。临床主要表现为间断性头痛、喷射性呕吐、视神经乳头水肿等。尤其是生长在第三脑室、第四脑室、中脑导水管附近的肿瘤，即使肿瘤不大，也可能会因为阻塞脑脊液循环通路导致脑积水，同样引起颅内压增高的临床表现。

（2）脑局部神经症状。脑肿瘤本身对周围正常神经组织的压迫或破坏所引起的局部神经症状也会因为肿瘤的位置不同而有所不同，比如：额叶肿瘤常伴有精神症状，记忆力改变并且容易导致运动性癫痫发作等；顶叶肿瘤常导致感觉障碍，肿瘤影响到中央沟部位时会导致肢体活动障碍等；颞叶肿瘤可影响视力，且容易产生颞叶性癫痫；枕叶肿瘤影响视野，可致幻视等；基底节区肿瘤多导致瘫痪；蝶鞍部肿瘤多表现为内分泌紊乱及视神经、视交叉受压两方面症状；脑室内肿瘤常导致梗阻性脑积水，早期产生颅内高压的症状；小脑附近肿瘤多导致肢体共济失调、肌张力减低、听力受损等后组颅神经损害的症状。脑干肿瘤可直接影响呼吸、心跳导致死亡等。

【诊断方法】

（1）一般的体格检查。应对神经系统做全面的检查，根据病史、肿瘤生长部位有所侧重，如蝶鞍区肿瘤检查视力、视野、内分泌等，小脑桥脑角肿瘤检查听力等。

（2）神经影像学检查。是最主要且必不可少的检查项目，有多种方法可以选择。由于 CT 和磁共振扫描的问世，其他的辅助检查已较少应用。

CT 检查是最常用的检查方法之一。一般 70% ~80% 的肿瘤可由 CT 诊断，另外 CT 检查花费时间短，可作为筛查神经肿瘤的手段之一。

磁共振扫描检查是脑肿瘤最主要的检查方法，特别是磁共振平扫加增强扫描是确诊脑肿瘤的“金标准”。它不仅能显示肿瘤的位置、大小、形态，还可以清楚地显示肿瘤与周围组织的关系。另外，磁共振扫描的一些特殊检查手段对脑肿瘤还有更高的诊断价值。如磁共振波谱（MRS）可以评估肿瘤与正常脑组织的代谢差异，以判断肿瘤的良、恶性以及恶性程度；磁共振血管成像（MRA）可以了解脑内动脉血管的通畅情况，帮助诊断血管性瘤和脑动 - 静脉畸形、动脉瘤，还能了解脑肿瘤的血液供应情况；磁共振灌注成像（PWI）可以测量肿瘤区域脑血流容积；磁共振弥散张量成像（DTI）能够在手术前准确评价脑肿瘤生长与邻近白质纤维束的空间解剖关系，明确白质纤维束受压移位或受侵袭的状况，并为手术计划的制订及患者的预后提供重要的指导信息。

（3）神经核医学检查。近几年发展起来的 PET - CT 检查、SPECT 检查等可以早期诊断肿瘤，区分肿瘤良、恶性，明确肿瘤有无复发、放射性坏死、转移等，对恶性肿瘤的早期诊断有重要价值。

【治疗措施】

大多数人都有这样一种概念：得了脑肿瘤就等于被判了死刑。确实，因为脑功能的举足轻重，脑肿瘤比起其他部位的肿瘤，对生命的威胁更大也更严重，对人生活质量的影响也会更明显。脑肿瘤的治疗是现代肿瘤治疗学中的难点之一，神经外科手术治疗脑肿瘤是医学中最年轻最复杂的一门学科。因手术风险较大，在其发展的初期，面临着种种困难。20 世纪以来 CT 和磁共振扫描的相继应用为神经肿瘤的诊断及治疗带来一场不可估量的技术革命，神经肿瘤外科进入了一个快速发展阶段。1968 年，以瑞士学者雅夏戈为代表的神经外科医生首先开展在显微镜下进行手术操作，标志着神经外科进入到显微神经外科时代，使得手术精确性和治疗效果大为提高，术后并发症大大减少。头颅 γ 刀和新型化疗药物替莫唑胺的问世及临床应用，为脑肿瘤的治疗提供了新的治疗手段，并提高了临床治疗效果。

日前，对脑肿瘤中的良性肿瘤采用显微外科技术的手术治疗方法大多数能够完全治愈；而对于一些位置深在或长在重要功能区和重要血管神经组织周围且体积较大的脑良性肿瘤，常常采取在保证患者生命安全和保存重要神经功能的情况下尽可能切除肿瘤的原则；对于不能完全切除的残留肿瘤组织可进行术后 γ 刀治疗或普通放疗，以延缓肿瘤复发；对于一些位置深在或长在重要功能区和重要血管神经组织周围且体积较小的脑良性肿瘤，可以直接采取 γ 刀治疗，以期缩小肿瘤或控制肿瘤的生长。

良性肿瘤病程较长，生长缓慢，手术完全切除后不易复发，预后大多良好，但生长在脑干等重要部位的脑瘤，手术只能部分或大部分切除，手术后瘤体还会复发，预后较差。垂体瘤、颅咽管瘤、胆脂瘤等颅内良性肿瘤手术不易切除干净，γ 刀、X 刀、放疗并不可能彻底杀死肿瘤，因此部分患者手术后仍然会有复发的可能。这就是为什么有些脑内的良性肿瘤预后不良的原因所在。

对于原发的恶性脑肿瘤的治疗国内外多采用以手术为主，结合放疗、化疗、免疫治疗和中医中药治疗的综合治疗方法。但大多都难以治愈，仅能起到延长生命、提高生活质量的目的。恶性脑肿瘤病程短、发展快，根据恶性程度高低、手术切除的多少或放化疗的敏感度，复发有早有晚；生长在脑干、丘脑等重要部位的肿瘤难以手术或不能手术；X 刀、放射等治疗后的肿瘤可有缩小或短时间内控制增长，以后瘤体还会再生长、复发；高度恶性的脑肿瘤手术和放、化疗后平均生存期仅 1 年左右，5 年存活率约 9.8%，低度恶性的脑肿瘤 5 年生存率为

20%～50%。

（1）手术治疗。手术是治疗脑肿瘤最基本、最有效的手段，是综合治疗的基础。对良性肿瘤，可直接手术切除肿瘤，治疗效果好，不易复发。当然，如果肿瘤位于神经功能区如中央沟附近、脑干等，手术在全切难度大，风险高，全切后会严重影响患者生活质量，有时不能获得理想的切除效果，只能次全切、部分切除、仅做活检等。

对恶性脑肿瘤，由于其浸润性生长、边界不清等特点，多数不能获得理想的切除效果。手术目的是在最大安全范围内切除肿瘤：第一，要尽可能全切肿瘤；第二，要尽可能减低肿瘤负荷、降低颅内压，为辅助放、化疗创造有利条件；第三，要缓解神经功能障碍；第四，要明确组织病理学诊断和为化疗筛选药物。

（2）放疗。放疗是利用放射性同位素衰变产生的γ射线和直线加速器产生的高能X射线治疗恶性脑肿瘤和手术残留的肿瘤。现在常见的放疗技术有以下几种：

1）常规分割放疗：大多应用^{60}Co或直线加速器进行局部照射，常规分割放疗总剂量为50～60 Gy，每次1.8～2.0 Gy，每周5次，持续5～6周。

2）非常规分割放疗：①超分割放疗，增加分割次数，减少分割剂量，提高放射总剂量；②加速分割治疗，放疗的总剂量和分割剂量与常规放疗相同，增加每日分割剂量，缩短总疗程；③少分割治疗，通过增大分割剂量来缩短总疗程。

3）立体定向放疗：目前最常用的放疗方法之一，是将大剂量窄束射线聚焦于靶点，使局部照射剂量提高，对周围正常组织损伤较小。根据使用的放射源不同分为γ刀、X刀和质子刀等。

4）间质内近距放疗：将外源性放射源植入选定的肿瘤靶点内，使局部获得杀伤肿瘤细胞所需要的放射剂量，提高疗效，目前常用的放射性同位素有^{192}Ir，^{125}I，^{198}Au等。

（3）化疗。化疗是一种全身性治疗手段，对原发灶、转移灶和亚临床转移灶均有治疗作用。传统的化疗主要是应用各类细胞毒性制剂对颅内恶性肿瘤细胞直接进行杀灭。随着各种认识的深入，化疗概念已外延到抗血管生成药物、促细胞分化类药物、抗侵袭药物、细胞信号传导调节剂等。常用的化疗药物有尼莫司汀、卡莫司汀、长春新碱、顺铂、威猛等。近年来替莫唑胺作为最有效的新型化疗药物应用于临床，该药可口服，吸收快速完全，脂溶性高，易于透过血脑屏障等，可以明显改善患者生存质量，延长生存期。

（4）其他治疗。随着现代医学的发展，生物治疗、基因治疗、分子靶向治疗、中医药疗法等多作为上述治疗的辅助治疗应用于临床。

【预防要素】

因为脑肿瘤的病因尚不清楚，所以很难找到有效的一级预防措施。因此，减少脑肿瘤对人的伤害，就只有通过早发现、早诊断和早治疗了。对不明原因的头痛、视觉障碍、癫痫发作、肢体活动异常等症状应高度警惕，并及时进行 CT、磁共振扫描等必要的检查。

总之，目前脑肿瘤诊断及治疗从开始的普通神经外科经历显微神经外科到现在的微创神经外科，各项检查手段、治疗技术、手术技巧及器械等都得到了空前的提高。结合现在的手术中神经导航、术中磁共振扫描、术中电生理检测、术中超声、神经内镜等高科技手段的应用，使得脑肿瘤的手术成功率明显升高。放疗技术的提高和化疗药物的发展及生物治疗、基因治疗等新方法的出现使得脑肿瘤的病死率、致残率均明显下降。当然，对一些位于功能区的肿瘤、恶性程度较高的肿瘤及对放、化疗不敏感的肿瘤仍然没有足够的方法予以治疗，预后较差，需要进行手术、放疗、化疗、生物治疗、免疫治疗、中西医结合治疗等综合治疗才能取得满意的疗效，才能提高脑肿瘤患者生活质量，延长生存期。但有理由相信，随着科技的进步，各类诊疗手段的改进，我们一定会在脑肿瘤的防治方面做得更好。

10.6 小儿肿瘤

社会的进步和医学的发展已大大改变了小儿病死原因的分布情况，过去严重威胁小儿生命的传染性及感染性疾病已基本得到控制。目前，恶性肿瘤已成为威胁儿童生命健康的主要疾病。据中国抗癌协会调查数据显示，肿瘤已经成为继意外伤害死亡之后，儿童死亡的第二大原因，占儿童总死亡率的 10.7%。

这些年来，肿瘤的魔爪的确越来越多地伸向了孩子。我国每年新发恶性肿瘤数可达4万例。5岁前是儿童肿瘤的发病高峰。和成人一样，儿童身体的各系统都能患癌。小儿恶性肿瘤多发生于造血系统、淋巴系统、中枢及周围神经系统、肌肉、骨骼等。按照发病率由高到低依次是白血病、脑瘤、淋巴瘤、神经母细胞瘤、肾母细胞瘤、软组织肉瘤、骨肉瘤、尤文肉瘤、视网膜母细胞瘤、恶性畸胎瘤等。

【患病原因】

小儿肿瘤发生的原因尚未完全明了，可疑的原因涉及许多方面，诸如遗传、病毒、环境污染、生活方式、化学物质、放射性核素、电离辐射和免疫缺陷等因素，都可能成为促使恶性肿瘤发生的原因。

遗传因素在小儿恶性肿瘤病因中占有重要位置。几种典型的遗传性肿瘤就发生在小儿身上，它们是肾母细胞瘤、肝母细胞瘤、视网膜母细胞瘤、神经母细胞瘤等。

在胚胎和婴幼儿发育过程中，机体各种细胞的生长都处在非常活跃的状态。生长旺盛的细胞也是非常脆弱的细胞，它们很容易受各种致癌因素的打击而踏上癌变的征途。孕妇不慎接触X射线就是诱发儿童白血病的危险之一。

这些年来，不时会有因家庭装修而诱发小儿白血病的报道。其罪魁祸首就是装修材料中的苯、甲醛等致癌物质。

汽车尾气含有大量的致癌物质，而且这种气体有向下沉的特性，在距离地面几十厘米处浓度最高，最容易被少年儿童大量吸入。

【患者的痛苦】

“难发现、易耽误”是儿童肿瘤最可怕的地方。由于临床症状和一些常见病非常相似，儿童肿瘤很容易被误诊。这就需要家长担好“监护人”的重责，高度警惕发生在孩子身上的可疑信号。如发现自己的孩子有以下异常表现，应立即带孩子到相应医院就诊。

（1）不明原因的脸色苍白、出血。常伴有倦怠、食欲不振、贫血等现象，或出现不明原因的出血、可疑出血点或瘀斑，需要尽快去医院血液科检查，以排除白血病的可能。

（2）不明原因的发热。别以为孩子发热就一定是感冒了，如果无缘无故发热超过半个月，并且体温忽高忽低、难以控制，就应到相应肿瘤科检查，以排除白血病或者神经母细胞瘤的可能。

（3）不明原因的疼痛。如腹痛、关节酸痛、头痛等，同时常出现呕吐、走路不稳等神经症状。

（4）持续性的淋巴结肿大。因病毒感染导致的肿瘤多会造成局部或全身的淋巴结肿大，如持续时间较长，且无压痛感，应详细检查。

（5）腹部、四肢、躯干的异常肿块。一些腹部肿瘤、骨癌或横纹肌肉瘤都以腹部、四肢或躯干肿大为征兆。

（6）眼睛有异常反射光。幼儿的眼球对光线产生不正常反射光，眼眸深邃，可见有白色物体，应迅速到眼科检查。

【诊断方法】

与其他恶性肿瘤一样，小儿肿瘤的诊断依然是先根据病史及临床表现做出疑诊，然后采取相应的辅助检查如 B 超、CT、磁共振扫描、病理、骨髓检查等，做出确切诊断。

【治疗措施】

儿童白血病的主要治疗手段是化疗。在条件允许的情况下，可以实施骨髓或造血干细胞移植治疗。

儿童恶性实体肿瘤的主要治疗方法是手术，化疗和放疗可作为辅助治疗措施。早期的肿瘤可行单纯手术切除。对晚期肿瘤常需要术前化疗、手术切除、术后化疗、放疗等综合治疗，才能避免复发，取得更好的疗效。

自从 20 世纪 60 年代早期采用有效的化疗以来，儿童白血病和实体瘤的治愈率已获得明显改善。随着现代医学研究的进步，目前，采用标准的治疗策略和治疗方案，儿童急性淋巴细胞白血病可获得 80% 以上的治愈率；急性粒细胞白血病可获得 40% 左右的治愈率，采用异基因造血干细胞移植治愈率可达 60%；霍奇金淋巴瘤治愈率已达 80%；非霍奇金淋巴瘤治愈率也达 70% 以上。

儿童恶性实体肿瘤对化疗和放疗比较敏感。手术配合放疗、化疗常能得到良好的效果，疗效明显好于成人肿瘤。目前，儿童恶性实体肿瘤总的治愈率可达

70%以上，其中1岁以内患儿肿瘤治疗效果最好。部分病种（如肾母细胞瘤）的治愈率高于90%。但也有些类型的肿瘤生存率仍较低，如晚期神经母细胞瘤等。

【预防要素】

儿童肿瘤多发生在5岁之前。此时的患儿，尚缺乏明确的自主行为意识。因此，预防的关键在父母。做好病因学预防，要求父母在决定要孩子前应避免接触一些致癌因素，保证各自能够供出一个健康的配子（精子和卵子）。怀孕以后，母亲应尽量避免用雌激素之类的可疑致癌药物，更不要做放射性检查和治疗。

孩子出生之后，要为其营造一个健康安全的生长环境，绝对不能在苯、甲醛等有毒气体含量超标的房间内长期生活。当然了，教育孩子养成良好生活习惯，注意合理饮食，少吃含食品添加剂和高温油炸食物，对预防肿瘤的发生也是有好处的。

病因学预防可减少儿童肿瘤的发生，这是最理想的效果。然而，防不胜防的情形还是会出现的。为了减少肿瘤对儿童健康的伤害，家长还有一个重要的职责，就是要经常注意孩子身上是否出现上述肿瘤早期信号，如有可疑应及时到医院就诊，争取做到早发现、早诊断、早治疗，提高治愈率，降低死亡率。

对有癌遗传素质或其他特殊情况的儿童进行重点追查。这些情况包括淋巴结肿大、先天性畸形及内分泌异常等。研究发现，具有癌遗传素质的儿童，只要受到一次很小的染色体损伤便有可能发生肿瘤，其发生率是一般个体的100～1 000倍。因此对有癌遗传素质的儿童，特别是有恶性肿瘤家族史的儿童进行定期检查和随访，对及早发现儿童恶性肿瘤是有必要的，也是目前唯一可行的预防措施。

下面介绍几种常见的儿童恶性肿瘤。

10.6.1 儿童白血病

白血病又称血癌，是儿童常见的恶性肿瘤。发生率位于儿童恶性肿瘤第一位。过量的辐射（如原子弹爆炸或核电厂意外）、致癌的过滤性病毒或某些药物可能与白血病的病因有关。此外，唐氏综合征儿童患此病的机会也较高。

常见的儿童白血病可分为以下三类：急性淋巴细胞白血病（简称ALL）约占患者总数的80%；急性非淋巴细胞白血病，或称急性髓性白血病（简称AML），约占患者总数的15%；慢性粒细胞白血病（简称CML）约占患者总数的5%。

白血病患儿易受细菌或病毒感染而出现持续发热；因为贫血而出现脸色苍白、精神疲倦；血小板减少会导致出血倾向，常表现为手脚出现瘀斑，牙龈出血和鼻出血等；颈部或身体其他部位的淋巴结以及肝脏和脾脏肿大。当骨关节受侵犯时，可出现骨及关节痛。

血常规检查如发现血液中有白细胞、红细胞和血小板异常，可做出初步诊断。进一步的骨髓检查可做出明确诊断。必要时还可做脑脊液检查，以检测白血病细胞是否已扩散至中枢神经系统。

急性淋巴细胞白血病的治疗方法主要是应用抗癌药物（又称化疗）。采用的治疗方案按白血病类型及特征不同而有所不同。医生会根据治疗方案把抗癌药物以口服和注射（静脉、皮下或肌内注射）等方式输送到患者体内。同时需要鞘内化疗，即注射化疗药物到脑脊髓腔内预防脑膜白血病的发生。

急性髓性白血病单靠化疗来治疗复发的机会很大，因此如果患者有白细胞类型吻合的兄弟姐妹，由他们捐赠骨髓进行骨髓移植手术，那么痊愈的机会便会大大提高。

慢性粒细胞白血病采用骨髓移植手术来治疗，成功机会也很高。此外，分子靶向治疗药物格列卫（ST－1571）或干扰素也可发挥一定作用。

10.6.2 儿童恶性淋巴瘤

淋巴瘤是起源于淋巴组织及淋巴结的恶性肿瘤，发病率位于儿童恶性肿瘤的第三位。淋巴瘤可分为两大类：霍奇金淋巴瘤和非霍奇金淋巴瘤。

恶性淋巴瘤的表现是无痛性淋巴结肿大，多原发于颈部、腋下或腹部。60%的儿童有前纵隔、气管旁和肺门淋巴结肿大。由于纵隔腔淋巴结肿大，压迫支气管，引致咳嗽和气喘。腹腔淋巴结肿大可引致腹痛及腹胀。患儿常出现发热、疲倦、皮肤瘙痒、夜间出汗和体重减轻等一般症状。

确诊恶性淋巴瘤主要靠淋巴结组织病理检查，超声、胸片或胸部及腹部CT扫描可帮助了解肿瘤有无侵犯纵隔、腹部淋巴结、肺和肝脾等情况。

化疗是治疗恶性淋巴瘤的主要方法，.对化疗后残留肿瘤部位或原巨大肿块部位也可以实施放疗。小儿恶性淋巴瘤的疗效还是比较理想的，大约80%的霍奇金淋巴瘤患者可获得治愈。早期非霍奇金淋巴瘤的治愈率可达80%～90%，晚期患者也可达到70%左右。

10.6.3 肾母细胞瘤

肾母细胞瘤是婴儿与幼童常见的腹部恶性肿瘤之一，1～3岁的幼儿最常见，大部分患者在1岁前发病。

肾母细胞瘤最常见的症状是腹部无痛性肿块。由于早期的肿块体积较小，对营养的吸收及健康都没有影响，亦无其他症状，因此多数是在洗澡或更衣时偶然被家长发现。肿瘤长大或开始扩散时，可出现小便带血、发热、身体消瘦、面色苍白、腹痛及高血压等症状。

B超、静脉肾盂造影及腹部CT扫描是主要的诊断方法，可以准确地探查肿瘤的位置和范围，以及检验肾脏所受到的破坏。

肾母细胞瘤的主要治疗方法是通过手术把受癌变影响的肾脏切除。如果肿瘤已经很大，并且扩散至附近的重要组织，可辅以术前化疗。经过及时治疗，大部分肾母细胞肿瘤可以痊愈。即使肿瘤已扩散至肾脏以外的部位，仍有70%的机会可以将肿瘤治愈。

10.6.4 神经母细胞瘤

神经母细胞瘤是儿童常见的肿瘤之一，源自未分化的交感神经节细胞，因此在有胚胎性交感神经节细胞的部位，都有可能出现原发肿瘤。这些肿瘤大部分在腹部的肾上腺起源，也有的在颈及盆腔等部位生长。肿瘤生长迅速，可能在早期已经扩散。

大约一半的患儿在两岁前发病。一般常见的症状有生长迟缓、厌食、发热、面色苍白等，少数患者会出现腹泻、高血压及多汗等症状。在原发于腹腔的肿瘤，患者腹部可触到肿块，并可引发腹痛、呕吐及便秘等表现。

原发于胸腔的肿瘤可能压迫气管而引起咳嗽、呼吸困难。如压迫大静脉，可能引致面颈部肿胀。若交感神经受破坏，患者会出现交感神经麻痹综合征。

对可疑病例，可行 X 线、超声及 CT 扫描检查，以确定肿瘤的位置和周围组织所受的影响，以及肿瘤扩散的范围。同位素骨扫描有助于检测有无骨骼转移。

治疗神经母细胞瘤最好的方法是手术切除。这在早期多能获得较好的效果，治愈率达 90%。如果肿瘤的体积很大或已经扩散了，则需先接受抗癌药物治疗，缩小肿瘤的体积后，采用手术将肿瘤切除。手术后，患者需继续接受药物治疗及放疗。整个疗程大概需时一年至一年半。

10.6.5 视网膜母细胞瘤

视网膜母细胞瘤是一种罕见的眼部恶性肿瘤，起源于眼眶后面的视网膜细胞。此病常见于 1 ~4 岁的幼儿。如果在发病初期诊断出来，治愈率可高达 90%。

大约有 25% 患者两眼都出现肿瘤。有些病例显示患者两眼同时受影响，也有些病例显示患者的一只眼睛先出现肿瘤，另一只眼随后出现同样的肿瘤。

最常见的症状有两种：斜视及瞳孔异常。常可见到患儿的眼睛像猫眼般折射光线，也可出现视力下降或眼睛发炎。由于幼儿无法表达，这些症状通常多是由父母发觉。

视网膜母细胞瘤的诊断主要靠仔细的眼科检查。其他须进行的检验包括局部 CT 扫描（探查肿瘤影响的范围）、胸部 X 线检查、腹部超声、腰椎穿刺、骨髓穿刺等检查，可帮助诊断肿瘤的转移情况。

视网膜母细胞瘤的治疗方案有多种，要根据肿瘤大小、位置和数目而定。基本原则是尽可能保存患者的视力。

早期而细小的肿瘤，可采用灼热法（光凝固法）或冷冻法（寒冷疗法），在全身麻醉下进行。体积较大的肿瘤，一般采用放疗，可治愈超过 90% 的患者，视力也得以保存。

对较大的肿瘤，要选择以手术切除为主的综合治疗。如两眼都出现肿瘤，医生会最低限度设法保存一只眼睛的视力。如有证据显示癌已扩散至身体其他部位，医生可能采取化疗或放疗或两者兼用。

10.7 最表浅的皮肤癌

谈到“癌”，人们的第一反应大多是肝癌、胃癌、肺癌等内脏器官的恶性肿瘤，而皮肤上的一些可疑变化往往得不到足够的重视。殊不知，最容易被忽视的，可能成为最危险的。下面笔者仅对一些常见的皮肤恶性肿瘤做一简单的介绍，希望能给读者以启发和引导。

皮肤癌虽源于皮肤，看似表浅，如果得不到及时正确的治疗，也可能“病入骨髓”，无药可救。

随着人们生活水平的提高、生活方式的改变及环境的不断恶化，皮肤恶性肿瘤的发病率也在不断上升。皮肤肿瘤均好发于老年人，平均年龄约为60岁，无明显性别差异，因此老年群体更应格外重视。

据相关文献报道，皮肤恶性肿瘤当中，最常见的是鳞状细胞癌（29.4%）、基底细胞癌（28.0%），其次是鲍温病（19.9%）及恶性黑色素瘤（4.8%）等。

10.7.1 鳞状细胞癌

鳞状细胞癌简称鳞癌，是一种发生于鳞状上皮细胞的癌症，为皮肤癌中最为常见的类型之一。

皮肤鳞状细胞癌的发生与年龄、性别、种族、地理位置以及遗传有关。其发病率随年龄的增长而增高，发病的高峰年龄大约在66岁。口咽、呼吸道、手指、肛门与生殖器部位的皮肤鳞癌通常和人乳头状瘤病毒感染有关。在含砷环境下工作，有可能大大增加患此病的危险性。

皮肤的鳞癌初起为一小结节，如黄豆般大小，随着长大其中心坏死并脱落，最后形成癌性溃疡，无痛。如果发现自己或身边的亲戚朋友有类似的表现，要引起注意，最好去正规医院就诊。以下症状出现得越多，鳞癌的可能性就越大，如：皮损本身常无症状，不痛、不痒；呈缓慢生长的淡红色斑块；肿瘤处常常溃烂，边缘发硬隆起。

皮肤鳞状细胞癌常出现在手背、头皮、嘴唇和耳郭的上表面等曝光部位。如果发生在嘴唇，常形成一小溃疡，不易愈合并间断性渗血。皮肤鳞癌也可继发于瘢痕的肿块、溃疡。

皮肤鳞癌的诊断比较容易，但确诊通常仍需要活检。预防上，穿适当的衣服、使用适当的遮光剂（防晒系数至少在 30）以及避免在强烈的阳光下暴露可能对预防皮肤癌的发生有一定的作用。治疗上，大多数的皮肤鳞癌都是采用手术切除的方法治疗，少部分病例采用局部药物治疗。预后主要取决于以下几个因素：肿瘤的亚型、是否得到有效的治疗、病灶的位置和严重程度以及患者的综合健康状况等。

10.7.2 基底细胞癌

基底细胞癌（BCC）也是一种常见的皮肤癌类型，它很少转移或致命，但是可以通过侵入周围的组织而引起严重的组织破坏甚至毁容。据统计，在美国大约有 30% 的白种人在他们的一生当中会得 BCC。80% 的 BCC 患者发生在头颈部。近几年 BCC 的发病率有增加的趋势。

BCC 分很多种类，为表述简单起见，根据它们的发病部位和治疗难易程度可以把 BCC 分成 3 组：表浅型基底细胞癌，浸润型基底细胞癌，结节状基底细胞癌。本病主要表现为有光泽的、珍珠样小结节。表浅型基底细胞癌也可以表现为湿疹样小红斑片。浸润型和结节状基底细胞癌可以表现为皮肤增厚或瘢痕组织。

约 2/3 的基底细胞癌发生在曝光部位，颜面部最常见。其余发生在非曝光部位，后者大概与遗传易感性相关。为了确诊通常需要做皮肤活检，大多数结节状基底细胞癌可以不通过活检做出临床诊断，但其他亚型仅凭初起皮损很难做出鉴别。

治疗上可以采用以下方法：①标准外科切除法，这是清除 BCC 的首选方法。②Mohs 显微外科手术，这是一种门诊程序，肿瘤被切除后立即在显微镜下镜检，来核实是否有足够的手术切缘。如果切缘不充分，就要切去更多的组织。另一些表浅的病灶对局部使用 5-氟尿嘧啶反应良好。据报道，局部应用 5% 的咪喹莫特乳膏，每周用 5 次，共用 6 周，其减轻甚至治愈 BCC 的概率为 70% ~90%。放疗适用于所有的 BCC 类型，剂量适当时可根除病灶。放疗通常用于年龄较大而无法耐受手术的患者。手术切除不完全或者病理报告提示有复发的风险，这时候也可以用放疗。此外，光动力疗法是治疗 BCC 的一种新型模式，它是通过往皮损区涂抹光敏剂而后照光进而达到治疗的目的。另外，冷冻、电离子术也是治疗本病的传统方法。

本病早期阶段选择适当的方法治疗，其预后还是相当好的。复发性 BCC 治疗起来相当困难，用任何方法治疗复发率都很高。尽管 BCC 很少转移，但是它呈侵袭性生长并破坏周边组织，这对爱美的人士来讲简直比死亡更痛苦。它还可以影响到重要的组织结构，如神经，并且导致感觉丧失、功能丧失，少数情况下可致死亡。

10.7.3 恶性黑色素瘤

曾一度热映的电影《非诚勿扰 2》大家一定还记忆犹新。或许片中其他的许多情节大家早已淡忘，但孙红雷扮演的李香山得的“绝症”——恶性黑色素瘤一定给观众留下了深刻的印象，也因此使全国上下各大医院皮肤科一时火爆异常，人们争相奔赴医院“点痣”。脚背上的一颗看似普通的黑痣居然变成了恶性黑色素瘤，居然能最终要了人的性命，这确实让普通百姓无法理解。然而，从一个皮肤科医生的角度来看，这无疑是给了每个人一个很好的警示：“皮肤”问题也不都是小问题！

在过去长达两个多世纪的漫长探索中，人们似乎一直没有找到特别有效的对付这一顽症的武器。但随着现代医学的飞速发展，我们惊喜地发现如果能早期诊断和治疗，恶性黑色素瘤是可以完全治愈的！但若做不到早识别、早发现、早诊断和早治疗，癌细胞就会向体内生长，从皮肤侵入深部组织，甚至扩散全身，造成不堪设想的后果。

那么，本病是如何引起的呢？当代医学认为与下列因素有关：

（1）种族与肤色：研究发现恶性黑色素瘤好发于白色人种，澳大利亚的昆士兰就是世界上著名的恶性黑色素瘤高发地区。过于白皙的皮肤意味着会受到更多的紫外线伤害。

（2）过量的紫外线照射：随着全球工业化进程的不断加快，地球臭氧层被破坏，造成紫外线滤过不充分，有害的紫外线与空气中的有害物质携手共同作用于人体皮肤，造成黑素细胞异常表达，最终引发恶性黑色素瘤。

（3）家族遗传史：如果你有黑色素瘤家族史，也就是说如果你的近亲属，父母、子女或兄弟姐妹有恶性黑色素瘤病史，那你就会有比一般人大的患病概率。

（4）痣多：如果你的身体有超过50颗的痣，那就表示你患恶性黑色素瘤的风险会增加。此外，如果出现发育不良痣，也意味着患恶性黑色素瘤的风险增加。这种痣一般有大于正常痣的大小、边界不规则和具有混合颜色的特点。

（5）免疫功能低下：免疫系统虚弱的人患皮肤癌的风险也会增加，所以不难发现，临床上老年人恶性黑色素瘤的发病率会较高。

恶性黑色素瘤恶性程度极高，早期及时识别和诊断对治疗至关重要。我们可以按照目前已被大多数学者所认同的“ABCDE”方法进行早期诊断。

不对称性（A）：也就是色素痣的一半与另一半看起来不对称。

弥散状边缘（B）：边缘不整或有切迹、锯齿等，或者周围出现卫星似的小痣，而不像正常色素痣那样具有光滑的圆形或椭圆形的轮廓。

颜色不均（C）：正常色素痣通常为单色，而恶性黑色素瘤主要表现为污浊的黑色，也可有褐色、棕色、蓝色等多种不同颜色。

直径（D）：色素痣直径大于5毫米或色素痣长大时要注意。

增大趋势（E）：一些多年没有变化的色素痣几周或几个月内发生显著增大都是病变有进展的表现。

对于这种顽症，我们只能坐以待毙吗？答案当然是否定的。医学发展到今天，让人很欣慰的是我们在癌症面前不会束手无策了。

手术对于恶性黑色素瘤的治疗意义重大。不管是早期还是局部进展期，对疑为恶性黑色素瘤者，应将病灶连同周围0.5～1厘米的正常皮肤及皮下脂肪整块切除，越早越好。放疗和化疗具有很好的辅助治疗作用。值得一提的还有免疫治疗。近年来用干扰素、白细胞介素-2（ILA-2）和淋巴因子激活杀伤细胞等生物反应调节剂对恶性黑色素瘤进行治疗，已取得了较好的效果。

面对这种让人头痛的疾病，我们能做些什么来预防它的发生吗？阳光是黑素细胞发展为黑色素瘤的“罪魁祸首”，因此学会如何正确防晒是极其重要的。

避免正午的阳光照射。研究发现，从上午 10 时到下午 4 时这个时段的太阳光线是最强烈的。所以，要尽量避开这个时间段进行户外活动，即便是阴天或者冬季的时候也是如此。

记得使用防晒霜。全年都使用 SPF 值至少 15 的防晒霜，确保所有裸露的皮肤都涂抹上防晒霜，包括嘴唇、耳朵、手和脖子后面。

穿戴防护设备。仅仅依靠防晒霜是不能完全避免受紫外线伤害的，所以还可以穿上密织的服装，戴上宽边帽。现在甚至还可以直接买到专门防晒的服装。最后，不要忘记戴上可以阻挡 UVA 和 UVB 两种紫外线的太阳镜。

关爱自己的皮肤。熟悉自己的皮肤状况，记得给它多一点关爱，这样你就会更容易发现在它上面发生的变化。每次洗澡的时候可以在镜子前依次检查你的脸、脖子、耳朵和头皮，还有胸部和躯干、胳膊和手、腿和脚、脚趾之间的空隙。另外，还要注意生殖器区域和臀部之间。如果发现了任何的不同寻常，就需要及时向皮肤科医生请教了。

在这一章中，我们介绍了包括白血病、恶性淋巴瘤、前列腺癌、骨与软组织肿瘤、脑肿瘤、小儿肿瘤、皮肤癌等在内的多种肿瘤的防治常识。这其中既有发病率和死亡率都比较高的恶性淋巴瘤，也有发病率不高、但死亡率较高的白血病、骨肉瘤、脑肿瘤等；既有老年人高发、较少致命的前列腺癌，也有儿童易发、容易致命的小儿肿瘤；既有比较顽固的骨与软组织肿瘤，也有比较好治的皮肤癌。这些肿瘤不管是高发或低发，难治或易治，都是人类健康的杀手，都应当引起我们的高度重视。

结语

癌症是一种难治的疾病，不仅发病率高，死亡率也高，已成为严重威胁人民生命健康的疾病，防控形势严峻，必须引起国家、社会以及每一个公民的高度重视。

面对癌症这个全球性难题，世界各国政府、社会相关组织和科学家们纷纷行动起来，投入了大量人力、物力和财力，打响了一场抗击癌症的战争。经过上百年的研究，特别是近半个世纪的研究，无论是在对癌症的认识上，还是在癌症的预防、诊断和治疗上，都取得了巨大进展。

唯物辩证法告诉我们：没有无原因的结果，也没有无结果的原因。癌症发病率如此之高，一定是有原因的。研究发现，近两百多年来，人类文明进入了突飞猛进的快速发展时期，我们的物质和精神生活已经达到了空前的丰富，但同时也生产出了很多副产品——致癌因素。这些致癌因素之多、分布之广，用“每个人都生活在被致癌因素包围的汪洋大海之中”来形容都不过分。到目前为止，仅化学致癌物质就已发现了1 000多种。它们污染了我们的空气、水源、食物和生存空间，其中有不少致癌因素（比如石油化工产品等）是人类进化史上从来就没有遇到过的。人类在面对诸多新的“客人”时不知道怎么恰当应对，结果就会不可避免地出现乱子——癌细胞。减少污染，保护环境，预防癌症，人人有责。

随着科学技术的发展，人们对癌症的认识也越来越深入，已从大体水平、细胞水平、亚细胞水平发展到了分子水平和基因水平，并对整个癌症的防控和诊疗起到了极大的推动作用。

在一级预防上，各种致癌因素的确立，为“远离相关危险因素，减少癌症发生”提供了科学依据。通过对致癌因素作用于人体的方式和途径的研究，明确了癌症是一种生活方式疾病。实践证明，通过改变不良生活方式，可以明显降低相关癌症的发病率。

近些年来，癌症的生物学病因研究取得了重大进展。已明确了几种病原微生物与癌症发生的关系。目前比较肯定的微生物有：能够引起鼻咽癌及伯基特淋巴瘤的 EB 病毒、引起肝癌的乙肝和丙肝病毒、引起宫颈癌的人乳头状瘤病毒、引起成年人白血病的人 T 淋巴细胞白血病病毒，以及引起胃癌的幽门螺杆菌。很显然，如能采取措施预防这些病原体的感染，就能够有效预防相应癌症的发生。令人鼓舞的是，用来预防乙型肝炎的乙肝疫苗已能间接有效地预防肝细胞肝癌；预防宫颈癌的人乳头状瘤病毒疫苗也已研制成功，即将广泛用于宫颈癌的预防。

在二级预防上，世界各国的经验已经证明，通过早发现、早诊断和早治疗措施，可以有效提高癌症的治愈率，大大降低死亡率。其中最成功的例子就是对妇女乳腺癌和宫颈癌有组织、有计划的普查和早诊早治。有鉴于此，为了减少癌症死亡，人人都应增强防癌意识，定期做防癌体检。

在诊断上，随着相关物理学、病理学、分子生物学、分子遗传学、免疫学、分析化学、生物化学等学科技术的发展，癌症的诊断措施也越来越多，诊断技术越来越深入，诊断水平越来越高。X 线检查（包括透视及 X 线平片）、CT、磁共振、超声、PET－CT 等各种影像学检查，就像“照妖镜”一样，能够使深藏体内的癌魔暴露在光天化日之下。胃镜、肠镜、支气管镜、腹腔镜和膀胱镜等内镜就像洞穴探测器一样，能够深入人体使癌魔无处藏身。标志物检查就像化学感受器，通过“感受”血液中某些肿瘤相关分子的变化，能够发现癌细胞活动的蛛丝马迹。传统的病理检查借助显微放大技术，更是能够发现癌细胞的真实面目。免疫组织化学技术的应用不仅使癌症诊断更加准确，而且能够对癌症做进一步分型，帮助制订更有针对性的个体化治疗方案。

在治疗上，传统的外科手术治疗仍然在发挥着重要作用。借助精准的诊断技术，以兼顾根治与减少损伤，保护器官功能，注重提高生活质量，快速康复为目标的新理念，逐渐成为肿瘤外科治疗的发展趋势。

随着新理论和新技术的不断引入，放疗技术已完成从粗放的二维平面照射向精确的三维立体照射的过渡。γ 刀、X 刀、适形调强放射治疗技术的应用，可在减少或不增加正常组织损伤的前提下增加肿瘤靶区的照射剂量，从而明显提高了局部疗效，减少了毒副反应。

化疗一向以能照顾到全身为优势，以毒副作用较大为缺点。化疗是一把双刃剑。临床上，有许多患者因为耐受不了毒副作用而中断治疗，严重干扰了治疗方案的正常进行和整体治疗效果。不过，近些年来随着新药的不断问世以及辅助治疗的加强，已使化疗在增加疗效的同时，减少毒副作用的发生逐渐成为可能。更令人鼓舞的是，目前一种针对性较强、对正常细胞没有毒性作用的分子靶向治疗已经问世，并在临床应用中取得了比较满意的效果，使得不少晚期癌症患者延长了生命，提高了生活质量。

从癌症的发生发展过程来看，癌症既是致癌因素的产物，也是人体免疫监视系统的“逃犯”。毫无疑问，人体免疫功能的降低是癌症得以形成和发展的条件。反过来讲，如果能重振免疫雄风，癌症的生长就一定能受到抑制。生物免疫疗法正是基于这样一种原理而设计出来的。生物免疫治疗是通过提取患者体内不成熟的免疫细胞，在实验室中进行培养后，再回输到患者体内。这些经过培养后的免疫细胞数量增多、识别癌细胞的能力增强，从而获得了更强的杀伤癌细胞的能力。

中医对肿瘤认识已久，对肿瘤的发生发展有独到的见解，在临床治疗实践中也收到了一定的效果。在近代，借助于先进的科学技术，中医对肿瘤的认识不断加深，中医中药在肿瘤治疗中的地位也逐渐被肯定。多年的临床实践证明，中医治疗肿瘤有整体观念强、能增强机体全身的内在抗癌机制、作用温和、毒副作用小、能弥补其他治疗的不足、无痛苦、患者易接受等优点。

综观上述各种治疗癌症的方法，由于各自的治疗方式、作用机制不同，它们各自具有不同的优点和缺点。手术可使某些较局限的肿瘤达到根治，但它不能保证清除亚临床的浸润灶和转移灶，因而不能防止以后的复发和转移；放疗虽能根治多种肿瘤，但也存在不能杀死可能转移的癌细胞的缺陷；化疗理论上可作用于全身的瘤细胞，并对某些肿瘤有根治作用，但由于毒副作用大而影响其疗效的发挥；中医中药作用温和、副作用小，对改善全身情况有独到之处，但对肿瘤的局部控制尚难评定；生物免疫疗法通过调整和提高机体的免疫功能而达到治疗肿瘤目的，并且无明显的副作用，但单靠免疫效应只能抑制或杀死一定数量的癌细胞，对于晚期带有较多癌组织的患者，相对显得无能为力。多年的临床实践表明，如果将这些疗法合理、有计划地结合起来应用，就可扬长避短，达到较满意的治疗效果。这就是目前临床广泛采用的综合治疗。综合治疗已使许多肿瘤的治愈率得到了提高，患者的生活质量得到了明显改善。

现已得知，影响癌症疗效的因素有很多，其中包括疾病的早晚、肿瘤的病理类型和恶性程度、癌细胞的基因特征以及患者的年龄、性别、体质、心理状态等。为了达到最佳的治疗效果，就需要全面考虑，综合判断，针对不同患者，采取个体化的治疗方案。目前，最先进的肿瘤治疗理念就是个体化的综合治疗。

尽管目前对付癌症已有各种各样的有力武器，但癌症毕竟是一个难治的疾病。就总体来讲，目前中晚期癌症的治愈率仍然比较低。这就迫使我们不得不考虑一些问题：癌症的治疗目的应该是什么？是一味地清除肿瘤，追求根治，还是以提高患者生活质量，延长生存期为主？回答仍然是视病情而定。对较早期的患者，应尽量做到根治，兼顾患者的生活质量；对晚期和复发的患者，应以改善生活质量，延长生存期为主。

近20年来逐渐兴起的肿瘤姑息治疗正是在这样的理念基础上诞生的。姑息治疗的理念是：尊重生命，对生命受到严重威胁的癌症患者进行积极全面的医疗照顾；承认生命是一个过程，死亡是生命的终点；主张既不加速死亡，也不延缓死亡；既反对放弃治疗，也反对过度治疗。

癌症是人类生命健康的大敌。战胜癌症这个大敌，我们所能采取的抵御措施主要有预防、治疗和康复。多年来的肿瘤防控经验表明，预防是根本，治疗是关键，康复是保证。

预防是根本。如果能够采取措施使人免遭癌患，就等于从根本上战胜了癌症。癌症是一种生活方式疾病。生活中只要做到合理营养、适当运动、戒烟限酒、心理平衡，并注意饮食卫生、生活规律、劳逸结合、睡眠充足，多数癌症都可以避免发生。遗憾的是，人们重治疗轻预防的思想根深蒂固，往往等到疾病缠身才知道关心自己的健康。

治疗是关键。患了癌症之后，如能及时采取科学有效的治疗，对早期癌症可以治愈，对中晚期癌症可以最大限度地改善生活质量、延长生存期、提高治愈率。做到这一点，要求医生要努力实施科学治疗，患者要积极配合治疗。

康复是保证。康复治疗是临床治疗的延续和补充，康复治疗既可以维持和提高临床疗效，又是防止癌症复发和转移的根本因素所在。康复医学的研究和实践证明，对任何一种需要康复治疗的疾病，康复治疗介入越早，整个治疗效果就越好。遗憾的是，受种种因素的影响，目前的肿瘤康复治疗几乎是被遗忘的角落。

单就癌症治疗来讲，目前只重视身体治疗，而忽视心理治疗；只注重肿瘤的清除，而忽视整个机体调整；只强调医生治疗，而忽视患者自助治疗的现象还相当严重。在西医治疗和中医治疗之间，互相怀疑甚至是互相抵触的现象还依然存在。

总之，抗击癌症是一个系统工程，也是一项艰巨的任务，不能有半点疏忽。首先，预防为主的方针不能丢。其次，在治疗上要遵循完整治疗新模式，坚持中医与西医治疗相结合、临床治疗与康复治疗相结合、医生治疗与患者自身调理相结合、局部治疗与全身治疗相结合、身体治疗与心理治疗相结合的原则，争取获得最满意的治疗效果。

参考文献

[1] 石智勇．癌症是这样治愈的［M］．郑州：郑州大学出版社，2011.

[2] 李树玲．乳腺肿瘤学［M］．北京：科学技术文献出版社，2000.

[3] 张国良．实用胸部外科学［M］．北京：中国医药科技出版社，2007.

[4] 殷蔚伯．肿瘤放射治疗学［M］．4 版．北京：中国协和医科大学出版社，2008.

[5] 赵素萍．鼻咽癌基础与临床［M］．长沙：湖南科学技术出版社，2002.

[6] 夏云飞．实用鼻咽癌放射治疗学［M］．北京：北京医科大学出版社，2003.

[7] 伍钢．肿瘤科疑难问题解析［M］．南京：江苏科学技术出版社，2009.

[8] 蒋国梁，叶定伟，李进．常见恶性肿瘤的多学科综合诊断和治疗［M］．上海：复旦大学出版社，2011.

[9] 罗素霞．癌症康复［M］．郑州：河南科学技术出版社，2011.

[10] 冯笑山．肿瘤分子靶向治疗新进展［M］．北京：科学出版社，2012.

[11] 李恩孝．恶性肿瘤分子靶向治疗［M］．2 版．北京：人民卫生出版社，2011.

[12] 汤钊猷．现代肿瘤学［M］．3 版．上海：复旦大学出版社，2011.

[13] 张天泽，徐光炜．肿瘤学［M］．2 版．沈阳：辽宁科学技术出版社，2005.

[14] 杨光华．病理学［M］．5 版．北京：人民卫生出版社，2001.

[15] 许良中．实用病理方法学［M］．上海：上海医科大学出版社，1997.

[16] 白人驹．医学影像诊断学［M］．2 版．北京：人民卫生出版社，2005.

[17] 周康荣．体部磁共振成像［M］．上海：上海医科大学出版社，2000.

[18] 张雪林．磁共振成像诊断学［M］．北京：人民军医出版社，2001.

[19] 吴恩慧．介入放射学［M］．北京：人民卫生出版社，2001.

[20] 崔新建．实用 PET/CT 肿瘤诊断学［M］．北京：人民卫生出版社，2010.

[21] 季加孚．解析胃癌［M］．北京：人民卫生出版社，2010.

[22] 梁寒．胃癌［M］．北京：北京大学医学出版社，2012.

[23] 袁媛，胃癌病因及早诊早治［M］．科学出版社，2013.

[24] 顾晋．恶性肿瘤多学科综合治疗模式［J］．中国实用外科学杂志，2009，29（1）：21－22.

[25] 王肖，张杰，杜贤进．癌症姑息治疗的临床意义和社会伦理思考[J]．医学与哲学，2009；30（4）．

[26] 方挺松，陈卫国，黄信华．骨肉瘤的影像学诊断及其进展［J］．中国医学影像技术，2003，19（12）1748－1750.

[27] 于秀淳，蔡锦方．影响骨肉瘤预后因素的研究进展［J］．中国矫形外科杂志，2003，11（03）261－263.

[28] SIEGEL R，NAISHADHAM D，JEMAL A. Cancer statistics，2013［J］．CA Cancer J Clin，2013（1）；63（1）：11－30.

[29] BASKIN Y，YIGITBASI T. Clinical proteomics of breast cancer［J］．Curr Genomics，2010（11）；11（7）：28－36.

后 记

科学技术就是生产力。科学知识只有被广大民众所掌握才能显示其巨大的威力。

本卷的编写在充分体现科学性、通俗性、新颖性的前提下，力求突出重点，关注热点，普及常识，使读者在轻松愉快中学到科学的知识、先进的理念和实用的方法。

第一部分（1 ~5 章）为基础部分，主要从“认识肿瘤”“肿瘤的病因与预防”“肿瘤的诊断”“肿瘤的治疗”“肿瘤的康复”等几个方面进行了深入浅出的描述。读者可以从中了解到肿瘤的本质、肿瘤是怎样形成的、如何预防肿瘤、肿瘤的诊断和治疗措施以及如何正确对待肿瘤等常识。第二部分（6 ~10 章）为各论部分，主要对常见肿瘤的发病情况、防控措施、诊治方法给予了简明扼要的介绍。读者可以从中了解到各种肿瘤的防治常识。

肿瘤是一种非常复杂的疾病，从病因到发病机制，从生物学特性到诊断和治疗，至今尚有许多问题没有彻底弄清和得到解决。相信随着科学技术的不断发展，人们对肿瘤的认识会不断深入。希望人类攻克癌症的一天早日到来。

由于我们的编写水平有限，加上时间紧迫，书中不尽如人意之处在所难免，真诚希望广大读者多多批评指正，以便我们再版时能做得更好。

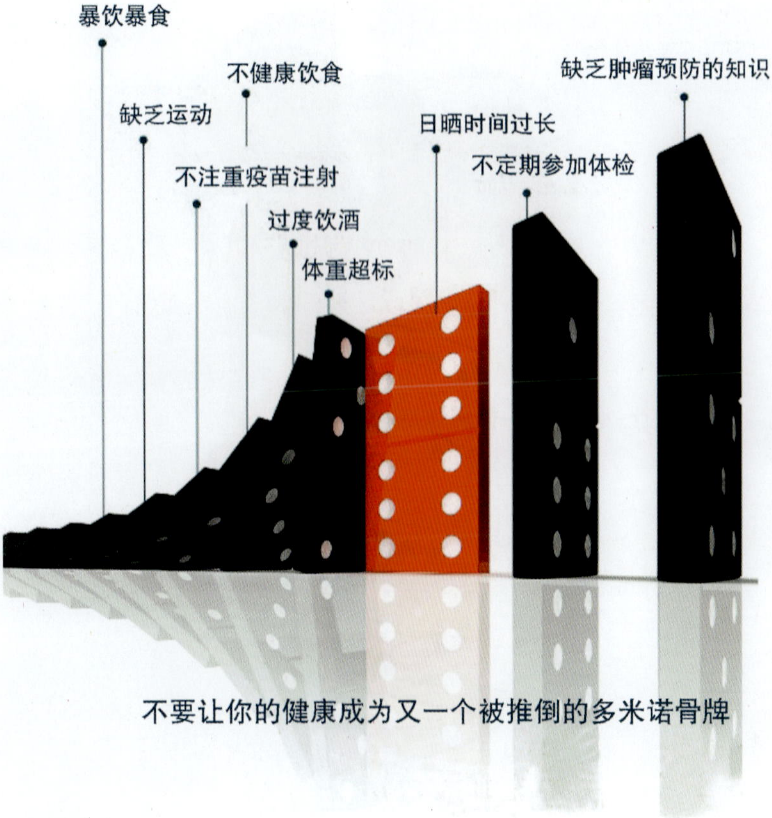

不要让你的健康成为又一个被推倒的多米诺骨牌

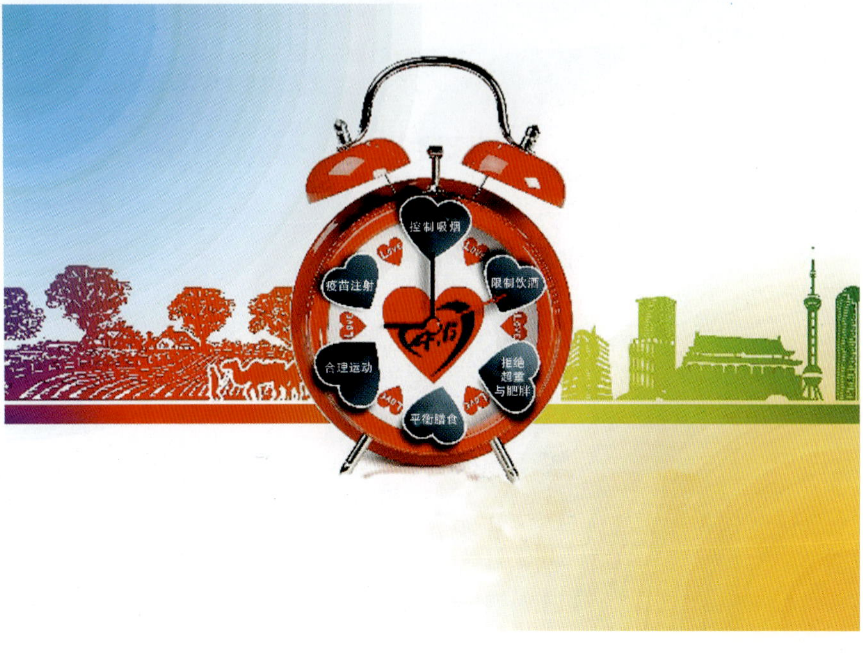

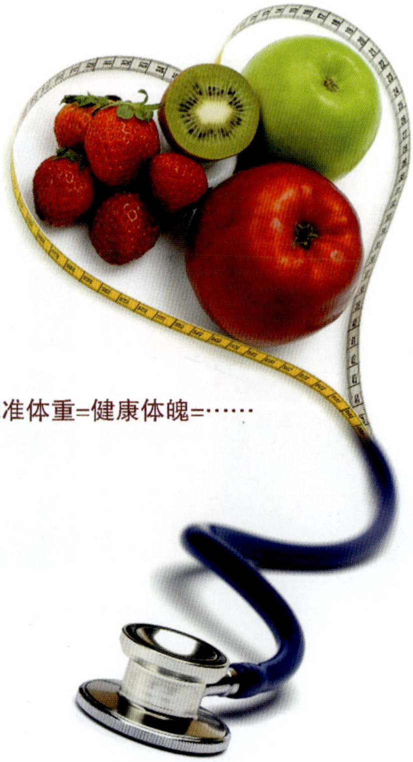

健康饮食=标准体重=健康体魄=……

均衡饮食，广泛摄取
让饮食成为乐趣，
让生活更加多彩，
让癌症远离我们的生活！

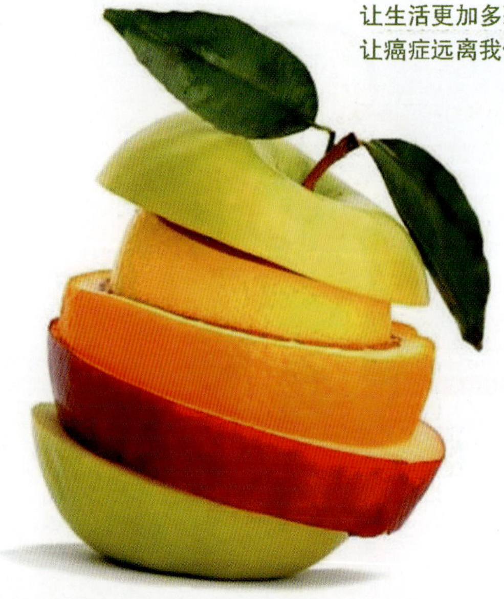

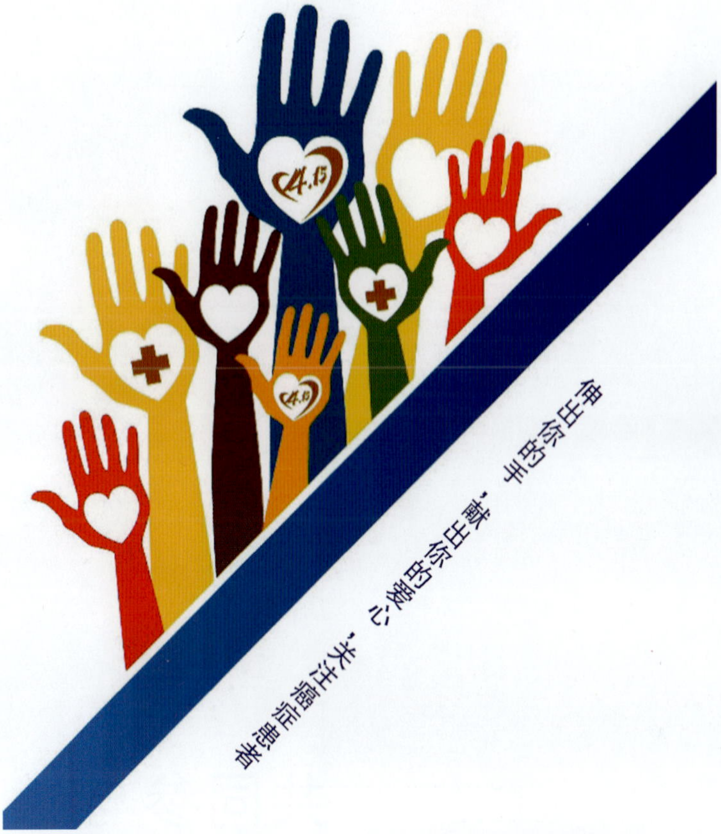

伸出你的手，献出你的爱心，关注癌症患者

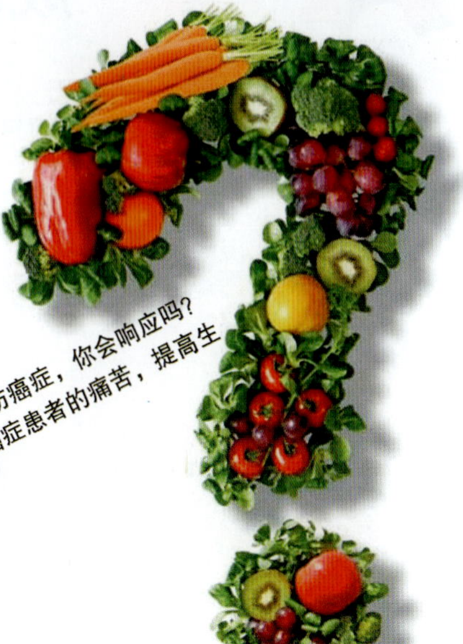

如果健康饮食习惯可以预防癌症，你会响应吗？
如果合理膳食可以缓解癌症患者的痛苦，提高生活质量，你会响应吗？

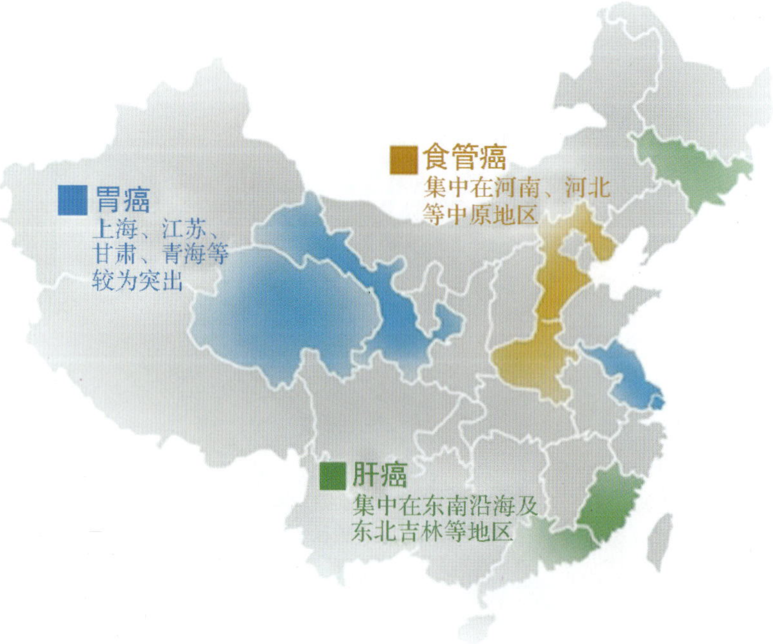

共同参与
成就奇迹

政府部门、专业机构、社会公众联合起来
了解肿瘤知识、走出肿瘤迷宫、战胜肿瘤病魔

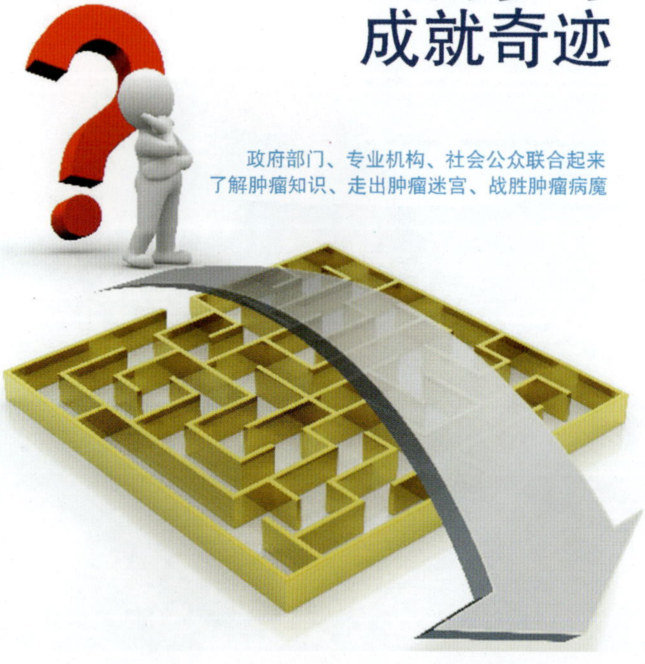